原則と対話で解決に導く

医療倫理

宮坂道夫
Miyasaka Michio

医学書院

宮坂道夫（みやさか・みちお）

1965年，長野県松本市生まれ。新潟大学大学院保健学研究科教授。大阪大学で医科学修士，東京大学で博士（医学）。専門は医療倫理，看護倫理，生命倫理，ナラティヴ・アプローチ。著書に『弱さの倫理学―不完全な存在である私たちについて』（医学書院），『対話と承認のケア―ナラティヴが生み出す世界』（医学書院），『ハンセン病―重監房の記録』（集英社新書），『ナラティヴ・アプローチ』（勁草書房，共著），『系統看護学講座 別巻 看護倫理』（医学書院，共著），『We Shall Bear Witness：Life Narratives and Human Rights』（University of Wisconsin Press，共著），『Social and Ethical Aspects of Radiation Risk Management』（Elsevier Science，共著）など。訳書にグレゴリー・ペンス『医療倫理―よりよい決定のための事例分析（1・2）』（みすず書房），キャサリン・リースマン『人間科学のためのナラティヴ研究法』（クオリティケア）など（いずれも共訳）。宮沢賢治を敬愛し，週末だけ郊外の畑で晴耕雨読。

原則と対話で解決に導く医療倫理

発　行　2024年11月30日　第1版第1刷©

著　者　宮坂道夫

発行者　株式会社　医学書院

　　　　代表取締役　金原　俊

　　　　〒113-8719　東京都文京区本郷 1-28-23

　　　　電話　03-3817-5600（社内案内）

印刷・製本　アイワード

本書の複製権・翻訳権・上映権・譲渡権・貸与権・公衆送信権（送信可能化権を含む）は株式会社医学書院が保有します．

ISBN978-4-260-05757-8

本書を無断で複製する行為（複写，スキャン，デジタルデータ化など）は，「私的使用のための複製」など著作権法上の限られた例外を除き禁じられています．大学，病院，診療所，企業などにおいて，業務上使用する目的（診療，研究活動を含む）で上記の行為を行うことは，その使用範囲が内部的であっても，私的使用には該当せず，違法です．また私的使用に該当する場合であっても，代行業者等の第三者に依頼して上記の行為を行うことは違法となります．

JCOPY　〈出版者著作権管理機構　委託出版物〉

本書の無断複製は著作権法上での例外を除き禁じられています．複製される場合は，そのつど事前に，出版者著作権管理機構（電話 03-5244-5088，FAX 03-5244-5089，info@jcopy.or.jp）の許諾を得てください．

まえがき

医療倫理を学ぶということ

　本書の第Ⅰ部で医療倫理の歴史を解説しているが，ヒポクラテスの時代から2千年以上の歴史を持つ医療のなかで，今日のような患者の権利を重視する医療倫理が確立されたのは，1970年代前後のことでしかない。医科大学などの医療従事者教育課程において，正式な科目として医療倫理が教えられるようになったのも，やはり1970年代以降のことだった。長い年月にわたって，医療倫理は実践の現場で先輩の立ち居振る舞いを見て学ぶものであって，大学などの教室で学ぶものではなかった。今日では，大学や専門学校などの多くの医療従事者養成課程で，医療倫理教育が行われている。

　医療倫理の学び方も，これまでの50年間に大きく進歩した。欧米諸国で医療倫理教育が始まった頃は，倫理学や神学などの人文社会科学系の教員だけが担当していたが，次第に医療分野の教員が参加するようになり，教える内容も実践的なものになっていった。これを，医療倫理教育の専門教育への「組み入れ integration」と呼ぶ。この組み入れには垂直方向と水平方向の2つの方向性がある。垂直方向の組み入れは，入学時から卒業までの学習課程の時系列に沿って多段階で教育を行うことである。例えば，最初の学年で基礎的な講義を行い，医療の専門教育が行われる上の学年で実践的な講義や演習を行う。水平方向の組み入れは，多様な背景を持つ教員が参加する学際的な体制で教育を行おうというものである。人文社会科学系の教員と医療系の教員とが協働し，例えば前者が医療倫理の歴史や理論を，後者が臨床事例を題材にした医療倫理各論を教える，ということである。

　日本でもこのような「組み入れ」が行われつつあるが，医療倫理を教える教員が十分にいないなど，教育現場によっては学習環境が整っていないこともあるだろう。本書は，そのような場合をも想定して，この1冊によって，医療倫理の基礎的な内容から実践的な内容までを学べる教科書として書かれている。

本書の目的と対象

　表題を『原則と対話で解決に導く医療倫理』としているように，本書では，医療倫理の問題について，遠くから俯瞰して終わりにするのではなく，また，「みなで考えていきましょう」のようにして，先送りにするのでもな

く，実際に医療現場で生じる問題を解決に導くための道筋を示している。もちろん，医療倫理の問題は複雑であり，これが正解だという解答は存在しないと言ってよい。しかしながら，医療現場で起こる事例では，「治療をするか，しないか」のように，1つの意思決定をしなければならない場面がある。それがいかに難しい問題だとしても，その中心には患者がいて，その周りで不安に苛まれる家族や親しい人たちがいる。彼らの前に立つ医療従事者は，たとえ正解ではないにしても，責任ある意思決定を行わざるを得ない。そのときに，自分たちの意思決定がどのような原則的な考え方に基づくものなのか，またどのような話し合いのプロセスをたどって行われたものなのかを明確にする必要がある。そうやって，根拠を明確にしながら判断を下す過程のことを**倫理的推論**と呼び，判断の過程を他者に明示することを**説明責任**と呼ぶ。本書は，医療従事者が適切な倫理的推論を行う力を身につけて，自分たちが行う意思決定についての説明責任を果たせるようになるための知識と方法を解説することを目的としている。

　そのような目的のもとで，本書は，**大学や専門学校などで学ぶ学生**と，**医療現場で働く医療従事者**との両方を対象としている。医師，歯科医師，薬剤師，看護師，助産師，保健師，診療放射線技師，臨床検査技師，衛生検査技師，理学療法士，作業療法士，管理栄養士，視能訓練士など，あらゆる保健医療職を目指す学生や，これらの職種として現場で働いている人たちが，医療倫理の基礎的な内容を学べるものとなっている。もちろん，現場で働く医療従事者にとっては，もっと細分化された倫理の学習も必要であろうが，本書はその基盤となるべき内容を扱っている。

　本書は，教室で行われる講義の教科書や副読本として用いることもでき，また学生や医療従事者が個人で学習する際の参考書として用いることもできる。そのために，医療倫理の基礎的学習に含まれるべき内容を網羅し，また重要な概念や用語にはその定義が明確なものとなるように説明を付してある。いずれの場合でも，究極的には倫理的推論を行う力を身につけていただくことを目的としているために，大学や専門学校に入学したばかりの学生にとっては，やや高度な内容をも含んでいる。しかし，本書で解説している内容は最終的には医療従事者にとって理解しておかなければならないものであり，そのようなものを精選して取りあげている。日本では，医療倫理についての標準的な学習内容が定まっているわけではないが，特に重要な概念や用語については太字で示してある。

本書の構成

　倫理的推論を行う力を身につけ，意思決定の説明責任を果たせるようになるための知識と方法を解説するという大きな目的のもとで，本書は5部構成になっている。

　第Ⅰ部は，医療倫理の歴史である。従来の医療倫理のテキストでは，いまもってこの内容は十分に解説されていないものが散見される。しかし，患者の権利やインフォームド・コンセントなど，今日の医療倫理の重要な考え方がどのように確立されてきたのか，「負の遺産」と呼ばれる悲劇的なものを含めて，過去に起こった出来事を知らずに，現在の事例を考えることはできない。本書で取りあげられるのは，医療の長い歴史の一部に過ぎないが，ここで解説している内容は，今日の医療従事者が知っておくべきものである。

　第Ⅱ部は，医療倫理の理論である。医療倫理は，文字通りには「医療についての倫理」であるが，それは単に医療に倫理学の知識を応用すればよいというものではなく，医療現場での倫理的問題についての倫理的推論につながるものでなければならない。幸いなことに，これまでの半世紀で，医療倫理には相当に体系だった理論が構築されている。第Ⅱ部では，それを原則的アプローチと対話的アプローチという2つに分けて，事例を題材にしながら解説している。

　第Ⅲ～Ⅴ部は，医療倫理の各論を扱う。医療のあらゆる領域で倫理的問題が生じていて，そこには多岐にわたる医療従事者が関わっている。そのため，医療倫理の各論を細分化すれば，例えば「小児外科の倫理的問題」，「神経内科の倫理的問題」というように，領域ごとの倫理的問題を見ていくことになり，さらには「医師の倫理」，「歯科医師の倫理」，「薬剤師の倫理」，「看護師の倫理」等々と，職種ごとの倫理的問題を別個に考えていくことになる。本書では，領域や職種を横断して医療倫理の問題を考えることができるように，「性と生殖」（第Ⅲ部），「死」（第Ⅳ部），「患者の権利，公衆衛生，研究など」（第Ⅴ部）という3つの大きなテーマを設定し，幅広い問題をこのいずれかに集約して解説している。

本書の使い方，留意点

　先述の通り，本書の第Ⅰ部と第Ⅱ部は，全体の基盤となる内容であり，各論の前に必ず読んで理解していただきたい。第Ⅲ～Ⅴ部の各論は，学生であれば全体を学習すべきであり，医療従事者であれば，自分にとって必要なテーマに限定して読むこともできるだろう。各論の学習では，ケーススタディ

を中心に解説している。ケーススタディの利点は，医療現場で生じている実際の事例のように，複雑な状況設定を行って学習できる点にある。欠点は，その事例に限定された学習にとどまって，応用力が身につきにくい点にある。本書では，この利点と欠点を踏まえて，ある程度の状況設定をしながらも，他の事例に応用のきくような解説を行っている。ここに記載されているケーススタディでの倫理的推論を参考にして，他の事例や，実際に医療現場で生じている事例などに応用して，学びを深めていただきたい。

　なお，本書のケーススタディで用いているのは，実際の事例を参考にしながらも，あくまで架空の事例である。また，解説で触れている法令や倫理指針，治療ガイドラインなどは，出版時点で最新のものを参照したつもりだが，頻繁に改訂が行われるものであり，その都度最新の情報を調べるようにしていただきたい。

　本書全体を通して，用語は慎重に検討したが，課題は残っている。その最たるものが「家族」という用語である。本来は，法律上の位置関係（配偶者，親，子など）に関わらず，「患者に近しい人で，患者の世話などをする人」のことであり，例えば「近親者」の方が適語と言えるかもしれない。しかし，医療現場では，「家族」という言葉が広く使われており，本書ではこの言葉を用いることにした。

　その他にも，本書で採用している理論の解釈や解説の内容などは，筆者が広く文献等を参照して客観的に適切と思われるものとしたつもりではあるが，それでも筆者固有の見方などが反映されている可能性がある。教科書であれ参考書であれ，本来学習に用いられる書物とはそのようなものであり，それゆえに，本書以外の類書をも手に取って医療倫理を学習されることが望ましい。

　なお，本書は筆者が刊行した『医療倫理学の方法』を発展させたものである。この本は，2005年の初版刊行以来多くの人に読んでいただくことができたが，20年ほどの期間にあった医療倫理の発展や，筆者が勤務先の教育機関や病院等で経験した，実際の事例検討などに基づいて，まったく新しい本としてつくり直した。歴史の記載内容などは旧書のものをかなり踏襲しているが，それ以外の部分はほとんど抜本的に書き改めた。

宮坂道夫

目次

まえがき … 3

第 I 部　医療倫理の歴史 … 13

第 1 章　職業倫理の夜明け … 14

1 古代医療における医療倫理──プロフェッショナリズムの誕生 … 14
  1）医療倫理の起源 … 14
  2）「ヒポクラテスの誓い」 … 15
  3）医療従事者と患者の関係 … 16

2 中世から近代にかけての医療倫理の変化──西洋近代医学の発達の光と影 … 17
  1）中世における変化 … 17
  2）科学としての医学の誕生 … 18
  3）医療従事者と患者の関係の変化 … 19
  4）社会への貢献 … 20
  5）優生学の誕生 … 22
  6）近代医療の導入期における日本の医療倫理 … 22

第 2 章　負の遺産と新しい時代 … 24

1 医療従事者が人命を奪った悲劇とその断罪 … 24
  1）ドイツ … 24
  2）日本 … 26
  3）ドイツと日本の医師たちの戦時犯罪の処断 … 26

2 被験者の権利から患者の権利へ … 28
  1）米国から世界に波及した患者の権利 … 28
  2）日本での患者の権利 … 30

第 II 部　医療倫理の理論 … 33

第 3 章　倫理，規範，法 … 34

1 倫理，規範，法 … 34
  1）倫理とは何か … 34

2）倫理と規範 36

3）倫理と法 37

2 ケーススタディ── 倫理，規範，法と医療現場での判断

〈事例〉救急救命士による気管挿管 39

第 4 章　倫理理論と原則的アプローチ 43

1 倫理理論 43

1）倫理的推論 43

2）義務論と帰結主義 44

3）自由主義と共同体主義 44

4）ケアの倫理，ナラティヴ倫理，討議倫理，徳倫理 44

2 医療倫理の原則 45

1）倫理原則とは何か 45

2）米国型の4原則 46

3）欧州型の4原則 48

3 原則的アプローチによる倫理的推論 50

1）臨床事例への倫理原則の適用 50

2）選択肢の明示と，倫理原則による正当化の根拠の検討 50

3）事例によるデモンストレーション

〈事例〉自分の勧める治療法を拒否された医師 51

第 5 章　対話的アプローチ 55

1 対話，ナラティヴ 55

1）医療従事者間の対話 55

2）対話による倫理的推論のルール 56

3）患者や家族との対話と，対等性の障壁 59

4）ナラティヴ 60

5）ナラティヴの調停と対話 62

2 対話的アプローチによる倫理的推論 64

1）臨床事例での対話 64

2）事例によるデモンストレーション

〈事例〉自分の勧める治療法を拒否された医師 64

第 6 章　臨床倫理のツール 69

1　4分割法 69

2　臨床倫理ネットワーク日本の臨床倫理検討シート 71

3　ナイメーヘン法 73

4　ジレンマ法 74

5 ナラティヴ検討シート························75

第Ⅲ部　性と生殖 ·····77

第7章　性についての医療倫理 ·····78

1 性について ·····78
1）性の多面性 ·····78
2）性規範，性役割 ·····78
3）性同一性 ·····79
4）性的関心の対象 ·····80
5）性と生殖の健康，性と生殖の権利 ·····80

2 性についての医療倫理 ·····81
1）性分化疾患 ·····81
2）性同一性障害（性別不合）·····83
3）犯罪的な性的嗜好 ·····85
4）セクシュアリティへの関与 ·····86

ケーススタディ❶　患者のセクシュアリティへの関与についての倫理的推論
〈事例〉性的な介助を求められた理学療法士 ·····87

第8章　生殖についての医療倫理 ·····93

1 生殖について ·····93
1）人間の生殖の特徴 ·····93
2）女性の権利 ·····93
3）子どもの権利 ·····94
4）障害者の権利 ·····95
5）性的マイノリティの権利 ·····96

2 生殖についての医療倫理 ·····96
1）避妊 ·····96
2）人工妊娠中絶 ·····98
3）出生前診断，着床前診断，着床前スクリーニング ·····101

ケーススタディ❷　出生前検査による人工妊娠中絶についての倫理的推論
〈事例〉出生前検査と障害胎児の中絶 ·····102
4）不妊治療 ·····106

第 IV 部　死 113

第 9 章　死についての医療倫理 (1) 114

1 死について 114
1) 生物学的現象としての死 114
2) 寿命の伸長と死因の変化 115
3) ライフイベントとしての死 116
4) 死生観，死を前にした人の心理 117

2 死と医療 118
1) 死の判定 118
2) 死を遠ざける医療，穏やかな死を迎えるように支援する医療 119
3) 尊厳死，ホスピス・緩和ケア 119
4) 自己決定支援，事前指示，ACP，共同意思決定 120

第 10 章　死についての医療倫理 (2) 123

1 告知 123
2 死を早める結果をもたらす処置 126

ケーススタディ❸　生命維持治療の差し控えについての倫理的推論
〈事例〉透析の拒否 129

第 V 部　患者の権利，公衆衛生，研究など 135

第 11 章　患者の権利についての医療倫理 136

1 患者の権利について 136
1) リスボン宣言の患者の権利，各国での法制化 136
2) 患者の権利と日本の法制度の課題 137
3) 意識のない患者，法的無能力の患者 140
4) 患者の意思に反する処置 140

2 患者の権利についての医療倫理 142
1) 患者の判断能力 142
2) 自己決定と代理決定 142
3) 自己決定と代理決定の注意点 144
4) 小児患者の自己決定と代理決定 145

ケーススタディ❹　小児患者の権利についての倫理的推論
〈事例〉親による，6歳の患者への人工呼吸器の導入の拒否 146
5) 患者の意思に反する処置 150

ケーススタディ❺　自己危害，他者危害が生じ得る事例での，患者の意思に反する処置についての倫理的推論

〈事例〉認知症患者の身体拘束 150

第12章　公衆衛生，資源，情報，研究についての医療倫理 158

❶公衆衛生についての医療倫理 158

1）公衆衛生についての倫理的問題の基本的な図式 158

2）公衆衛生における倫理原則 159

3）公衆衛生における感染症政策 160

4）感染症政策の倫理的問題 162

❷医療資源についての医療倫理 164

1）医療資源 164

2）生体の医療資源化（1）——臓器移植 165

3）生体の医療資源化（2）——クローン技術，再生医療技術 ... 165

4）資源配分 166

❸情報についての医療倫理 168

1）情報について 168

2）情報倫理の基盤 168

3）医療における情報倫理 169

4）遺伝情報という特別な情報 170

5）遺伝情報についての医療倫理 171

❹研究についての医療倫理 173

1）医療と研究 173

2）研究者としての倫理，研究不正 175

3）人間を対象とした研究の倫理 176

4）動物を対象とした研究の倫理 179

あとがき 185

［資料］

WMAジュネーブ宣言 188

WMAヘルシンキ宣言　人間を対象とする医学研究の倫理的原則 ... 189

患者の権利に関するWMAリスボン宣言 196

日本医師会　医の倫理綱領 200

日本薬剤師会　薬剤師行動規範 201

日本看護協会　看護職の倫理綱領 204

日本理学療法士協会　倫理綱領 206

日本作業療法士協会　倫理綱領 208

日本視能訓練士協会　倫理規程 209

日本臨床衛生検査技師会　倫理綱領 211

日本歯科技工士会　歯科技工士の倫理綱領 213

索引 215

[事例]（抜粋）

救急救命士による気管挿管 39

自分の勧める治療法を拒否された医師 .... 51，64

性的な介助を求められた理学療法士 87

出生前検査と障害胎児の中絶 102

透析の拒否 129

親による，6歳の患者への人工呼吸器の導入の拒否 146

認知症患者の身体拘束 150

装丁｜松田行正＋杉本聖士
イラスト｜平尾直子

第 I 部　医療倫理の歴史

大学病院の前で成長を続ける「ヒポクラテスの木」。医史学者の蒲原宏博士が，ギリシャ・コス島のヒポクラテス博物館にあり，かつてヒポクラテスが樹下で弟子に教えを説いたとされるスズカケノキの実を持ち帰り，播種育成したものが，全国の大学や病院に寄贈された。医療倫理の歴史には長い歴史があり，そこにはまばゆい光と暗い影とが混在している。（筆者撮影）

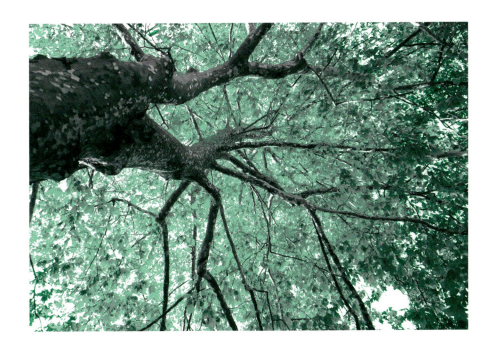

第 1 章　職業倫理の夜明け

　医療倫理の学習は，歴史への理解なしには成り立たない。医療倫理が学問的な体系性を持ったものとして研究・教育されるようになったのは比較的最近のことだが，医師など医療従事者が，どのように考えたり行動したりすることが倫理的に望ましいのかは，ごく古い時代から論じられてきた。本章では，今日の医療倫理を理解するために，古代から近代に至る医療史の流れのなかで，医療倫理の考え方がどのように変遷したかを学ぶ。

1 古代医療における医療倫理──プロフェッショナリズムの誕生

1）医療倫理の起源

　医療の歴史は古く，メソポタミア，エジプト，中国などの古代文明には，すでに国家の制度に組み込まれた形で医療が存在していた。それ以外の世界の多くの地域でも，何らかの形で病気や怪我の治療を行う医術者が存在していたものと考えられている。古代の医術には，**呪術的要素**と**経験的要素**とが混在していた。呪術的要素とは，伝統的な信仰や風習に基づいた呪術（まじない，祈りなど）を病者に施すことで，病から救おうとする医術の要素である。古代医療の医術者はしばしば宗教的な権威者でもあり，シャーマン（呪術師）の役割を担った。経験的要素とは，経験や試行錯誤に基づいて合理的な治療を行おうとする要素である。例えば，その土地の植物，土，鉱物などの薬効の知識を蓄えていて，特定の病気や症状に対して効果的な薬を処方する，というようなことであり，これがのちに科学としての医学の発達につながる[1]。

　古代医療のなかで，経験的要素を重視して理論的に体系だったものとして発達したのが，古代ギリシャ医学，インドのアーユルヴェーダ医学，中国医学である。これらは**三大伝統医学**と呼ばれ，広い範囲に伝播し，なおかつ今日まで受け継がれる息の長い発達を遂げた。古代ギリシャ医学はアラブ社会に継承されてユナニ医学（アラビア医学）となり，アーユルヴェーダ医学，中国医学は，ほぼそのままの形で今日でも広く実践されている。三大伝統医学では，自然界の構成要素が人体を構成しているという考え

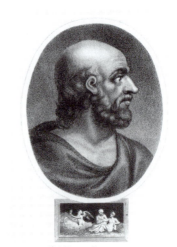

図1-1　ヒポクラテス像
（©UIG／amanaimages）

方や，その構成要素のバランスの乱れが病気を起こすのであり，バランスを整えることが医学の目的だとする考え方が共通していた[2]。

2)「ヒポクラテスの誓い」

医療倫理は，医師などの医療従事者が専門職として何を心がけ，どう振る舞うべきなのかを定めた**職業倫理** professional ethics として始まったと考えられている。医師は，聖職者や法律家などとともに，早くから**専門職** profession と見なされた。専門職とは，特別な知識と技術を修得し，その領域の業務を独占的に行うことを認められた職業である。専門職の集団は，自分たちが守るべき職業倫理を定め，それを広く社会に公知することで，社会的信用を獲得し，国家や宗教などの権威者から過度な干渉を受けない自治性を確保してきた[3]。さらに，専門職の養成課程のなかで，専門的な技能とともに職業倫理を教育することを重視した。個々の医療従事者が職業倫理を内面化し，専門職としての意識となったものを**プロフェッショナリズム** professionalism と呼ぶ。その背景には，高い社会的地位を得る者にはそれに応じた社会的責務がある（これをラテン語で表した「ノブレス・オブリージュ noblesse oblige」という言葉がよく知られている）という職業観があった。

医療従事者の職業倫理は，三大伝統医学のいずれにおいても確認できるが，なかでも最も早い時期に明文化されたものとして知られているのが，古代ギリシャ医学の「ヒポクラテスの誓い」である。ヒポクラテス Hippokratēs（紀元前 460 頃～375 頃）は，古代ギリシャ・コス島の医師であり，彼が中心となって確立した医学の学説は，古代ローマ帝国を代表する医師であるガレノス Galēnos C.（129 頃～199 頃）などに受け継がれ，16～17 世紀に否定されるまで，西洋医学の中心を占め続けた。ヒポクラテスの職業倫理は，さらに後の時代にまで受け継がれた（図 1-1）。「ヒポクラテスの誓い」は，ヒポクラテスの医学説の集大成である「ヒポクラテス全集」に含まれているが，そこには現在でも通用する考え方が述べられている。次に示す「ヒポクラテスの誓い」を読んで，それがどんなものなのか考えてみよう。

■ ヒポクラテスの誓い（抜粋）

「私は私の能力と判断をつくして患者のためになるよう養生法を施し，害となるものを決して与えません。たとえ依頼を受けたとしても，致死薬を与えず，そのような相談にも応じません。また，婦人に有害なペッサリー（妊娠中絶のための器具）を与えません。私は生活と技術を純潔かつ敬虔に保ちます。結石をもつ患者に対して手術を行いません。これは，その専門家にまかせます。誰の家を訪問するのももっぱら患者のために門をくぐり，故意の悪意による過ちを決して犯さず，とりわけ相手が自由人でも奴隷でも，女性でも男性でも，決して性愛の対象としません。治療時やそれ以外の時に見聞きしたことで，人々の生活について他人に漏らすべきでないことは，口外せず沈黙を守ります」〔川田殖（1988）ヒポクラテス「誓い」を読む (1)，山梨医科大学紀要，5：41-47 などを参考に私訳〕

ここに書かれている「患者のためになるよう養生法を施し，害となるものを決して与えません」という文章には，今日の医療倫理の原則（第4章参照）の，無危害原則（患者に危害となることを行わないこと）や善行原則（患者の利益になることを行うこと）に相当する内容が述べられている。また，「誰の家を訪問するのももっぱら患者のために門をくぐり，故意の悪意による過ちを決して犯さず，とりわけ相手が自由人でも奴隷でも，女性でも男性でも，決して性愛の対象としません」と，私利私欲によって行動しないことを強調しているが，これは今日の正義原則（医療の実施にあたって公平・公正であること）に通じる考え方である。さらに，患者の秘密をほかに漏らさないという守秘義務についても書かれている。これらはいずれも，時代や社会を超えて通用する考え方である。

　では，「ヒポクラテスの誓い」と現代の医療倫理は，どこが異なっているだろうか。「ヒポクラテスの誓い」には，結石の患者に手術を行わないと書かれているが，これは現在に当てはめることはできない。ヒポクラテスの生きていた時代には，結石の手術は危険なもので，行うべきでないもの，今日でいう無危害原則に反するものと見なされていた。このことは，原則的な考え方は変わらないが，その具体的な内容は，医療技術の進歩などによって変化する，ということを示す例である。

　しかし，もっと本質的な相違点がある。それは，「ヒポクラテスの誓い」には，今日の医療倫理において極めて重要な原則である自律尊重原則（患者の自律・自己決定を尊重すること）が欠けていることである。古代の医療倫理では，患者にとって何が有益・無益かを判断するのは，患者ではなく医師であった。このような倫理観をパターナリズム paternalism と呼ぶ。これは，高度な専門的知識を身につけた医師を父親に，医学知識をもたない患者を子どもになぞらえ（paternalism の pater は「父親」を意味する），医師は患者にとって何がよく何が悪いかを判断し，患者は医師の判断を素直に受け入れるべきだとみなす考え方である。今日では患者の権利を尊重し，パターナリズムは否定的に捉えられている。「ヒポクラテスの誓い」は，医療倫理の原点であると同時に，パターナリズムを象徴するものとして捉えられることがある。

　世界医師会が1948年に採択した「ジュネーブ宣言」は，現代版の「ヒポクラテスの誓い」と言われることがある。そこには，「私は，私の患者のオートノミー（自律性）と尊厳を尊重する」という一文があり，2千年の時を経て，医療倫理の内容が変化したことが読み取れる（巻末資料，p.188）。

3）医療従事者と患者の関係

　医療従事者と患者の関係という視点で古代医療を捉えると，現代よりも患者の地位が高かったとされる。古代においては，医師が患者の家を訪ねて治療を行う**往診中心の医療体制**が一般的であった。そのために，すぐれた医師を呼んで，ていねいな診察を受けることができたのは，主に恵まれた社会階層の人々であった。それに対して，医師たちは必ずしも社会的地位が高い集団ではなく，現代と比べると患者優位の医師−患者関係が成り立っていた様子がうかがえる（図1-2）。古代ギリシャ医学で

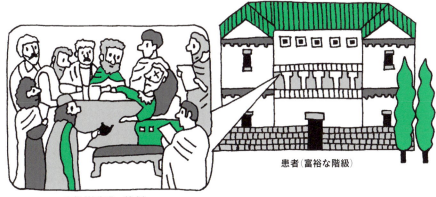

図1-2　古代医学の医師−患者関係（古代医学：往診中心の医療体制）

は，裕福な市民に対しては，貧しい市民や奴隷に対するものとは異なる特別な治療が行われていたとされ，インドや中国の古代医学では，医師は患者の裸身を見たり，患者に直接触れることを許されず，布に開けられた穴を通して触診を行ったり，患者に見立てた人形を使って診察を行うことがあった。

2 中世から近代にかけての医療倫理の変化
──西洋近代医学の発達の光と影

1）中世における変化

　　中世という時代区分においては，科学技術の進展が少なく，医療においても古代とほとんど変わらない知識や治療が行われ続けていたと考えられている。しかし，中世には，今日でいう看護ケアや社会福祉の側面に，新たな展開が見られた。それが特に組織だって行われたのは，宗教者たちの手による**僧院医学**と呼ばれる活動である。ヨーロッパの有名な例を挙げると，ベネディクト修道会の創立者であるイタリアの聖

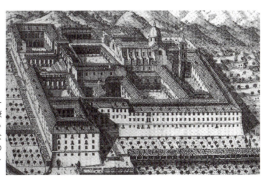

図1-3　モンテ・カッシーノ修道院
ベネディクトゥスが建設したモンテ・カッシーノ修道院は，福祉を含むいくつもの機能を兼ね備えた大きな複合施設である。これによって経済的自立を確保し，慈善活動や労働のなかに宗教精神の実現を目指した。修道生活の基盤となったこの修道院の会則は，キリスト教社会に大きな影響を与えた。

ベネディクトゥスBenedictus（480頃～543）は，モンテ・カッシーノ修道院を創立し，そこに福祉施設を設けて，病気の人たちなどに食事を与え，ケアを行った（図1-3）。また日本では，仏教思想に基づき，悲田院や施薬院を設けた光明皇后（701～760）や，叡尊（1201～1290），忍性（1217～1303）らの活動がよく知られている。鎌倉時代に患者の収容所としてつくられた「非人宿」などと呼ばれる施設は，西洋の療養施設と類似している。ここでは，キリスト教の場合と同じように，社会的地位の高い人や宗教者などの手によって，放浪者や地域社会から疎外された人々を収容した。

このように，中世という宗教の社会的影響力の大きかった時代に，世界各地で行われた僧院医学では，宗教施設に患者を集めてケアを提供した。これは，古代の往診中心の医療体制とは大きく異なるものであり，のちの時代の病院中心の医療体制の原型になったとされる。

2）科学としての医学の誕生

ヨーロッパにおいて，ルネサンスによって中世が終わり，近代が始まったことで，医学に大きな変化が訪れた。産業革命が起こり，自然科学が飛躍的に発達した18～19世紀は，西洋医学が古代医学とはまったく異なるものに生まれ変わった時代でもあった。西洋医学は，**生物医学** biomedicine とも呼ばれる自然科学中心の知識体系となり，疾病の原因が生物学的に解明され，それに基づく診断や治療の方法が開発されていった。

主だった業績を列挙すれば，近代病理解剖学の祖と呼ばれたビシャーBichat, M.F.X.（1771～1802）による生体構造の単位としての組織の発見，ウィルヒョウ Virchow, R.L.K（1821～1902）による細胞病理学，ジェンナーJenner, E.（1749～1823）による牛痘種痘法の発明があり，また，外科では19世紀に消毒〔ゼンメルワイス Semmelweis, I.P.（1818～1865），リスターLister, B.J.（1827～1912）〕，麻酔〔モートン Morton, W.T.G.（1819～1868）〕，止血という三大革新がみられた。

微生物学（細菌学）が誕生し，パスツール Pasteur, L.（1822～1895），コッホ Koch,

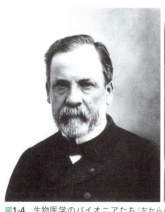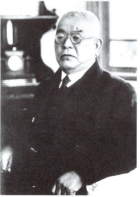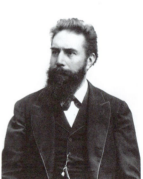

図1-4　生物医学のパイオニアたち（左からパスツール、北里柴三郎、レントゲン）
（左：©Courtesy Everett Collection/amanaimages、中央：©共同通信社／アマナイメージズ、右：©www.bridgemanimages.com/amanaimages）

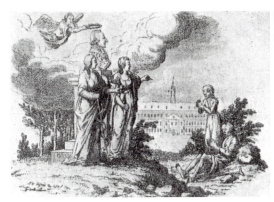

図1-5 バンベルクに新設された病院
〔マイヤー-シュタイネック，ズートホフ著，小川鼎三監訳 (1982) 図説医学史，朝倉書店, p.292.〕

R. (1843〜1910)，日本の北里柴三郎 (1853〜1931)，志賀潔 (1871〜1957)，野口英世 (1876〜1928) などによって，病気の原因と結果の因果関係が明確に示され，しかもその拡大を阻止する方法の有効性が示されたことで，人々の医学に対する期待と信頼が飛躍的に高まった。レントゲン Röntgen, W.C. (1845〜1923) が解剖を行わずに骨格を映し出して人々を驚かせたのもこの時期である（図1-4）。

　医療制度も大きく変貌し，多数の患者に効率的に治療を提供できる病院が普及し，産業革命によって形づくられた大都市には，人口に見合った大規模な病院も建設された。例えば，1784年に創立されたウィーン総合病院は1,200名を超える患者を収容していたとされる[4]。

　18世紀には，法令によって医師の資格が定められ，国家試験が実施された。外科と内科が統合され，身体の科学としての医学全体の知識体系が整備されるとともに，**研究**が医学の進歩を牽引するものと見なされるようになった。これによって，19世紀には**医科大学**が教育に加えて研究の拠点となった。医師という職種には，日々の臨床実践に加えて，研究活動を行い，最新の研究成果をたえず吸収し続けることが求められるようになった。

3) 医療従事者と患者の関係の変化

　こうして，自然科学中心の医学知識が発達し，病院中心の医療体制が浸透するなかで，医療従事者と患者の関係も変化した。図1-5は，1789年に完成した病院の落成を記念する銅版画である。ここには「医学」と「自然」が天使の祝福を受け，領主として君臨し，患者はそれに支配され，うやうやしく感謝を捧げる姿が描かれている。これは，この時代の医師と患者の関係を反映している。患者の多くは，かつてのように恵まれた社会階層の人々ではなく，貧しく，社会的地位も高くなく，教育も受けていない庶民だった。高度な専門知識を身につけ，国家によって資格を与えられた医師は，国民のヘルスケア全般を指導する役割を持つようになっていく。今日のような保険制度の最初の例が実現したのは19世紀であったが，これは医師たちが貧しい人々や労働者階級の人々への医療を実現させる手段として提唱したものだった。こうして，科学知識を身につけた少数のエリートである医師と，素人で

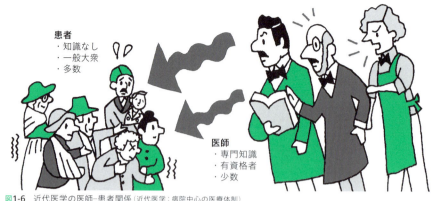
図1-6 近代医学の医師-患者関係(近代医学:病院中心の医療体制)

ある多数の患者との力関係は、おのずと医師優位のものとなり、パターナリズムがより強まっていった(図1-6)。

4) 社会への貢献

19世紀頃に起こったもう1つの重要な変化は、**社会性**という視点が加わったことである。人間の集団を対象として疾病の原因を探ろうとする、疫学が誕生したのもこの頃である。英国の医師パーシバル Percival, T. (1740〜1803)による『医の倫理』(1803)には、医師は目前の患者のみでなく、公共の利益にも奉仕するべきだという内容が加わっている。つまり、それまでは臨床実践のなかでの職業倫理であった医療倫理に、**社会への貢献**という内容が追加されたのである。実際に、目の前の患者だけでなく、病気の社会的要因に目を向ける医師や社会事業家たちが現れた。統計学的手法を用いて、特定の病気が多発している地域、職業、生活条件などの差に注目し、原因と考えられる条件を改めることで、病気を予防しようとした。18世紀後半からの産業革命の進行によって、都市の衛生状態は極度に悪化し、労働者が病気にかかることが多くなっていた。そのため、病院で患者を治療するよりも、そうした社会的要因を改善するほうが効率的だという考え方が生まれた。

このような社会性の視点によって、大きな成果も生まれた。スノー Snow, J. (1813〜1858)は、特定の井戸の周辺で多くのコレラ患者が発生していることを把握し、その井戸水に病原物質(当時はまだコレラ菌が発見されていなかった)が含まれていると考え、井戸水の使用を禁止することで感染予防の効果をあげた(図1-7)[5]。また、ナイチンゲール Nightingale, F. (1820〜1910)は近代看護学を築いた人であるが、彼女は疫学的な取り組みによって患者の健康状態の改善に成功した。クリミア戦争の最中に、ナイチンゲールは戦場の病院で夜間にランプを掲げながら見回って傷病兵の看護にあたったために「ランプを持った淑女」と呼ばれたが、医療実践に統計的手法を取り入れた先駆者でもあり、「計算尺を持った淑女」とも呼ばれた(図1-8)[6]。統計学的手法を用いて、野戦病院では、戦闘による負傷よりも病院の不衛生な環境によって死亡していることを示した。さらに、食事、衛生、レクリエーショ

ンなどの環境を改善し，短期間に死亡率を大幅に減少させた。

倫理学の領域では，英国でベンサム Bentham, J.（1748〜1832），ミル Mill, J.S.（1806〜1873）らによって発達した**功利主義** utilitarianism が，医療やその政策にも大きく影響した。功利主義の中心は，「最大多数の最大幸福」を実現できる社会政策が正しい，という考え方である。社会全体の幸福，あるいは**善** good（価値あるもの）の総量が最大限に増大するような社会政策が望ましい，という考え方であるが，これを医療福祉政策に応用すると，「最も費用をかけずに，最も多くの人の健康状態を数量的に向上させる政策が正しい」という発想につながる。

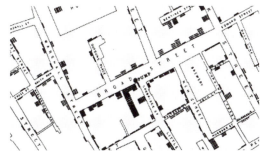

図**1-7** スノーが発表したコレラによる死亡者の分布図
場所ごとに，死亡者の数が黒い印で示されている。死亡者が集中しているブロード街の中央付近に手押しの井戸（PUMP）があり，スノーはこれがコレラの感染源だと推測した。議会の決議を経て井戸のレバーが取り外され，この地区のコレラが収束した。

時代はそれよりも1世紀後のことであるが，1970年代以降の英国における二分脊椎という先天性障害に対する政策には，功利主義の影響が典型的に現れている。英国は，小児医療や新生児医療の発達した国でもあり，二分脊椎を手術によって治療する方法も英国人医師によって開発された。この手術を受けると，身体的な障害は残るが，知的な発育にはほとんど問題が生じず，子どもを救うことができる。ところが，子どもが誕生する前にこの障害を診断する方法も開発された。すると，こうした障害を持つ胎児の人工妊娠中絶が勧められ，二分脊椎の子どもを産むという選択が，どちらかといえば例外的なものとなった。功利主義の視点で考えると，障害を持つ胎児を人工妊娠中絶するほうが，子どもを産んで手術をし，さらに障害者として福祉サービスを提供していくよりも，社会的なコストがかからず，より好ましい選択肢と言えるのかもしれない。結果として，二分脊椎の患者は激減した。その一方で，現に生きている患者にとっては，自分たちの病気を専門に扱える医師が減らされていくことになった[7]。

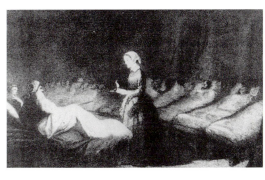

図**1-8** スクタリの病院におけるナイチンゲール
〔杉田暉道，長門谷洋治，平尾真智子，他（2005）〈系統看護学講座別巻〉看護史（第7版），医学書院，p.107.〕

5）優生学の誕生

医療における社会への関心の高まり，思想における功利主義の展開は，効率的な医療政策を実現すると同時に，当時の社会的背景と相まって医療倫理に暗い影を投げかけていくようになった。19世紀後半に，ダーウィン Darwin, C.R. (1809〜1882) の『種の起原』(1859) が著されると，その自然選択の考え方が，やがて人間にも当てはめられて考えられるようになる。競争のなかで，環境への適応力が高い人間が，適応力の低い人間を淘汰していくという人類社会の捉え方，すなわち**社会ダーウィニズム** social Darwinism が誕生した。おりしも，当時の世界は，力を持った国が資源や領土を奪い合う帝国主義の時代であった。社会ダーウィニズムは，人種間に優劣があると考える人種差別的な政策や，力の強い国が弱い国を侵略したり植民地化する政策を正当化した。その一方で，人間の生殖のあり方に着目し，自分たちの国民や人種を，よりすぐれた集団となるようにしていこうという気運を生んだ。そうしたなかで，ダーウィンの従弟で遺伝学者・統計学者のゴールトン Galton, F.(1822〜1911) が提唱したのが，**優生学**（または優生思想）eugenics である。優生学は，科学的な知識や技術を応用して，望ましい人間を増やし，望ましくない人間を減少させることによって，人間の質を向上させることを目的とした，思想・実践・政策の集合体と定義される[8]。実際には，社会改良運動の性格を強く持っており，医療福祉政策に直結するものだった。特に重要なのは，優生学が障害者に対する**断種政策**（卵管や精管を結紮する不妊手術などの方法によって生殖能力を奪い，子どもをつくらせないようにする政策）として世界中で実現したことである。今日では社会福祉の先進地域と見なされることの多い北欧諸国でも，1920〜30年代に断種法が相次いで成立した。米国は州ごとに法律が異なるが，カリフォルニア州では優生学に基づく断種法が1909年に早くも成立し，他州を大きく上回る約2万人に対して不妊手術が行われたとされる[9]。

6）近代医療の導入期における日本の医療倫理

ここまで西洋医療史の大きな流れを追ってきたが，当然ながら日本には独自の医療史がある。これを詳しく述べることはできないが，医療倫理の歴史の流れという視点から，重要な側面を振り返っておこう。

日本の医療には，外国のすぐれた知識や技術を導入し，自国の実情に合わせてそれを独自に改良してきたという特色がある。古代と中世には中国大陸や朝鮮半島から東洋医学を導入した。現存する日本最古の医学書として，丹波康頼 (912〜995) が984年に編纂した『医心方』が知られている。これは当時の中国（隋）の医学を解説したもので，仏教，儒教，道教の影響を強く受けた当時の中国医学における職業倫理が記されている。

近世には，東洋医学が広く普及するとともに，ポルトガルやオランダなどから西洋医学の知識が入り始めた。儒学者の貝原益軒 (1630〜1714) が1713年に著した『養生訓』は，一般大衆向けに書かれた健康保持のための指南書で，当時の医師の

職業倫理を示す「医は仁術」という一節が特によく知られている[10]。

　仁は，孔子（紀元前551〜479）が提唱した儒教道徳の中心的な考え方であり，自己抑制と他者への思いやりを意味する。孝が親を敬い，尊ぶべきだという倫理原則であるのに対して，仁はもっと広い対象を想定していた。つまり，赤の他人に対しても，親に対するのと同じような思いやりを持ち，自分を抑制すべきだというのが，その内容である。

　鎖国によって西洋医学の導入はいったん途切れるが，明治時代以降は第2次世界大戦の敗戦まで主にドイツ医学を吸収し，敗戦後は米国が最新の医学知識の最大の供給源となった。特に，西洋医学とそれを基盤とした近代的な医療制度は，江戸時代末期に西洋医学に再度門戸を開いてからわずか100年ほどの間に整備された。その間に，外国人を招いて医学教育を開始し，医師，歯科医師，薬剤師，看護師，助産師などの資格を正式に定め，医療保険制度を整え，各地に病院を建設し，1938年には厚生省（現在の厚生労働省）を設置して保健医療や社会福祉にかかわる行政を担当させた。医療の専門分化が進むにつれて，診療放射線技師，臨床検査技師，衛生検査技師，理学療法士，作業療法士，管理栄養士，視能訓練士などの新しい保健医療職の種類も増えていった。

　このような急速な西洋医学の導入が行われる一方で，この時期の欧米社会で流行していたのが，優生学であった。欧米でつくられたような断種法である国民優生法が，日本でもやや遅れて1940年に成立した。

文献および註（第1章）

1　Meyer-Steineg, T., Sudhoff, K.（1965）Illustrierte Geschichte der Medizin, 5th ed., Urban & Fischer, Mchn.（小川鼎三監訳：図説医学史，朝倉書店，1982.）

2　構成要素の内容は異なっている。古代ギリシャ医学では4種の体液が，アーユルヴェーダ医学では3種のドーシャが，中国医学では5種の行が，人体を構成する主要な要素であると考えられていた。いずれの要素も，自然界の構成要素もしくはその強い影響下にあるものと考えられていた。

3　Magali S. Larson.（1977）The Rise of Professionalism: Monopolies of Competence and Sheltered Markets. University of California Press.

4　Meyer-Steineg, T. ほか（小川鼎三監訳）〔前出文献1〕，pp.290-296.

5　John, S. (1855) On the Mode of Communication of Cholera (2nd ed.). John Churchill, London.（山本太郎訳：コレラの感染様式について，岩波書店，2022，p.78.）

6　Winslow, C. E. A. (1946) Florence Nightingale and public health nursing. *Public Health Nursing*, 46, 330-332.

7　Davis, C.F., Young, D.G. (1991) The changing incidence of neural tube defects in Scotland, *Journal of Pediatric Surgery*, 26(5), 516-518.

8　Robert A. Wilson. (2018) The Eugenic mind project, Cambridge, Massachusetts: MIT Press, p.30.

9　衆議院厚生労働委員長・参議院厚生労働委員長（2023）旧優生保護法に基づく優生手術等を受けた者に対する一時金の支給等に関する法律第21条に基づく調査報告書．https://www.shugiin.go.jp/internet/itdb_rchome.nsf/html/rchome/shiryo/yuusei_houkokusho.htm

10　『養生訓』には，以下のように記されている。「医は仁術なり。仁愛の心を本とし，人を救ふを以て志とすべし。わが身の利養を専らに志すべからず。天地の生みそだて給へる人を救ひたすけ，万民の生死をつかさどる術なれば，医を民の司命と言い，極めて大事な職分なり。他術は拙しと言えども，人の命に害なし。医術の良拙は人の命の生死にかかれり。人を助くる術を以て人をそこなふべからず。」

第 2 章　負の遺産と新しい時代

　本章では，2つの世界大戦の間のさまざまな悲劇を経て，患者の権利（医療倫理の原則でいうと自律尊重原則）が確立されるまでの過程を学ぶ。これは，医学がもたらした「負の遺産」の時代である。18～19世紀以降の飛躍的な発達の影で，医学は数多くの犠牲を生んだ。そうした犠牲をもたらす判断や行動が，ごく普通の医療従事者によってなされた歴史上の事実を知っておく必要がある。新しい時代の幕開けは，そうした悲劇をくぐり抜けたあとにやってくる。

1　医療従事者が人命を奪った悲劇とその断罪

1）ドイツ

　優生学が，「劣等民族」や障害者などの虐殺という，最も極端な形で具体化したのがドイツだった（図2-1）。ドイツは，学問や芸術分野で多くの優れた業績を生んでいたが，近代国家として統一されたのは，イギリスやフランスなどよりもはるかに遅い1871年だった。第一次世界大戦の敗戦による巨額の賠償と，その後の世界恐慌で大きな打撃を受けるなかで，ヒトラーHitler, A（1889～1945）の率いるナチスが台頭した。ヒトラーは，ヨーロッパ人種を最優秀な文化創造者と見なし，日本人などはヨーロッパ人の文化を模倣する文化支持者，ユダヤ人やロマ人は，社会にとって有害な文化破壊者だと決めつけた[1]。このような人種差別的な思想は，不安定な社会情勢のなかで国民に支持され，大規模なユダヤ人排斥運動をもたらし，600万人ものユダヤ人が虐殺されるホロコーストを生んだ。

　医療においても，ドイツは優生学を積極的に採り入れ，1933年に**断種法**を制定し，遺伝病患者や精神病患者，先天異常児，先天性の視覚障害者や聴覚障害者などに対して，強制的に不妊手術を行うことを認めた。1945

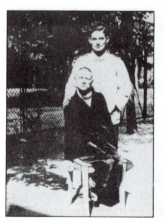

図2-1　障害者と医療従事者
1934年にナチスドイツで発行された宣伝雑誌に掲載された写真。優生学という思想が，この写真に集約されている。「健康で力強い1人の看護師が，このような危険な狂人を看病するだけのために，ここで仕事をさせられている」というキャプションがつけられている〔Finzen 1983〔訳は小俣1995による〕〕。

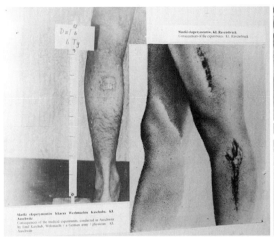
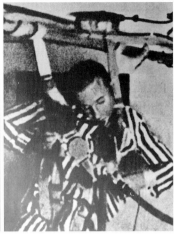

図2-2　悲惨な人体実験（アウシュビッツ＝ビルケナウ博物館所蔵）
左：足に細菌を植えつけられた人。こうした細菌感染実験は，ドイツよりも日本のほうが多数の犠牲者をもたらしている。
右：「高高度実験」の犠牲者。ニュルンベルク裁判・医学法廷の記録には，「人種汚染」の罪（ユダヤ人と非ユダヤ人とが交際・結婚することが法律で禁止されていた）を犯したユダヤ人が利用され，高度1万2,000 mで1時間半実験を行って被験者を死亡させたというような記述がある。

年の終戦までに，20万～35万人に不妊手術が強制されたと推測されている。先述の通り，断種については世界各地で行われたが，ナチスドイツの優生学が行き着いたのは，「生きる価値のない生命」と決めつけられた人たちを殺害する，**T4作戦**もしくは**安楽死作戦**（Euthanasie-Aktion）と呼ばれる計画だった。重度の知的障害者など，「生きる価値のない生命」と決めつけられた人たちが精神科病院に設けられたガス室で殺された[2]。この計画は，1939年にヒトラーの命令で開始されたが，キリスト教関係者などの反対で1941年に中止された。しかし，その後も各地の医療現場で自発的に継続され，7万人から20万人ほどの人たちが命を失ったとされている[3]。

　ナチスドイツの医学が犯したもう1つの大きな犯罪は，ユダヤ人などに対して，強制収容所を舞台に数々の**非人道的な人体実験**を行ったことである。その内容は多岐にわたるが，後述するニュルンベルク医師裁判（p.27）で被告が有罪判決を受けた主な実験は，高い高度での生存限界を調べるための高高度実験，長時間にわたって低温に曝す低温実験，マラリアを媒介する蚊に刺させたり粘液腺抽出物を注射したりするマラリア実験，故意に外傷を負わせてマスタード・ガスの治療効果を試すマスタード・ガス実験，故意に外傷と細菌感染を起こさせてスルファニルアミドの治療効果を試すスルファニルアミド実験，骨・筋肉・神経を切除して他の被験者に移植する骨・筋肉・神経の再生および骨移植実験，海水を飲用可能にするための海水実験，流行性黄疸の原因究明と予防接種開発などのために意図的にウイルスに感染させる流行性黄疸実験，抗ウイルスワクチンの有効性検討のために意図的にウイルスに感染させるチフス等のワクチン実験，有毒物質を食品や銃弾に含ませて食べさせたり撃ったりする毒物実験，迅速かつ大規模な不妊化の方法を開発するための不妊実験などである[4]。こうした実験に利用された人々の多くは，実験中に死亡したり，終了後に殺されたりした。

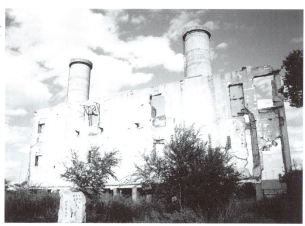

図2-3　731部隊の実験施設跡
細菌，ウイルスの培養などに使われていた731部隊の建物の残骸（中国・ハルビン市郊外）。
(写真提供：小俣和一郎氏)

2）日本

　　　　ナチスドイツと同盟関係にあった当時の日本の医療従事者らも，非人道的な人体実験を行った。その中心は，**731部隊**（関東軍防疫給水部本部）などで行われた，細菌兵器の開発を目的とした非人道的な人体実験である[5]。

　731部隊は中国のハルビン市郊外に本部を構え，そこに設置された実験施設で，日本の大学や民間研究所から動員された約2,600人の医師や医療従事者，科学者などが実験を行った（図2-3）。彼らはペスト，赤痢，コレラ，チフスなどの細菌を用いた細菌兵器の開発や，感染症や凍傷の治療法の開発などのために，多数の捕虜を使って実験を行った。捕虜は中国人，ロシア人をはじめ，モンゴル人，朝鮮人，少数のアングロサクソン系白人で，なかには子どもも含まれていた。被験者たちは「マルタ（丸太）」と呼ばれ，研究者たちにとって容易に使える被験者であった。731部隊によって生命を奪われた犠牲者の数は3,000人以上と言われている。

3）ドイツと日本の医師たちの戦時犯罪の処断

　　　　こうした現代医療の「負の遺産」を振り返るときに，日本やドイツにおける悲惨な出来事が，ごく普通の医療従事者によって行われた点に注意する必要がある。ナチスドイツの戦争犯罪者の裁判に立ち会った哲学者のアーレント Arendt, H.（1906〜1975）は，「命令に従って普通に行動しただけである」と主張する被告の姿に衝撃を受けた。それは，悪いことをしているという自覚を持ちえないような状況で，罪悪感を抱くこともなく，大きな悪事に手を染める普通の人間の姿であり，誰もがそのようなことを行う可能性を持っている。そう考えたアーレントは，それを「悪の陳腐さ」と呼んだ[6]。ドイツと日本の医師や看護師などの医療従事者や研究者のなかには，罪の意識を持たないままに，こうした行為に手を染めていた人が少なからずいた。731部隊に所属して生体解剖を行い，その様子を証言した医師によると，連行されてきた農民（捕虜ではなく，近辺で捕らえられた一般の農民である）に麻酔をかけ，メスで胸を開き，臓器を次々と取り出し，手足を切断したりして，最終的には命を

奪ったという。この医師は中国軍に捕えられ，そこでみずからの行為を告白させられるまで，罪の意識がほとんどなかったという。釈放されて帰国した彼は，かつての731部隊隊員と再会し，その人たちがまったくといってよいほど罪の意識を持たずにいることに衝撃を受けたという[7]。

　こうした犯罪的な行為を行った医療従事者などは，戦後に戦争犯罪人として処罰されたが，その経過は，日本とドイツで対照的なものとなった。表2-1は，両国の医師などに対する裁判の概要を比較したものである[8]。

　1945～1949年に，ドイツによる戦争犯罪を裁くためのニュルンベルク裁判が開かれた。これは，米国・英国・フランス・ソ連が合同で，政治家や軍指導部による戦争犯罪を裁いたニュルンベルク国際軍事裁判と，米国が単独で，さまざまな専門職の戦争犯罪を裁いた12件の継続裁判からなる，一連の裁判である。継続裁判の1つに医師裁判があり，20人の医師を含む23人が被告となり，4人の医師を含む7人が死刑判決を受けた。

　これに対して，日本の731部隊関係者らは，こうした処罰を免れることができた。日本の戦争犯罪を裁いたのは，1946～1948年の極東国際軍事裁判である。しかし，当時の米軍は731部隊の指導者に対し，細菌戦研究の調査に協力し，部隊の全データを提供すれば戦争犯罪者として訴追しない，という取り引きをした。その一方で，終戦間際に侵攻してきたソ連軍によって捕えられた日本兵のなかに含まれていた731部隊の関係者は，1949年のハバロフスク裁判にかけられた。しかし，この裁判が始まる頃には，日本を占領していた米国とソ連の冷戦が決定的なものとなっており，ソ連は米国から731部隊に関する情報を得ることができず，また，日本に帰っていた731部隊関係者の身柄引き渡しも拒否された。このため，ハバロフスク裁判は，ニュルンベルク裁判と比べると十分な審理が尽くされたものとは言えなかった。この裁判では，被告となった12人の医師などのうち，4人が最も重い懲役25年の刑を受けた。

　ドイツと日本の裁判は，判決内容以上に，その波及効果に大きな違いがあった。ニュルンベルク医師裁判の判決では，ニュルンベルク綱領と呼ばれる，医学研究についての10項目の基本的な考え方が示された。その第一項に「人間の被験者の自発的な同意は，絶対的に不可欠である」[9]とあるように，この綱領は，それまで医

表2-1　ドイツと日本の医師たちの戦時犯罪の処断

	ニュルンベルク医師裁判	ハバロフスク裁判
担い手	米軍	ソ連軍
被告数	23人	12人
死刑判決	7人	なし
波及効果	ニュルンベルク綱領策定 （→ヘルシンキ宣言へとつながる）	？
人体実験による犠牲者数	ナチス　1,300人以上	731部隊　3,000人以上

〔小俣和一郎（2003）検証　人体実験──731部隊・ナチ医学，第三文明社，pp.82-83，p.126より〕

療倫理のなかにほとんど存在していなかった，**自律尊重原則**を明示したものだった。この考え方は，1964 年に世界医師会によって採択された**ヘルシンキ宣言**（巻末資料，p.189）に引き継がれ，医学研究の被験者の研究参加には，**インフォームド・コンセント**すなわち十分な説明を受けた上での自由意思に基づく承諾を得ることが不可欠とされるようになった。これによって医学研究の被験者の自己決定権が確立された。つまり，ニュルンベルク医師裁判は，20 世紀後半の医療倫理の新しい時代を切りひらく意義を持つことになった。これに対して，同様の行為を行った日本の医師などの多くが処罰を免れ，戦後も引き続いて要職を占めた人もいた。ドイツのニュルンベルク医師裁判から始まった新しい時代への潮流は，日本から生み出されることはなかったのである。

2 被験者の権利から患者の権利へ

1) 米国から世界に波及した患者の権利

ニュルンベルク綱領とヘルシンキ宣言に謳われているのは，研究の被験者の権利であって，治療ケアを受ける患者の権利ではない点に注意が必要である。患者の権利が確立するのは，20 世紀の後半，主に 1970 年代以降の米国における数々の重要な事例の発生，および社会運動として消費者運動や公民権運動が医療分野に波及したこと，さらには，医療倫理が，医療従事者の職業倫理の枠組みを超えて，幅広い知見を総合して探求される**生命倫理** bioethics としての性格を持ちながら発展したことが大きい。

そうした新しい展開のなかで，表 2-2 に示すような事例が次々と生じた。死や終末期についての問題（生命維持治療の中止が認められたカレン・クィンラン事例，クルーザン判決や，ハーバード大学の脳死判定基準），生殖についての問題（代理出産を行った女性が子どもの受け渡しを拒否したベビーM 事例，米国連邦裁判所が妊娠中絶を容認したロウ対ウェイド判決）などが，社会のなかに激しい論争を巻き起こし，米国などではそれがしばし

表 2-2　**米国の医療倫理史上の重大事件**（一部）

1966 年	ビーチャーによる人体実験の告発
1967 年	バーナード（南アフリカ）による心臓移植
1968 年	ハーバード大学の脳死判定基準
1972 年	タスキギー事件の報道
1973 年	ロウ対ウェイド判決による中絶の実質的容認
1975 年	カレン・クィンランの尊厳死
1985 年	ベビーM 事例
1990 年	クルーザン判決による尊厳死（延命治療の停止）の権利の容認

ば政治や裁判の場に持ち込まれた[10]。こうした事例の多くは，患者の自己決定権を尊重する形で決着した。終末期医療では，患者が望まない生命維持治療は行われないようになり，不妊治療や妊娠中絶も，本人の自己決定権を尊重する形で一応の決着を見たと言える。

これらに加えて，ナチスドイツでのものを彷彿とさせるような，患者の承諾のない人

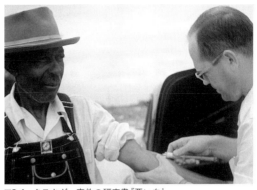

図2-4　タスキギー事件の研究書『悪い血』
タスキギー事件では，黒人の間で信じられていた「悪い血」という病気の治療をするという偽りの説明をして，医師や看護師は患者の梅毒の進行状況を検査した。しかし，治療はまったく行わなかった。
（写真提供：米国国立公文書記録管理局）

体実験が米国で行われていることが明らかになると，患者の自己決定権を重視する潮流が一挙に広がった。1966年のビーチャーによる人体実験の告発と，1972年のタスキギー事件の報道は，特にその影響が大きかった。

ビーチャーBeecher, H.K. はハーバード大学医学部教授で，医学界のなかで影響力を持つ地位にあった。彼は，米国を代表する医学雑誌『The New England Journal of Medicine』に，「倫理と臨床研究」と題する論文を発表した[11]。その内容は，人間の被験者による22件の医学実験を示して，そのすべてが被験者からのインフォームド・コンセントを得ておらず，危険に曝し，なかには虐待に近いものがあるという告発だった。しかも，こうした研究が例外的なのではなく，ごく普通に行われていると主張した。

タスキギー事件は，米国アラバマ州のタスキギーで米国公衆衛生局によって行われていた研究で，399人のアフリカ系米国人男性の梅毒患者が，梅毒の進行過程を研究するために，1932〜1972年の40年間にわたって，まったく治療されず，ただ検査と観察を続けられたという事件だった（図2-4）。医療者は彼らに梅毒にかかっているということも告げず，虚偽の病名を伝えていた。米国疾病管理予防センター（CDC）の研究者が，数年にわたってCDC内部でこの研究の中止を主張したが受け入れられず，やむを得ず情報をメディアに流したことで，この事件が注目されることになった[12]。

この2つの事例とも，医師や研究者という，内部事情をよく知る人たちからの告発であり，それだけに医学界の内外に与えた衝撃は大きかった。1972年に米国連邦政府は，連邦予算を使って人間を対象とした医学実験を行っている施設に対して，施設内審査委員会の設置を義務づけた。これは一種の倫理委員会であるが，外部の人間を加えて研究内容を公正に審査することが求められた。これによって人間を対象とした研究は倫理委員会に諮りながら実施しなければならなくなった。

1973年に米国病院協会が患者の権利章典に関する宣言を発表し，その後，世界

医師会も**患者の権利に関するリスボン宣言**（1981 年）によって，従来の研究の被験者の権利を拡大して，**患者の権利**を認めた。その内容は，**良質の医療を受ける権利，選択の自由の権利，自己決定の権利，情報に対する権利，守秘義務に対する権利，健康教育を受ける権利，尊厳に対する権利，宗教的支援に対する権利**などである（第 11 章および巻末資料参照）。

2）日本での患者の権利

　さて，そのころの日本を振り返ると，医療倫理に関わるいくつもの事例が発生している（表 2-3）。こうした事例を経ながら，日本の医療のなかにも，患者の権利を尊重する考え方が，しだいに根づいていった。このことを「和田移植」「薬害エイズ事件」「ハンセン病問題」を例に見ておこう。

　1968 年の**日本初の心臓移植**（執刀医に因んで「和田移植」とも呼ばれる）では，ドナー（臓器を提供する人）が本当に脳死であったのか，またレシピエント（臓器移植を受ける人）が本当に心臓移植を必要とする病状だったのか，という移植治療における極めて重要な点についての疑問が未解明のままになった[13]。この事例は，臓器移植には，ドナーについての脳死判定や，レシピエントの選択についての明確な判断基準が必要であることを教訓として残した。また臓器移植のような有効性の確立されていない医療では，特に透明性や説明責任が確保されていなければならないことを示した。

　1980 年代に発生した**薬害エイズ事件**では，血友病患者が不安の声をあげていたにもかかわらず，医師たちはエイズの原因ウイルスであるヒト免疫不全ウイルス（HIV）に汚染されている可能性があるとわかっている血液製剤を処方し続けた[14]。結果として，当時の全国の血友病患者約 5,000 人の約 4 割にあたる約 2,000 人がHIV に感染したと推定され，そのうち 500 人以上が死亡した（厚生労働省エイズ動向委員会，2005）[15]。

　ハンセン病問題は，1907 年に制定された（旧）らい予防法に基づいて，約 90 年間にわたって患者の強制的な隔離政策が行われた事例である[16]。20 世紀のかなり早い時期に，原因菌の感染力が弱いことが明らかとなり，1950 年頃には効果的な化学療法が開発され，1960 年前後には，国際らい学会（当時）や世界保健機関（WHO）が隔離政策を廃止して通院診療を行うことが望ましいとする勧告を出した。それにもかかわらず，日本のらい予防法は 1996 年まで廃止されず，患者たちの多くはハン

表 2-3　**日本の医療倫理史上の重大事件**（一部）

1968 年	日本初の心臓移植（「和田移植」）
1982 年	薬害エイズ事件
1995 年	東海大学安楽死事件判決（横浜地裁）
2000 年	「エホバの証人」輸血拒否事件最高裁判決
2001 年	ハンセン病国家賠償請求訴訟判決（熊本地裁）

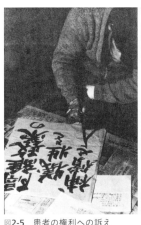
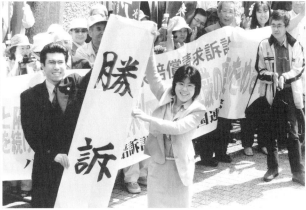

図2-5 患者の権利への訴え
ハンセン病の患者や回復者たちは、1950年代にらい予防法の廃止（改正）を求めて国会前で座り込みをしたり，療養所でハンガーストライキを行ったりした。
左：指の失われた手掌に筆をくくりつけて，訴えを記している患者。
右：ハンセン病訴訟熊本地裁判決で「勝訴」の垂れ幕を掲げる弁護士＝2001年5月11日，熊本市・熊本地裁前で（朝日新聞社提供）。

セン病が完治してもなお強制的な隔離を続けられ，生涯にわたって社会復帰をすることができなかった。社会との関係を断ち切られ，一生涯を療養所のなかで過ごした人が数万人に及ぶ。また，子どもをつくれないように断種処置を受けさせられた人も多数いた。

　これらの事例を振り返ると，それぞれが個別の問題（移植医療，血液行政，感染症対策）のなかで決着していて，米国のように患者の権利という医療一般に通じる普遍的な考え方を生み出していない点に気づく。このことについて，日本の医療史を研究してきた川上武は次のように述べている。

「問題は，インフォームド・コンセント，情報開示の動きが，日本医療界の現場から起こったものではなく，実はここでもアメリカ医療の動きをやや流行的に導入してきた経緯がみられる点である。（中略）日本では，人権運動，消費者・市民運動の基盤が弱い上に，医師側はむしろそれらの運動に無関心だったところに，IC（インフォームド・コンセント）やカルテ開示だけが導入されたこともあり，その実施，運用が医療界の枠内の問題に終わっている恨みがある」[17]

　患者の権利という，伝統的な医療倫理にはなかった新しい考え方が，日本の医療に普及し，法律や制度として十分に確立するためには，医療従事者や国民がその考え方に関心を持ち，患者の権利を訴える人々の置かれた立場を理解する必要がある。日本の医療倫理の新しい時代は，まだ入口にさしかかったばかりだと言えるだろう。患者の権利については，第11章で詳しく考える。

文献および註（第2章）

1. Hitler, A.（1925）Mein Kampf, Franz Eher Nachfolger GmbH.（平野一郎，将積茂 訳．わが闘争〔上下・続 3 冊合本版〕，角川書店，2016.）

2. Finzen, A.（1983）Auf dem Dienstweg：Die Verstrickung einer Anstalt in die Tötung psychisch Kranker, Psychiatrie-Verlag.〈Neues Volk（1934）Blätter des Aufklärungsamtes für Bevölkerungspolitik und Rassenpflege, 1, p.16.〉

3. Benedict, S.（2014）The Medicalization of Murder The "Euthanasia" Programs. In Benedict, S., & Shields, L. (Eds.), Nurses and Midwives in Nazi Germany: the "Euthanasia Programs" (72-104). Routledge.

4. Harvard Law School Library Nuremberg Trials Project: NMT Case 1, U.S.A. v. Karl Brandt et al.: The Doctors' Trial. https://nuremberg.law.harvard.edu/nmt_1_intro

5. 常石敬一（1994）医学者たちの組織犯罪――関東軍第七三一部隊，朝日新聞社 ., 小俣和一郎（2003）検証 人体実験――731 部隊・ナチ医学，第三文明社.

6. Arendt, H.（1963）Eichmann in Jerusalem：A Report on the Banality of Evil, Viking Press.（大久保和郎 訳：イェルサレムのアイヒマン――悪の陳腐さについての報告，みすず書房，1969.）

7. 吉開那津子（1996）消せない記憶――日本軍の生体解剖の記録（増補新版），日中出版.

8. 小俣和一郎（2003）.〔前出文献 5〕

9. Anonymous（1996）The Nuremberg Code (1947). *Br Med J*, 313, 1448.

10. Pence, G.E.（2000）Classic Cases in Medical Ethics：Accounts of Cases that Have Shaped Medical Ethics, with Philosophical, Legal, and Historical Backgrounds, 3rd ed., McGraw-Hill.（宮坂道夫・長岡成夫訳：医療倫理――よりよい決定のための事例分析 1・2，みすず書房，2000・2001.）

11. Beecher, H.K.（1966）Ethics and Clinical Research, *New England Journal of Medicine*, 274（24），1354-1360

12. Jones, J.H.（1981）Bad Blood：The Tuskegee Syphilis Experiment, Free Press.

13. 共同通信社社会部移植取材班（1998）凍れる心臓，共同通信社.

14. 東京 HIV 訴訟原告団（1995）薬害エイズ原告からの手紙，三省堂.

15. 厚生労働省エイズ動向委員会（2005）エイズ動向委員会報告・平成 16 年第Ⅳ四半期報告.

16. 藤野 豊（2001）「いのち」の近代史――「民族浄化」の名のもとに迫害されたハンセン病患者，かもがわ出版.

17. 川上 武 編著（2002）戦後日本病人史，農山漁村文化協会.

第 II 部 医療倫理の理論

ストックホルム・ダレン病院内のテーブル。北欧の医療機関でのカンファレンスでは，多職種が混じりあってフラットに話し合うスタイルが一般的である。医療の倫理的問題の解決には，原則的な考え方に立ち戻りながら，医療従事者が患者や家族などと対話を行うことが不可欠である。（筆者撮影）

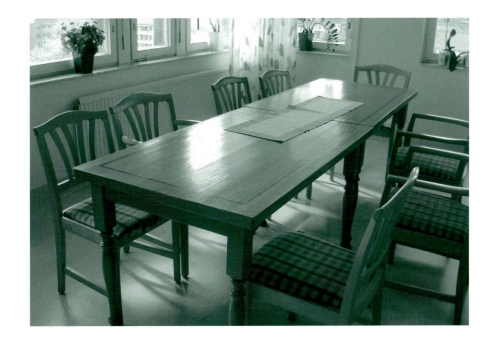

第Ⅱ部　医療倫理の理論

第 3 章　倫理, 規範, 法

　第Ⅰ部で医療倫理の歴史を概観してきたが, このような過去の歴史を十分にふまえて, 現在の問題を考えていこう。現代医療には, 多種多様な倫理的問題が存在している。日常的な医療現場から, 先端的な医学研究の現場まで, 倫理的問題はありとあらゆる医療現場で生じている。その多くは, 患者の生死にも直結しかねない深刻なものであるのだが, 解決策は, 医療従事者が修得している専門的な知識からは容易に導き出せない。医療倫理の問題解決には, 医学・医療の知識に加えて, 倫理学や人文・社会科学の知識や考え方が不可欠である。本章では, 医療倫理の基盤となる理論のなかでも, 最も基本的な概念である, 倫理, 規範, 法の概要と関係について解説する。

1 倫理, 規範, 法

1) 倫理とは何か

　医療倫理とは, 医療に関する倫理のことであり, これを探求する学問が**医療倫理学**である。医療倫理には, 医学についての倫理 medical ethics という意味と, 医療 (または保健医療) についての倫理 healthcare ethics という意味とがある。前者は医師が学ぶべきものという意味合いが強いため, 本書では医療倫理を後者の意味で用いる。すなわち, 医療倫理を**多様な医療職が共有すべき倫理**と捉えていく。

　医療倫理を探究していくにあたって, 最も基本となるのは, 当然のことながら, 倫理という概念である。**倫理** ethics (または**道徳**[1]morality, moral) とは, ものごとの善し悪しのことである。善し悪しとは, 人として行うべき (善い good) ことなのか, あるいは行うべきでない (悪い evil) ことなのかであり, これについて探求する学問を**倫理学** ethics または **道徳哲学** moral philosophy と呼ぶ。

　人間の生活のなかで, どんな状況においてもものごとの善し悪しが問題になるわけではない。つまり, 倫理は**状況に左右される**という特徴を持っている。例えば, コンビニエンスストアで食べ物を購入してお金を支払うという状況で, 「ものごとの善し悪し」が問題になることは滅多にない。ところが, 店員から受け取ったお釣りが多すぎることに気づき, 「お釣りが多いことを, 店員に申し出るべきか, それともこのまま黙って立ち去ってもよいか」と考える状況では, まさに「ものごとの善し悪し」が問題になる (図 3-1)。

　倫理のもう 1 つの特徴は, **人に左右される**というものである。お釣りの間違いに

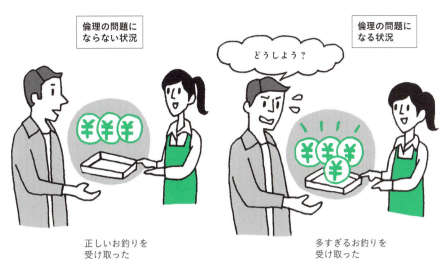

図3-1　倫理は状況に左右される

気づいた状況で,「このまま黙っていることは悪いことだ」と考えて, 店員に申し出る人もいれば,「運がよかった」と考えて, 平気で立ち去る人もいる (図3-2)。このように, 人が倫理的問題に気づき, それに応答しようとする能力を**倫理的感受性** ethical sensitivity と呼ぶ。倫理的感受性は, その人が生まれ育った環境, 社会, 文化などによって影響され, さらには人間が成長していく過程で発達し, 大人になった後にも, 現場での経験によって深化していくものと考えられている。そのために, 倫理的感受性は人によって異なり, その違いが人々の対立を生じる原因にもなる。

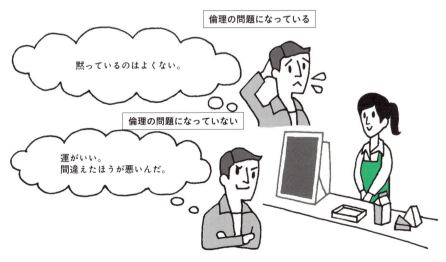

図3-2　倫理は人に左右される

2）倫理と規範

　人がものごとの善し悪しを判断する際の規準を**規範** norm と呼ぶ[2]。規範には，自分の内にあるものと外にあるものとがある（図3-3）。自分の内にあるものの代表例が，第1章で触れたプロフェッショナリズム（p.3）や徳である。**プロフェッショナリズム**とは，職業倫理を内面化した専門職としての意識であった。**徳** virtue とは，修養によって身につけた，すぐれた品性や人格などとされる。いずれについても，他人から指示されるものではなく，自らの内面に備わっていて，それに従って行動することが，その人が個人や専門職としてのアイデンティティやプライドの維持につながる。

　これに対して，自分の外にあるものの代表例が，社会規範と法である。社会のなかで人々が共有している倫理についての考え方を**社会規範** social norm と呼ぶ。社会規範は，社会，文化によって異なる。例えば，イスラム教社会では豚肉を食べてはならないと考える人が多く，タイでは小さな子どもの頭を撫でてはならないと考える人が多い（頭に精霊がやどると信じられているためである）。これらは多くの日本人にとって馴染みのない社会規範だろう。

　その一方で，社会規範は，その社会の全員から同じように受け止められているとは限らない。例えば，「人を傷つけてはならない」という考え方は，多くの人が共有しており，社会規範と言える。これに対して，「人を叱ってはならない」という考え方は，多くの人が共有しているとは言えず，社会規範とは呼びにくい。相手や状況によっては，むしろ人を叱ることが望ましいと考える人もいるだろう。このように，社会規範に対する受け止め方が人によって異なる場合があり，これも人々の間に対立を生じる1つの原因となる。

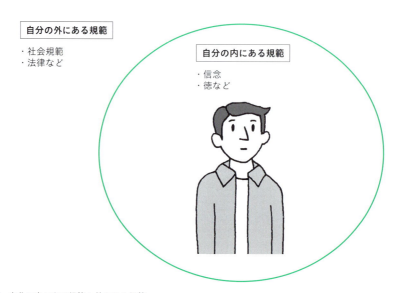

図3-3　自分の内にある規範と外にある規範

3）倫理と法

　これまでに述べたように，社会のなかで倫理を考えていく上で，倫理的感受性や，社会規範に対する受け止め方の違いが問題になる。そこで，倫理についての考え方を社会のなかで共有するために，社会規範を明文化する，ということが行われる。社会規範を明文化したものを**倫理綱領** code of ethics と呼ぶ。歴史の章で見た「ヒポクラテスの誓い」のように，医療専門職の団体は，自分たちが守るべき職業倫理を倫理綱領として，社会に提示してきた（巻末資料, p.187）。最近では，より具体的な倫理的問題についての判断基準や行動指針を定めた**倫理指針**（または倫理ガイドライン）ethical guideline が作られることも多くなっている。倫理綱領や倫理指針は，医療専門職にとって法律のような拘束力を持つために，ソフトロー soft law と呼ばれることもある。

　社会規範を明文化したものといえば，倫理綱領や倫理指針よりも，**法**（または**法律**）law が思い浮かぶかもしれない。しかし，法のなかには明文化されていないものもあり，明文化されている法を成文法，明文化されていない法を不文法と呼んで区別する。また倫理綱領はしばしば専門職団体が作るのに対して，法律は国家が作る。この点は，倫理と法の関係を考えるのに適している。つまり，法は国家の強制力を伴う社会規範と見なすことができるのである。

　このように考えると，社会規範を守るかどうかを個人の判断に任せず，国家が強制する必要がある場合に，法が作られる，ということになる。例として，「人に嘘をついてはならない」，「人のものを盗んではならない」，「人を殺してはならない」という，3つの社会規範を考えてみよう（図3-4）。「人に嘘をついてはならない」は，国家が強制するべき規範と言えるだろうか。日常会話のなかで嘘をつくことは，法律で禁じられていない[3]。これに対して，「人のものを盗んではならない」や「人を殺してはならない」は，個人の判断にまかせておくわけにはいかず，国家が強制するべきものと考えられている。2つを比べれば，「人を殺してはならない」のほうが，より徹底して強制する必要があるだろう。規制の強弱は，社会規範を破った場合に科す罰則の重さによって調整することができる。実際の法律（刑法）では，人のものを盗んだ際の窃盗罪は懲役刑が，殺人罪では終身刑や死刑が科されることがあるなど，罰則の重さが異なっている。

　法律には非常に多くの種類がある。国家の基本的条件を定めたものが**憲法**であ

» 「人に嘘をついてはならない」　法律が作られていない

» 「人のものやお金を盗んではならない」　法律がある

» 「人を殺してはならない」　法律がある（罰則が厳しい）

図3-4　社会規範と法律

り，その規定によって立法機関である国会で制定されるのが**法律**である。さらに
は，法律に基づいて行政機関が行う**命令**があり，法律と命令とを合わせて**法令**と呼
ぶ。命令には，政府による政令，内閣府による内閣府令，各省の大臣による省令な
どがある。日本の法令の優先順位は，**憲法 ＞ 法律 ＞ 政令 ＞ 省令**であり，上位のも
のが下位のものよりも優先される。

　法律のうち，**公法**は国や地方公共団体などの公的機関と個人との関係を規定する
のに対し，**私法**は個人と個人との関係を規定する。公法の代表例が**刑法**，私法の代
表例が**民法**である。公法に違反した場合は，国などが警察などの公権力を用いて個
人の自由を奪い，裁判所の判決に基づいて刑罰が科される。私法に違反した場合
は，個人と個人の争いとして裁判所が審判や調停を行い，損害賠償などの形式で解
決が図られる。

　医療従事者が重大な法律違反に問われる可能性があるのが，**刑法**が定める業務上
過失致死罪や業務上過失致傷罪に問われるような事態である。刑法には，「業務上
必要な注意を怠り，よって人を死傷させた者は，五年以下の懲役若しくは禁錮又は
百万円以下の罰金に処する。重大な過失により人を死傷させた者も，同様とする」
(211条) と書かれている[4]。そもそも医療では，手術や注射などで患者の体を傷つけ
たり，薬物を投与したりするなど，**侵襲**と呼ばれる行為を日常的に行うために，常
に業務上過失致死罪に問われるリスクがあることになる。「業務上必要な注意」を
怠ったと見なされないように，適切な行動をとっていれば，そうした刑法上の罪に
問われることはない。それでも，何が適切な行動であるのかを具体的に定めた，医
療に特化した法律があれば，医療従事者にとっては確かな手がかりとなる。

　そのような，医療に特化した法律を，まとめて**医事法**と呼ぶ。医事法の代表例と
して，**医療法**が挙げられる。この法律は，医療提供施設の開設・管理に関する事項
などを定める一方で，わが国の医療の基本的なあり方を規定するものとしても位置
づけられている。医療従事者の身分を規定した法律には，**医師法，歯科医師法，薬
剤師法，保健師助産師看護師法，診療放射線技師法，臨床検査技師等に関する法律，
理学療法士及び作業療法士法，栄養士法，歯科衛生士法，歯科技工士法，言語聴覚士
法，視能訓練士法，臨床工学技士法，義肢装具士法，救急救命士法，あん摩マッサー
ジ指圧師，はり師，きゅう師等に関する法律，柔道整復師法，公認心理師法，社会福
祉士及び介護福祉士法**などがある。薬品や医療機器などを規制する法律として，**医
療機器等の品質，有効性及び安全性の確保等に関する法律（薬機法）**などがある。さ
らに，特定の医療を規定する法律として，**感染症法，精神保健福祉法，臓器移植
法，再生医療等安全性確保法，ゲノム医療法**などがある。

　医療従事者には，こういったさまざまな法律を守る**法令遵守**が求められる。法律
は，その存在や内容を知らなかったとしても，違反は免除されない。刑法 (38条3
項) には，「法律を知らなかったとしても，そのことによって，罪を犯す意思がな
かったとすることはできない。ただし，情状により，その刑を減軽することができ
る」と記されている[5]。

その一方で，法令に違反する行為を行っても，そこにやむを得ない理由があったと認められる場合には，違法と見なさない（これを**違法性阻却**と呼ぶ）ことも，刑法に定められている。それは，**正当行為**（正当な業務による行為，35条），**正当防衛**（自分や他人の権利を守るために，やむを得ずにした行為，36条），**緊急避難**（自分や他人の生命，身体，自由，財産に対する危難を避けるために，やむを得ずにした行為，37条）などである[6]。これらのいずれかに該当するか否かは，医療従事者が実際にどのような根拠に基づいて判断を下したのかという，**意思決定プロセス**によって左右される。そのため，適法か違法かの判断に迷う場合には，意思決定プロセスについての**説明責任** accountability を果たせるようにしておくことが極めて重要になる。説明責任については，意思決定プロセスが適切なものであったことを説明し，訴訟やトラブルなどの際に医療従事者を守るために必要なものと考えるべきである。

2 ケーススタディ──倫理，規範，法と医療現場での判断

　ここまで解説してきた事項は，医療倫理の根幹をなすもので，十分に理解しておく必要がある。しかも，これらの知識は単に知っておけばよいというものではなく，実際の医療現場に適用し，具体的な問題に即して考えられるようにしなければならない。そこで，架空の事例を用いたケーススタディを行って，倫理，規範，法などの基本的な概念が，医療現場での具体的な問題にどう適用されるのかを考えよう。

■〈事例〉　救急救命士による気管挿管

　Ａさんは救急救命士である。米国に短期留学し，救急救命処置についての専門的な知識と技術を修得していた。帰国後は，救急救命士として働いていた。米国で身につけてきた気管挿管などの救急救命処置は，日本の医療法規上，医師の指示のもとに行うことになっており，Ａさんも常に病院の医師と連絡を取って，その指示のもとに行っていた。さらに，Ａさんは，日本で気管挿管認定救急救命士の資格も取得していた。

　ところがある日の深夜，救急車で搬送した患者の呼吸が不安定で，Ａさんから見れば，気管挿管をしたほうがより確実に呼吸を確保できると思われるのに，医師に連絡が取れないという事態が生じた。あいにくその日は休日で，救急車に同乗しているもう1人の救急救命士のＢさんもほかの医師をさがすのに手間どっている。このままでは患者の救命ができないと考えたＡさんは，自分だけの判断で気管挿管を行おうとした。するとＢさんが，「法律違反になる。やめておけ」と言った。このことは，以前にもＢさんと何度か議論したこ

とがあった。Ａさんとしては、ほかの人以上に訓練を積んでいる自分が患者を救って何が悪いのか、という思いが強かった。Ｂさんは、いつも法律を持ち出して反対する。

患者の様子は安定しておらず、一刻を争う事態に思える。ここでＡさんは、法律を犯してでも患者に気管挿管をすべきだろうか。

■ 解説

ここでは「救急救命士は、法令に違反してでも、患者の救命を行うべきか？」という倫理的問題が生じている。ここまでに学んだ内容に照らして、その性格を見極めてみよう。

まず、**倫理は状況に左右される**のだったが、この事例では「**医師に連絡が取れない**」という**特別な状況**によって、倫理的問題が発生している。つまり、別の医師と連絡が取れるなど、この状況が解消されれば、問題そのものが消失する。しかし、それに時間がかかれば、患者が死亡してしまう可能性もあり、早期に判断を下す必要がある。

ところが、**倫理は人に左右される**のであり、2人の救急救命士の間で意見が分かれている。この不一致の原因は、2人の倫理的感受性の違い、あるいは、考え方の根拠となる規範の違いにあるのかもしれない。規範には、自分の**内にある規範**（プロフェッショナリズム、徳など）と**外にある規範**（社会規範、法など）とがあるのだが、Ａさんは前者によって、Ｂさんは後者によって判断していると言えるだろう。このように、医療従事者の内にあるプロフェッショナリズムのような規範と、外にある法などの規範とが矛盾した場合に、どちらを優先すればよいのかは、医療従事者にとっては特に難しいジレンマになる。

そこで、まずＢさんの意見の根拠である**法令遵守**について考えよう。まずは、現在問題になっている事例に関連する、具体的な法令を知らなければならない。医療倫理の問題が生じる際に、関連する法令がいくつもある場合が多い。法令には、**憲法 > 法律 > 政令 > 省令**という優先順位があるのだった。優先順位の高い順に見ていくと、**憲法**には、「すべて国民は、個人として尊重される」（13条、個人の尊重と公共の福祉）、「すべて国民は、健康で文化的な最低限度の生活を営む権利を有する」（25条、生存権及び国民生活の社会的進歩向上に努める国の義務）という規定がある[7]。いずれも抽象的な条文であるが、この事例での患者が適切な救命処置などを受ける権利などの根拠となり得る。

この事例に関連のある**法律**には、いくつかの種類がある。まず、気管挿管を行ってはならないと解釈できるものとして、**救急救命士法**に「救急救命士は、医師の具体的な指示を受けなければ、厚生労働省令で定める救急救命処置を行ってはならない」（第44条）[8]とあり、この事例のように「医師の具体的な指示」がない状況で救急救命処置を行うことは、この条文に違反することになる[9]。

これに対して，気管挿管を行ってもよいと解釈できる法令については，すでに学んだように，**刑法が定める正当行為**（35条），**正当防衛**（36条），**緊急避難**（36条）についての規定である。このうちの正当行為について，東日本大震災の際に，厚生労働省医政局指導課から「救急救命士法は今回のような緊急事態を想定しているものではなく，こうした事態の下では，通信事情等の問題から医師の具体的指示が得られない場合についても，心肺機能停止状態の被災者等に対し，医師の具体的指示を必要とする救急救命処置を行うことは，刑法第35条に規定する正当業務行為として違法性が阻却され得るものと考える」との事務連絡が発出されている[10]。さらに，Aさんが講習・実習を修了して気管挿管認定救急救命士の資格を取得していることも，気管挿管を行うための必要条件の1つを満たしていることになる[11]。

なお，前に解説した通り，刑法には，**業務上過失致死罪**や**業務上過失致傷罪**が規定されている。それが成り立つには，「業務上必要な注意」を怠ったと見なされることが要件となるが，気管挿管を行った場合にも，あるいは行わなかった場合にも，患者が死亡したり，後遺症が残ったりする可能性がある。こうした罪に問われるか否かは，気管挿管をするにしてもしないにしても，どのような根拠で判断し，そこまでの過程がどのようなものであったかを説明できる**説明責任**を果たせるように，記録をしておくことが望ましい。

■ 結論

これらをまとめると，この事例では，「医師に連絡が取れない」という特別な状況によって倫理的問題が発生していて，Aさんは自分の内にある規範（プロフェッショナリズム，徳など）を，Bさんは外にある規範（社会規範，法など）を重視しているために，意見の不一致が生じている。

特に問題となる法令遵守について，本来は救急救命士法にある通り，医師の具体的な指示のない状況での気管挿管は違法であるのだが，この事例の「医師に連絡が取れない」という特別な状況では，震災時での状況と同じように，刑法に定める正当行為と見なされ，実施したとしても違法性阻却と見なされる可能性があると言えるだろう。

具体的な判断として，Aさんの主張するように気管挿管を行っても，救命に成功せず，患者が死亡したり，重大な障害を負う可能性がある。Bさんの主張のように，気管挿管を行わなかった場合にも，そうした可能性がある。どちらの選択をしたとしても，業務上過失致死罪や業務上過失致傷罪がに問われることのないように，業務上必要な注意を怠らないことが不可欠である。そのためには，どのような根拠に基づいて判断を下したのかという，意思決定プロセスを説明できる説明責任を果たせるように，記録をしておくことが望ましい。

このデモンストレーションを通して，医療現場で生じる倫理的問題には，以下の

ような不確実性があることが明らかだろう。

医療現場で生じる倫理的問題の不確実性

・法に具体的な規定がなく，医療現場ではケースバイケースで判断せざるを得ない事態が生じ得る。

・ある行為を行ったり，行わなかったりした場合に，その法的責任を問われるか否かが見通せない。

・医療従事者の倫理的責務（例えば，患者の生命を守ること）のための行動が，違法と見なされるなど，法的に保障されていない状況が生じ得る。

　医療現場では，常にこうした不確実性を持つ倫理的問題が生じる可能性があるため，個々の医療従事者が倫理的問題に対処する能力を身につけておくことが必要である。以降では，そのような能力の基盤となる，倫理学の理論を解説する。

文献および註（第3章）

1　道徳という言葉は，倫理と同じ意味で使われる場合と，社会で広く共有されている規範を指すものとして使われる場合とがある。

2　規範とは，何らかの価値を判断する際に参照されるものを広く指す言葉であり，善悪のほかに，真偽や美醜などを判断する際にも使われる。

3　ものを売り買いする際の契約などで嘘をつくことは，刑法や特定商取引に関する法律などで禁じられている。

4　刑法（明治四十年法律第四十五号，令和五年法律第六十六号による改正），第二百十一条．https://elaws.e-gov.go.jp/document?lawid=140AC0000000045

5　刑法，第三十八条3

6　刑法，第三十五条，第三十六条，第三十七条

7　日本国憲法（昭和二十一年憲法）https://elaws.e-gov.go.jp/document?lawid=321CONSTITUTION

8　救急救命士法（平成三年法律第三十六号，令和四年法律第六十八号による改正）https://elaws.e-gov.go.jp/document?lawid=403AC0000000036

9　ちなみに，この条文にある「厚生労働省令で定める救急救命処置」に気管挿管が含まれることが，厚生労働省告示（平成16年第121号），厚生労働省医政局長通知（医政発第0323001号）によって示されている。告示，通知，事務連絡は，行政機関によって行われる周知，助言，連絡などのための文書である。法令ではないのだが，行政機関が法令をどう解釈すべきかについての見解を示したものであり，医療従事者にとっては実際の判断の重要な手がかりとなる。

10　救急救命士の特定行為の取扱いについて（平成23年3月17日厚生労働省医政局指導課事務連絡）https://www.mhlw.go.jp/stf/houdou/2r98520000014tr1-img/2r985200000157te.pdf

11　厚生労働省医政局指導課長通知「気管内チューブによる気道確保の実施のための講習及び実習要領について」（医政指発第0323049号）には，救急救命士が気管挿管を行うために必要な講習・実習が規定されている。

第 **4** 章　倫理理論と原則的アプローチ

　本章では医療倫理の理論を学ぶ。最初に，現代の倫理学のなかで特に医療倫理に必要な理論と，医療倫理の原則について解説する。その上で，臨床現場で生じる倫理的問題について，根拠を明確にしながら判断を下す過程である倫理的推論について，詳しく解説する。

1 倫理理論

1）倫理的推論

　善し悪しを探求する倫理学には，長い歴史がある。倫理学は，ものごとの善し悪しの探求の方法によって，**規範倫理学**と**記述倫理学**，**メタ倫理学**などに分けられる。規範倫理学は，ものごとの善し悪しの**根拠**を明らかにし，ものごとの善し悪しを理論的に基礎づけようとする。記述倫理学は，ものごとの善し悪しの**扱われ方**を探求する。メタ倫理学は，**概念や言葉の意味**を探求する。

　安楽死を例にとれば，規範倫理学は「安楽死はどのような根拠・条件によって，容認できるのか（あるいは容認できないのか）」を探求するのに対して，記述倫理学は，安楽死の是非そのものを論じるのではなく，「人々の何割が安楽死を容認しているか」とか，「安楽死に賛成する人の割合は，年齢や性別によってどう異なるか」といった問題を考えようとする。メタ倫理学は，「安楽死」という概念が何を意味するのか，などについて探求する。

　医療倫理の問題では，これらの3つの倫理学の方法を活用して，医療従事者がある行為を行うべきか否かに答えを見出す必要がある。つまり，「安楽死が容認される根拠・条件」（規範倫理学），「安楽死に対する人々の受け止め方」（記述倫理学），「安楽死という概念の定義」（メタ倫理学）に基づいて，最終的には，目の前にいる患者に対して，「私（私たち）は，安楽死を行うべきか」の判断を下さなければならないのである。このように，自分（1人の医療従事者）や自分たち（医療従事者のチーム，集団，組織）が，医療における倫理的問題について，根拠を明確にしながら判断を下す過程のことを，**倫理的推論** ethical reasoning（または**道徳的推論** moral reasoning）と呼ぶ。倫理的推論においては，3つの倫理学の考え方は，いずれも欠くことのできないものだが，以下で解説するのは，主に規範倫理学の理論である。ものごとの善し悪しの根拠を理論的に基礎づけることは，おそらくは医療従事者にとって最も難しい課題であり，現代の規範倫理学の代表的な理論に通じておくことが望ましいためである。

第Ⅱ部　医療倫理の理論

　　医療倫理を基礎づける規範倫理学の理論には，義務論，功利主義，徳倫理，フェミニズム倫理など，思想家によって体系化されたものや，仏教倫理，キリスト教倫理，イスラム教倫理など，宗教思想のなかで体系化されてきたものなどがある。ここでは，現代の規範倫理学の理論として，最低限理解しておくべきものを説明する。そのうちのいくつかは，対立し合う関係にある。

2）義務論と帰結主義

　　義務論 deontology とは，行為の善し悪しを決めるのは，行為者が**義務**（人間としての義務，あるいは専門職としての義務）を果たそうとしているか否かだと考える。これに対して**帰結主義** consequentialism では，その行為によってもたらされる**結果の予測**によって，その行為の善し悪しを判定し，行為者が内面に抱いている動機については問わない。注意しなければならないのは，帰結主義では，行為の結果によって善し悪しを判定するのではないという点である。実際にその行為を行う前に結果の予測を立て，それが善い予測であれば実行すべきであり，悪い予測であれば実行すべきではない，ということである。

　　医療では，この2つの立場がともに重視されてきた。例えば，ある手術を成功させれば，「高い報酬や名声が得られる」と期待してメスを取る外科医がいたとする。義務論では，報酬や名声を得ようという動機は，医療従事者としての義務に基づくものだろうか，と疑問を向ける。帰結主義では，その外科医が，手術を成功させられるという確かな予測をしているか，を問題にする。外科医が内面に抱いている動機がどのようなものであっても，成功する見込みの高い手術をするのは善いことであり，無謀な手術をするのは悪いことだと考える。

3）自由主義と共同体主義

　　この2つの立場の違いは，個人の自由を重視するか，それとも人間集団が共有する価値観を重視するか，ということにある。**自由主義** liberalism では，個人の自由や自己決定権を尊重し，他者へ危害が及ばないかぎりは，国家権力などによってこれを制約すべきでない，と考える。**共同体主義** communitarianism では，人間は文化的伝統や習慣，あるいは倫理規範などの価値観を共有する社会集団（共同体）に属していて，その価値観によって一定の制約を受けるべきだと考える。自由主義と共同体主義のいずれを重視するかによって，医療政策も異なったものとなり，例えば安楽死，自殺幇助（第10章，p.126），不妊治療（第8章，p.106）について，個人の自由・自己決定に任せようとする国と，伝統的な価値観によって制約する国との違いにつながる。

4）ケアの倫理，ナラティヴ倫理，討議倫理，徳倫理

　　これまでに述べてきたような倫理理論に対して，20世紀になって，人間同士の関係や相互作用および彼らが置かれている状況（これを**文脈** context と呼ぶ）を重視す

る新しい系統の倫理理論が登場した。従来の伝統的な倫理理論は，個別の状況に左右されない普遍的な原則や規則に基づいて問題を捉え，合理的な解決策を見出そうとしてきた。これに対して，文脈に着目する理論では，個々の人が置かれた状況と，そこで人々が向き合っている相手との関係のなかで倫理を捉えようとする。**ケアの倫理** ethics of care では，人間は自分が向き合っている相手が抱える問題に気づき，それに応えようとする能力を持っており，そこにこそ倫理の本質があると捉える。**ナラティヴ倫理** narrative ethics では，人々の見解の不一致は，価値観や関心事，置かれた立場やライフヒストリーの違いなどに根ざしていると考える。その上で，倫理の本質を関わり合う人々による協働構築と見なして，対立点の調停を図ろうとする。しかし，こうした理論の弱点は，個々の関係や状況が閉鎖的なものとなり，そのなかで普遍的な原則や規則が顧みられることなく，不適切な決定がなされる危険性をはらんでいることにある。こうした弱点を克服する試みの 1 つとして，**討議倫理** discourse ethics では，開かれた対話的過程としての討議を想定し，討議のなかで人々が合意した規範のみが正当性を有するとして，文脈性に着目する理論と従来型の理論との橋渡しをしようとする。

　文脈に着目する理論は，医療倫理に大きな影響を与えた。医療従事者が原則や規則を十分に理解した上で，患者や家族などと開かれた対話を行い，そのなかで問題解決を目指すべきだという共通理解が生まれつつある。医療従事者には，医学的な知識や，倫理の原則などについての知識に加えて，開かれた対話を行う資質を備えていることが求められる。**徳倫理** virtue ethics は，現代の医療従事者が備えるべき徳として，忠義，仁愛，知的正直さ，勇気，共感，正直などを挙げ，医療従事者が自己の内面を豊かにし，徳を発達させることを重視する。

2 医療倫理の原則

1）倫理原則とは何か

　　原則的アプローチ principle-based approach とは，**倫理原則** ethical principle または**原則** principle に基づいて**倫理的推論**（p.43）を行う方法である。原則とは，**具体的な内容を含まない規範的命題**である。規範的命題とは，ものごとの善し悪しについての評価を述べている文をいう。同じ規範的命題でも，具体的な内容を含んでいるものを**規則** rule と呼ぶ。例えば，「他人に危害を与えてはならない」という文は，ものごとの善し悪しの評価を述べている一方で，「危害」が具体的に何を指すのかが示されていないので，原則と見なせる。これに対して，「人のものを盗んではならない」という文は，ものごとの善し悪しの評価を述べ，かつ具体的内容を含んでいるため，規則と見なせる。

原則は，前項で学んだ倫理理論のうちの，規範倫理学の理論によって根拠づけられる。対立し合う理論が，同じ原則を導くこともある。例えば，義務論と帰結主義のどちらからも，「他人に危害を与えてはならない」という原則が導かれる。義務論は，他人に危害を与えようという動機は人間あるいは専門職としての義務に反すると見なし，帰結主義は，他人に危害が及ぶ結果をもたらすような行為を行ってはならないと考える。多種多様な宗教の教義のなかにも，表現や根拠はさまざまであっても「他人に危害を与えてはならない」という内容が含まれている。このように，倫理理論は古今東西に異なったものが存在しており，それ自体は万人が共有できるものではない。しかし，異なった倫理理論を信奉する人の間でも，倫理原則は共有できる。イスラム教とキリスト教を同時に信仰することはできなくても，「他人を害するなかれ」という無危害原則を共有することはできる，ということである。原則的アプローチとは，倫理原則が持つ，共有しやすく，応用しやすい性質を利用して，倫理的推論を行うものである。そのために，医療倫理のさまざまな問題に適用できる倫理原則をあらかじめ決めておく必要がある。これまでに，米国と欧州において，そのような原則が提案されている。

2）米国型の4原則

これまでに提案されてきた医療倫理の原則のなかで，実際の医療の世界で最も広く普及しているのが，米国のビーチャムとチルドレスの提唱した4つの原則（いわゆる医療倫理4原則）である[1]。

■自律尊重原則

自律尊重原則 principle of respect for autonomy とは，**患者などが自ら判断する自律性 autonomy を尊重するべきだ**，という原則である。第1，2章で学んだように，この原則は過去の悲劇的事件への反省によって確立された，比較的新しい原則である。患者が自分の病気や治療法についてよく知り，治療を受けるか否かや，複数の治療法のどれを行うかなどを，最終的には自分で判断すべきだというのは，多くの人が当然と見なす考え方になってきている。その一方で，子どもの患者や，認知症の患者，意識を失っている患者など，自律性が低かったり，完全に損なわれていたりする患者についてどう考えるべきなのかは，この原則についての問題になっている。

表4-1 医療倫理の4原則：米国型と欧州型

米国型	欧州型
・自律尊重	・自律性
・無危害	・尊厳性
・善行	・統合性
・正義	・脆弱性

■無危害原則

無危害原則 principle of nonmaleficence とは，**害となることを行うべきでない**，という原則である。無危害原則は，次に述べる善行原則と同様に，「ヒポクラテスの

誓い」にも含まれる伝統的な原則であるが，今日の医療においては，**害**（または**危害**）harm とは，患者などの健康を害することと捉えられるだけでなく，害が生じる可能性としての**リスク**や，患者に要求される**負担**（金銭，手間，時間など），患者にとって**負の価値を持つもの**をすべて含めて捉えられるようになっている。健康を害することが予見されるようなことを行うべきでない，というのは，至極当然に思える。しかし，何が害であるのか，また害をどう評価すべきなのかが，しばしば問題になる。例えば，医療従事者から見れば有害だと思うようなことを，患者が希望する，というようなことが生じる。

■ 善行原則

善行原則（仁恵原則，与益原則，恩恵原則ともいう）principle of beneficence とは，**益となることを行うべきだ**，という原則である。医療において，**益** benefit とは，患者などの健康を増進することであるが，害と同様に，益についても，その捉え方や評価が問題になる。典型的なのが，健康という概念の多面性である。世界保健機関（WHO）が定義する健康の概念（WHO 1948）[2] には，身体的，精神的，社会的という3つの側面がある。ある薬を投与した際に，身体的な症状は抑えられるが，精神的に鬱状態になることが予測されるという場合，その薬が患者にとって益となるとは言い切れない（ウイルス性肝炎治療などに使われるインターフェロン製剤などがその例であり，自殺企図などに注意して処方することが求められている[3]）。

■ 正義原則

正義原則 principle of justice とは，他の3つの原則以上に多様な定義を持つ複雑な概念であるが，公平性と公正性という2つの主要な考え方によって構成される。**公平性** equality とは，**益と害は，その配分や負担の対象となり得る人の間で均等に分けられるべきだ**，という考え方である。**公正性** fairness は，**意思決定が適正な手続きおよび判断基準によって行われるべきだ**，という考え方である。正義原則は，最低でもこの2つの概念を常に考え合わせなければ議論が成り立たない。例えば，ある病気によく効く薬が開発された場合，その病気の患者の誰もが利用できることが望ましいと，誰もが思うだろう。しかし，その薬が非常に高価で，実際には裕福な患者しか使えないとしたらどうだろうか。これは，益（有効な治療）と害（過大な費用負担）をどう分け合うかという公平性の問題であり，同時に，それについての意思決定をどのように行うかという公正性の問題でもある。

米国型の医療倫理4原則は，ものごとの善し悪しを判断する規準である**規範**（p.36）として捉えると，「～すべきだ」または「～すべきでない」という簡潔な文で表現できる，非常に明確なものとなっている。その一方で，現実の医療現場の事例に適用すると，原則の解釈や評価をめぐる課題が生じる。そのために，医療倫理4原則は，医療現場で生じる倫理的問題において，解決策をストレートに示してくれるものというよりは，その事例で何が問題になっているのかを見極めたり，具体的に取り得る選択肢を比較検討するために，広く使われている。

3）欧州型の4原則

　米国で提唱された4原則が，世界的に広く知られるようになる一方で，さまざまな批判も論じられた。特に，欧州では，4原則のなかの自律尊重原則が過剰に重視される風潮への懸念が高まった。臓器移植のような新しい治療法も，安楽死のような生死に関わる課題も，患者本人が同意さえしていればよいかのように捉えられているが，それでは，子ども，高齢者，精神障害者など，自律性が十分に発揮できない人たちの利益が守れないのではないかと考えられた。そのような懸念から，欧州各国の医療倫理学者らが生命医学に関する倫理と法の根幹をなすべき倫理原則として，1998年にEUの執行機関である欧州委員会に対して行った提言が「バルセロナ宣言」である[4]。

■ 自律性原則

　欧州型の4原則では，自律性autonomyを自己決定に限定せず，人間の持ついくつかの能力capacityの総体として捉えている。それは，❶思考ができ，人生の目標を設定できる能力，❷道徳的直観を持ち，自己律法が行え，プライバシーを守ることができる能力，❸外部からの強制を受けずに思考や行為が行える能力，❹政治的な行動ができ，自己責任を保てる能力，❺インフォームド・コンセントを行える能力，という5つである。これらは，人間の弱さや生物学的・物質的・社会的条件，情報不足などによって制約され，すべてが満たされている状態は理想でしかない。

■ 尊厳性原則

　尊厳性dignityは，人権human rightsの基盤となる原則である。尊厳性は，かつては特別に優れた人が備えるべき美徳と見なされていたが，今日では万人に内在する価値を意味し，さらに他者との関わりにおける互恵的な価値をも意味している。個人は尊厳を持って行動しなければならず，同時に他者の尊厳性を侵してはならない。

　ただし，尊厳が具体的に何を意味するのかは，簡単に定義できない。欧州型の4原則を提唱した研究者たちも，尊厳に多様な意味があることを強調している。典型的な例として，細胞や組織，臓器の扱いをめぐって，「尊厳ある存在」として扱うべきか否かの論争がある。受精卵は細胞であるが，将来人間となる可能性がある，というような根拠によって尊厳を認めるべきだと見なす人が多い。これに対して，人間の細胞が何年間も培養され，実験用に使うために商品化されている例もある。同じ細胞でも，尊厳を認めている程度が相当に違っているのである。

　最近では，人間以外の生物や自然物に対しても尊厳を認めるべきだという考え方も広がっている（第12章，p.179）。

■ 統合性原則

　統合性integrityとは，人間が介入・改変すべきでない生命の核心部分を保護すべきであるという原則である。尊厳ある生命には，身体的および精神的な基本的条件

があり，それを外部から改変してはならないという考え方に基づいている。これは，科学技術の発達や，自然環境の破壊，生物多様性の喪失などに対して，改変すべきでない人間の身体的・精神的条件を定めるとともに，動植物などを保護しようとする原則である。

この原則の背景には，生命には，それぞれに固有の一貫性 coherence があり，それを尊重し保護しなければならないという考え方がある。人間に関していえば，経験や記憶によって形成され，物語（ナラティヴ）として語られ得る一貫性である。人間の社会，文化にも，それぞれに固有の一貫性を持つ歴史があり，これを尊重する必要がある。さらには，動物や植物にも，自然に形成された固有の一貫性があり，これを保護しなければならない。

■ 脆弱性原則

脆弱性 vulnerability には，2つの意味が含まれている。1つは，生命を持った存在の弱さである。**有限性 finitude** と**脆さ fragility** という2つの言葉がこれを表している。人間に限定して考えても，いつかは死を迎える有限な存在であり，しかも「人間は考える葦である」というパスカル Pascal, B. (1623 ～ 1662) の言葉[5]が示すように，人間の身体は簡単に損なわれてしまう。欧州の研究者らは，これを人間の道徳的な条件として捉えた。つまり，弱い存在であることが，人間の道徳を成り立たせている，という見方である。

もう1つの意味は，弱い存在に対して手を差しのべ，保護する義務がある，というものである。弱い存在とは，自律性，尊厳性，統合性のいずれかを脅かされている存在のことである。例えば，身体や精神の機能低下によって自律性が低下した患者には，それに応じた支援を行い，患者の自律性を少しでも向上させることが医療従事者や社会の義務となる。

欧州型の原則は，医療倫理の問題を考える上で重要な概念を示しているが，米国型の原則のように，「～すべきだ」「～すべきでない」という単純明快な方向性を持っていない。これらを規範として捉えるなら，「これらの4つの原則を考慮するべきだ」というようなものとなるだろう。これらの原則は，問題によっては不可欠なものであるが，かといって，あらゆる事例に適用して検討するのに適しているとは言いがたい。例えば，統合性原則は，再生医療や遺伝子医療のように，先端的な医療技術の分野では必ず考慮すべき原則であるが，「点滴チューブを抜いてしまう患者の腕をベッドにくくりつけてよいか」というような，日常的に生じる臨床上の倫理的問題の分析には適用しがたい。これに対して，米国型の4原則は，多くの問題に適用できる汎用性を持っている。

こうした理由から，本書では，主には米国型の医療倫理4原則を用いて考えていく。

❸ 原則的アプローチによる倫理的推論

1）臨床事例への倫理原則の適用

　次に，医療現場で生じる倫理的問題に対して，倫理原則を用いて倫理的推論を行う方法を解説する。前に述べたように，倫理的推論とは，自分（1 人の医療従事者）や自分たち（医療従事者のチーム，集団，組織）が，医療における倫理的問題について，根拠を明確にすることで判断を下す過程である。倫理原則を用いて分析を行う倫理的推論にはさまざまな方法があり得るが，最も簡便なのは，その事例において医療従事者が取り得る行動を具体的に想定して，その適否を倫理原則に照らして評価するやり方である。このように，倫理原則を用いて行う倫理的推論を**原則的アプローチ**と呼んでおく。

　倫理的問題が生じている事例では，「ある治療を行うか否か」や，「複数の治療方針の中のどれを選ぶべきか」など，複数の選択肢を想定することが多い。倫理原則を用いて分析を行うことで，複数の選択肢を比較することが可能となる。本章で学んだのは，米国型と欧州型の 2 つのセットからなる，合計 8 つの倫理原則であった。これらのうち，臨床現場で生じる事例（臨床事例）の分析では，米国型の医療倫理 4 原則を用いて分析を行うのが適している。臨床事例ではない事例，例えば研究や，新しい治療技術の開発などの事例では，欧州の原則を参照することも必要になると思われる。また，特定の医療分野では，本章で取り上げていない原則を用いることもある。例えば，看護分野では「誠実 veracity 原則」と「忠誠 fidelity 原則」が，また緩和医療分野では「相応性 proportionality 原則」が用いられている。

2）選択肢の明示と，倫理原則による正当化の根拠の検討

　米国の倫理原則を，臨床事例の分析に用いる際に，多少のアレンジを行うことが有益である。**自律尊重原則**は単一の原則として扱うべきなので，そのまま用いる。これに対して，**無危害原則**と**善行原則**は，表裏の関係にある原則であり，事例分析では一括して検討するほうが簡便である。逆に，**正義原則**には，公平性と公正性の 2 つの内容が含まれ，しかもこれらの 2 つは性質が大きく異なるために，分けて考える必要がある。こうした理由から，分析に用いる倫理原則は，**自律尊重，無危害・善行，公平性，公正性**という 4 つになる（表4-2）。

　この 4 つにアレンジした倫理原則を用いて，具体的な行動の選択肢を比較検討する。その上で，それぞれの選択肢について，**倫理原則がどのような「正当化の根拠」を与えるか**を文章にしていく。

表4-2　倫理原則を用いた倫理的推論のための枠組み

倫理原則	選択肢1	選択肢2
自律尊重		
無危害・善行		
公平性		
公正性		

3）事例によるデモンストレーション

　　　架空の事例を用いて，原則的アプローチのデモンストレーションを行ってみる。

■〈事例〉　自分の勧める治療法を拒否された医師

　　喉頭がんの患者に，医師が手術（喉頭全摘術）を勧めた。ところが，喉頭全摘術によって気管と食道が分離され，声帯が切除されるために，声が出なくなるという説明をすると，患者は「私は高校の教員をしていて，声が出なくなったら仕事が続けられません」と，手術を受けたくないと言った。

　　この患者の状態では，喉頭全摘術を拒否する患者には，第二の選択肢として化学療法を行うことも治療ガイドラインに明記されている[6]。しかし，その病院での治療成績では，喉頭全摘術のほうが化学療法よりも明らかに生存率が高かった（2年生存率で比較すると，喉頭全摘術を受けた場合が83%，化学療法の場合が65%）。しかも，喉頭全摘術を受けた患者のなかには，特別な器具（ボイスプロステーシス，電気式人工喉頭など）を使うなどして，発声できるようになった人たちもいる。しかし，そういったことを話しても，患者は，「生存率の違いはそんなに大きくはないですし，やはり化学療法のほうがよい気がします」と話した。

　　この事例では，単純に「選択肢1：喉頭全摘術を行う」，「選択肢2：化学療法を行う」という，両極端の2つの選択肢を想定してみる。細部の条件などを考慮すれば，これ以外に多くの選択肢（例えば「患者に喉頭全摘術についての説明を再度行って，それでも同意が得られない場合には化学療法を行う」）も考えられる。しかし，あえて方向性の異なる選択肢を設定することで，選択肢間の違いを原則レベルで理解しやすくなる。両極端の選択肢を比較した上で，それぞれの選択に必要となる詳細な条件を考えるほうが，容易だと思われる。

　　次に，それぞれの選択肢について，**倫理原則がどのような「正当化の根拠」を与える**かを考えていく。表4-3に，この事例についての倫理的推論の例を示す。

　　自律尊重原則は，2つの選択肢にどのような正当化の根拠を与えるだろうか。この原則は，患者の自律性を尊重すべきだというものであった。「自律性」という概念が抽象的でわかりにくいのであれば，世界医師会の患者の権利に関するリスボン宣言（巻末資料，p.196）に挙げられている患者の権利を考えればよい。患者の権利には

第Ⅱ部　医療倫理の理論

表4-3　倫理原則を用いた倫理的推論の例

倫理原則	選択肢1：喉頭全摘術を行う	選択肢2：化学療法を行う
自律尊重		• 本人が喉頭全摘術を拒否している。
無危害・善行	• 患者の状態については，喉頭全摘術が最善の方法である（2年生存率が83%で，化学療法での65%よりも高い）。 • 患者の心配する声の問題も，器具や訓練で発声が可能となる。	• 喉頭全摘術を行えば，声帯を失い，患者の仕事に大きな支障を生じる。器具や訓練によっても，現在と同じように発声できるかは不明である。
公平性	• 喉頭全摘術のほうが標準的な治療であり，それを提供しないのは，同様の症状を呈する患者の中で不公平なものとなる。	
公正性		• 手術の実施には，患者の同意が絶対に必要な条件であり，手術を強制的に行うことはできない。喉頭全摘術と化学療法の治療効果の相違に対する評価は，患者が行うべきである。

　いくつもの種類が含まれているが，特に自律性に関連の深い**自己決定の権利**，**選択の自由の権利**，**情報を得る権利**を想起するとよい。この事例では，患者は手術を拒否している。その理由が，医療従事者から見ていかに不合理なものだとしても，自律尊重原則だけを考えれば，これを尊重するべきだということになる。つまり，この原則は，「選択肢1：喉頭全摘術を行う」にだけ正当化の根拠を与える。

　無危害原則と**善行原則**については，一方の選択肢のメリットは，もう1つの選択肢のデメリットになるという対称性があるために，表には個々の選択肢を正当化する根拠だけを記してある。まず，医師の所見として，喉頭全摘術が最善の方法であり，2年生存率が83%で，化学療法での65%よりも高い。さらに，声帯を失っても器具や訓練で発声が可能となるなど，「選択肢1：喉頭全摘術を行う」のメリットは大きい。

　これに対して，喉頭全摘術のデメリットが，「選択肢2：化学療法を行う」の正当化の根拠となる。つまり，喉頭全摘術によって声帯を失えば，患者の仕事に大きな支障となるし，器具や訓練によって発声できる可能性があるとしても，現在と同じ声の質や量で発声できるとは思われない。

　公平性原則については，同様の症状を呈する患者に対しては，喉頭全摘術が標準的な治療法であるのだから，それを提供しなければ公平性を損なうことになるというのが，「選択肢1：喉頭全摘術を行う」の根拠となる。患者がこの選択肢を希望していないことを棚上げにして，あくまで正義原則（公平性）の観点だけで考えれば，このような推論になる。

　公正性原則については，決め方の手続きや判断基準が適切と言えるかを考える。ここでは，喉頭全摘術と化学療法の治療効果に対する評価が問題になっている。医師は，これまでの治療実績や，医学文献に裏づけられたエビデンスに基づいて，喉頭全摘術の方がよいと考えている。これに対して，患者は両者の生存率の違いは大きくはなく，声帯を失う喉頭全摘術のデメリットを大きく捉えている。専門的知見

に基づく医療従事者の評価と，患者自身の評価と，どちらを採用すべきかが，ここでの核心的な問題である。決め方の手続きとして考えれば，治療を受ける患者本人の選択を重視すべきだということになるだろう。実際の臨床事例では，明らかに無謀な選択肢を患者が希望することもある。そのような場合には，必ずしも患者の選択を最重視すべきだということにはならないが，この事例については，化学療法は決して無謀な選択肢とは言えない。患者自身が83%と65%の違いを「大した違いではない」と考えて，化学療法を選ぶのであれば，その決定を尊重すべきだということになる。自律尊重原則についての検討と似ているが，ここではあくまで決め方の手続きの適正さを考えた結果である。

　以上のような原則的アプローチによる倫理的推論として，2つの選択肢のいずれがより適切と言えるだろうか。前にも述べたように，医療倫理の倫理原則どうしの関係には優劣はないと考えられていて，原則間の対立が生じている場合は，ケースバイケースでより適切な選択肢を考えなければならない。この事例においてはどうだろうか。

　表4-3全体を見渡して考えると，自律尊重原則による「本人が喉頭全摘術を拒否している」および正義原則（公正性）による「治療方法の選択では，患者の評価を最重視すべきである」の2つは，正当化の根拠としてはかなり説得力が強いように思われる。いずれも「選択肢2：化学療法を行う」を支持するものであり，この選択肢のほうが好ましいと言えるだろう。

　その一方で，化学療法を採用して，状況の改善が見られない場合には，喉頭全摘術を行わざるを得なくなる可能性もある。倫理原則で分析する限りは，現時点で喉頭全摘術を行う選択肢は採用しにくいとしても，だからといって，この先に生じる問題がすべて解消するわけでもない。むしろ，「現時点では喉頭全摘術はしないとしても，これから先どうするかを考えましょう」と，患者に寄り添って考えていく必要が生じる。このように，原則的アプローチは，具体的な行動の選択肢を比較検討するのに適しているが，問題を解決するには，必ずしも十分とは言えないのである。そこで必要になるのが，次章で解説する対話的アプローチである。

文献および註（第4章）

1 Beauchamp, T. L., Childress, J. F. (1977) Principles of Biomedical Ethics, Oxford University Press. （立木教夫・足立智孝 監訳. 生命医学倫理, 成文堂, 2009.）

2 World Health Organization (1948). Summary Reports on Proceedings Minutes and Final Acts of the International Health Conference held in New York from 19 June to 22 July 1946. https://apps.who.int/iris/handle/10665/85573

3 Sockalingam, S., Links, P. S., & Abbey, S. E. (2011) Suicide risk in hepatitis C and during interferon-alpha therapy: a review and clinical update. *Journal of Viral Hepatitis*, 18(3), 153-160.

4 Rendtorff, J.D.（2002）Basic ethical principles in European bioethics and biolaw：autonomy, dignity, integrity and vulnerability —— towards a foundation of bioethics and biolaw, *Medicine, Health Care, and Philosophy*, 5(3), 235-244.

5 Pascal, B.（1670［1897, 1951］）Pensées de M. Pascal sur la religion et sur quelques autres sujets. （塩川徹也訳：パンセ（上）, 岩波書店, 2017, p.245.）

6 日本頭頸部癌学会.（2022）頭頸部癌診療ガイドライン　2022 年版. 金原出版, p.75.

第 **5** 章　対話的アプローチ

　前章では，倫理原則を用いて，医療従事者が取り得る行動の選択肢を比較検討する，原則的アプローチという倫理的推論の方法を学んだ。しかし，それだけで倫理的問題が解決できるとは限らない。倫理的問題の性質を倫理原則によって明確に整理できたとしても，そこから先には，医療従事者間で議論をしたり，患者や家族に説明をするなど，対話の過程が残っている。本章で学ぶ対話的アプローチは，この過程に焦点を当てた倫理的推論の方法である。

1 対話，ナラティヴ

1）医療従事者間の対話

　　対話的アプローチ dialogue-based approach とは，対話に基づいて倫理的推論を行う方法である。**対話** dialogue とは，人々が向かい合って対等の立場で話をすることであるとされるが，その形式や方法にはさまざまなものがある。まず初めに，**医療従事者間の対話**について考えよう。

　複数の医療従事者が行う対話の種類を考えるために，その**組織形態**，すなわち，その医療従事者たちが所属する組織のなかで，その対話がどのような位置づけを与えられているかに着目する。まず，組織的な位置づけや目的，参加者などについての規定などがなく，話し合いの内容が記録されたり開示されたりすることもない対話が，**インフォーマルな対話**である。例えば，2人の医療従事者が，食事をともにしながら，担当する患者の治療ケアについての倫理的問題を話し合う，というような場面である。対話をする人たちは腹を割って気軽に発言できるのかもしれないが，自分の発言に責任を負う必要もない。こうしたインフォーマルな対話は，医療従事者間の相互理解を深めたり，円滑なコミュニケーションを維持するためには必要なものだろう。しかし，この方法では，意思決定の過程についての説明責任を果たすことが難しいため，医療倫理の問題をインフォーマルな対話のみで解決することは望ましくない。

　医療従事者間の対話が，医療機関のなかでの位置づけが明確化された形で行われ，明文化された規約に則って，話し合いの内容が記録・開示されることもあり得るという前提で行われるのが，**フォーマルな対話**である。医療倫理のフォーマルな対話の場には，臨床倫理委員会，臨床倫理コンサルテーション，倫理カンファレン

スなどがある。

　臨床倫理委員会は，その事例を担当する医療チームとは独立した委員会によって，倫理的問題に対する検討が行われ，それに対する対応の方針や具体的な判断を医療チームに示す，というものである。臨床倫理委員会は，その医療機関の組織としての位置づけや委員構成，活動方針などの規定を設けて運用されるのが一般的であり，そこでの検討結果は，その医療機関の公的な意思決定としての意味を持っている。そのために，臨床倫理委員会では，最終的な判断の責任の所在が，あくまで事例を担当する医療チームにあるのか，それとも委員会も責任の一端を負うのかを明確にして活動する必要がある。

　臨床倫理コンサルテーションは，医療倫理の専門家が，コンサルタントとして，医療チームまたは医療従事者個人からの相談を受け，専門的知見に基づいて助言を行うものである。この形式では，問題となっている事例での判断を行うのは，あくまでその事例を担当する医療チームや医療従事者個人であり，コンサルタントではない。それでも，コンサルタントの助言は，事例担当者の決定に大きな影響を及ぼすのであるから，助言内容の根拠となる医療倫理学の知見や，関連する法令やガイドラインを明示するなど，医療倫理の専門職としての責任を負う必要がある。

　倫理カンファレンスは，臨床倫理について検討するカンファレンスである。これは，上記の2形式とは違って，問題となっている事例を担当する医療チームのみで実行することもできるが，医療倫理の教育を受けていないスタッフしかいない場合には，適切な対話が成立しないリスクもある。そのために，医療倫理の専門家ではなくとも，本章で解説する，倫理的推論のルール，対等性の障壁，患者・家族・医療従事者などの間にあるナラティヴの相違といった重要な事項をよく理解しているファシリテーターがいることが望ましい。オランダなどでは，倫理カンファレンスを充実させるために，訓練されたファシリテーターが中心となり，ある程度定式化された手法（その一部は，次章の臨床倫理のツールで紹介する）を用いて行う MCD（moral case deliberation）と呼ばれるカンファレンスが行われ，医療現場の実践の改善に一定の効果があることも立証されている[1]。

2）対話による倫理的推論のルール

　どのような組織形態で対話を行うにしても，そのなかで倫理的問題についての根拠を明確にし，一定の判断に導く倫理的推論を行っていく必要がある。対話によって倫理的推論を行うためには，自分あるいは自分たちの集団が，倫理的問題に対して，先入観や偏見にとらわれずに事実関係を見極め，確かな根拠に基づいて，「私（私たち）は何を行うべきか」という問いへの解答を見出さなければならない。医療現場では，まずは個々の医療従事者が個人として「私は何を行うべきか？」を自問し，その上で，複数の医療従事者たちが共同で「私たちは何を行うべきか？」を考えることが必要である。そのように，個人や集団で医療倫理の問題に対する倫理的推論を行う上で，守るべきルールがある。

■ 人物と議論の評価を区別する

これは，議論をしている人物の性格や属性（年齢，性別，職業など）と，その人が議論している内容に対する評価を混同してはならない，というものである。この混同を哲学用語で人身攻撃 ad hominem と呼び，理性ではなく感情に訴えて論証を行う態度として，古くから戒められてきた。倫理的な議論や批判の対象は，あくまで意見や行為であって，人物ではない。例えば，自分1人で倫理的推論を行っている際に，「髪を茶色に染めているような人の言うことは，信用できない」と考えるのは，人身攻撃の例である。その人の服装，容姿，過去の行為など，現在問題になっていることと関係がないものを持ち出すのは，論理的に誤っている。また，集団で倫理的推論を行う際に，「あなたは医師でないから，そんな無責任なことが言えるのだ」と言うのも，人身攻撃である。これは，その人物の属性（年齢，性別，職業など）によって，議論への評価（無責任である）を下していることになる。

■ 根拠を明示する

どのような問題をめぐっても，異なった意見は存在し得る。真理，価値，世界観などの価値観は多様であるということを認める考え方を多元主義 pluralism と呼ぶ。民主主義の社会では，この多元主義が最も基本的なルールの1つとなっている。1つの価値観を絶対視せず，1人1人に異なった価値観があることを認め合い，そのなかから議論や対話によって判断を導かなければならない。そのためには，対立し合う意見の根拠を，言葉によって明示して，それを比較検討しなければならない。集団で倫理的推論を行う際には，自分の意見の根拠を，他の人に言葉で説明することが求められるだろう。1人で推論を行う際にも，自分の意見や，それとは異なる意見の根拠を言葉にすることで，多元的な価値観を採り入れた推論を行いやすくなる。

■ 事実と評価とを区別する

倫理的推論において特に重要なのは，論理的であること，すなわち論理の整合性 consistency である。ある意見を検証する際に，それが「正しいか否か」の前に，「論理的に筋が通っているか否か」を検討しなければならない。「論理的に筋が通っているかどうか」を論理学の用語で妥当性 validity と呼ぶ。論理学では，主張を前提（「～ならば」）と結論（「～である」）に分け，「前提が正しければ，結論も正しいことが論理的に導かれる」という整合性が成り立っているものを妥当な主張と呼ぶ。

ある主張が妥当といえるか否かを見極めるには，いくつかの要点がある。特に重要なのは，事実 fact と評価 evaluation の区別である。医療の倫理的問題には，この2つが，ほとんど必ずといってよいほど含まれており，しかもそれは往々にして混同されやすい。事実とは，誰が見ても同じように成り立つ客観的なことがらである。これに対して，評価とは何らかの判断基準に基づいた価値判断を下すことをいい，適用する基準（判断基準）criterion によって変わり得る。

次に示す架空の例で考えよう。

> A　ある調査では，74％の人ががんの病名告知を望んでいると答えた
> B　がんの告知を望んでいる人は多い

　Aは事実を述べている。調査結果の「74％」という数値は，誰が見ても変わらない。しかし，Bは評価を述べている。「多い」というのは価値判断が含まれている。これは，「何％以上を多いと見なすのか」という判断基準によって変わり得る。例えば，「70％以上」の基準を用いればAからBを導くことができるが，「90％以上」の基準を採用すればそれは不可能である。このように，あることがらについて，それが事実であるのか，それとも評価であるのか（評価である場合には，判断基準がどのようなものであるのか）に注意を向ける必要がある。

■ **事実と評価を吟味する**

　医療倫理についての主張を検証するには，事実と評価を区別するとともに，事実の把握そのものが確かなものであるかどうかを検討すること，および，判断基準が適当といえるのかどうかを検討することが不可欠である。

・**事実は的確に把握されているか**

　医療においては，事実を正確に把握することが非常に重要である。病気の診断を下すにしても，薬の効果や安全性を評価するにしても，何よりもまず，事実の誤認がないことが不可欠である。医療においては，事実の把握がいい加減であれば，場合によっては人の命にかかわるような重大な事態を招き得る。

・**評価および判断基準は適当か**

　判断基準についての検討も，医療では極めて重要である。例えば，「空腹時の血糖値が126 mg/dL以上ならば，糖尿病の可能性がある」と，教科書や治療ガイドラインに書かれている。これは，「空腹時の血糖値が126 mg/dL以上である」という事実に対して「糖尿病の可能性がある」という評価を下すことである。この評価は，過去の多数の臨床データによって裏づけられており，まさしく根拠に基づいた評価である。

　しかし，倫理的問題の評価については確実な判断基準がある場合は少ないし，日進月歩する医療の世界では，医学的な判断基準も変わり得る。例えば，次の架空の例で，ある抗がん薬をがんの患者に投与したところ，次の2つの結果が得られることがわかっているとする。

> 事実A　10人に1人（10％）の割合でがんが完治した
> 事実B　100人に5人（5％）の割合で副作用による死亡者が出た

　いずれも事実（予測される事実）であるが，どちらをより重視するかで，評価はまったく変わってくる。事実Aだけを見ると効果があると感じ，事実Bだけをみると危険な薬だと感じる。しかし，「10％の完治」と「5％の死亡」のどちらを重視

するかは，容易に決められない。なぜなら，ここにはより複雑な要素が含まれているからである。

　血糖値の評価は，検査データから診断を導くだけのものだったが，ここで評価しようとしているのは，治療効果である。しかも疾患はがんであり，治療せずに放置すれば死の危険が待ち受けている。治療が可能ならば，誰もがそれを願うだろうが，この場合は治療の効果は10％という微妙な数値であるし，しかも副作用による死の危険を伴う。患者の立場に立って考えて見ると，この危険を伴う治療にかけるかどうかは，数値そのものをどう受けとめるかだけでなく，現在の病状や，人生のこと，家族のことなどをあれこれと考えて，大いに迷うことだろう。このように，患者本人の主観的な要素を無視することができない評価については，判断基準を簡単に決めることができない。

3）患者や家族との対話と，対等性の障壁

　ここまで述べてきた倫理的推論とそのルールは，基本的には医療従事者が行う対話を想定したものである。これに対して，医療従事者が**患者や家族との対話**を行う際には，患者や家族の側に，ルールを守った倫理的推論を行うよう求めることは難しい。医療従事者は，適切な医療サービスを提供する責任を負っているが，患者や家族にはそのような責任はなく，医療倫理の対話についても，それを適切に行う責任は，医療従事者の側が負っていると考えられるからである。最初にも述べた通り，**対話 dialogue** とは，人々が向かい合って対等の立場で話をすることである。つまり，対話の成立のためには，対話する人たちが**対等の立場**に立つことが極めて重要なのだが，患者，家族，医療従事者の間には，以下に挙げるような**対等性の障壁**がある。これをよく認識した上で，対話の場において，擬似的にであっても克服する方法を考える必要がある。

■ 医療についての専門性の違いによる対等性の障壁

　医療従事者は，傷病についての専門的な知識・技術を持っている。インターネットなどの情報技術の発達によって，患者や家族が専門的知識の情報源にアクセスすることも可能になりつつあるが，玉石混淆の情報のなかから，自分たちの事例に適用できるものを選択することは容易ではなく，専門知識について医療従事者が優位な立場に立ち，患者や家族はそれに依存せざるを得ない。この，**医療についての専門性**の違いは，患者，家族，医療従事者が対等な立場になるための，1つの障壁となり得る。

■ 問題に対する当事者性の違いによる対等性の障壁

　当事者性とは，ある問題に対する主体的な関与の程度を意味する。患者は，傷病を抱えている唯一の存在であり，傷病が招く危機に脅かされている当事者である。家族[2]は，自分が傷病を持っているのではなく，患者という自分にとって重要な存在が，傷病によって損なわれたり，失われたりするという深刻な危機に脅かされて

いる当事者である。医療従事者は，専門的な知識・技術の提供によって，患者の危機を解決することが期待される立場に置かれている。医療従事者は家族の抱える危機にも対処することが期待されているが，それに用いることのできる専門的な知識・技術はあまり持ち合わせていない。このような，当事者性の違いも，患者，家族，医療従事者が対等な立場になるための障害となり得る。

■ **相手に対する依存性の違いによる対等性の障壁**

依存性とは，他者に依存せざるを得ない程度を意味する。患者と家族の関係は，多くの場合は，お互いが愛情で結ばれていて，強い関心を向け合う関係にあるという意味で心理的に依存し合っており，社会経済的にも依存し合っている。これに対して，患者と家族から見た医療従事者は，患者の生き死にに直結する重要な問題を解決する手段を持っている人たちであり，強く依存せざるを得ない相手である。医療従事者の側から見た患者と家族は，社会経済的にはビジネスの顧客と見ることもできるが，医療従事者は多数の患者を同時に受け持っていて，個々の患者や家族への社会経済的な依存性は必ずしも高いとは言えない。こうした，**相手に対する依存性**の違いも，三者の対等性の障害となり得る。患者の側にさまざまな患者の権利が認められ，医療従事者の側には応召義務が課される場合があるのは，こうした依存性の不均衡を埋め合わせるものだと見ることもできるだろう。

4）ナラティヴ

医療従事者にとって，患者や家族との対話を成り立たせるためには，こうした対話の障壁に配慮し，少なくとも対話の場においては，すべての参加者が対等であるように配慮しなければならない。例えば，話し合いの場では，全員が「さん」づけで呼び合うことにするとか，発言の回数や時間が公平になるようにするなど，話し合いのルールを決めておくことが有用だと考えられる。

しかし，患者，家族，医療従事者の間の対等性の障壁を，もっと根本的に捉え，それを克服するための有効な方法論の1つとして注目されているのが，**物語論** narrative theory であり，その中心的な概念としての**ナラティヴ** narrative である。ナラティヴにはさまざまな定義がある。医療倫理においては，ナラティヴを自分についての物語すなわち**自己物語** self-narrative として定義しておくことが有用である。自己物語とは，自分のアイデンティティや，自分の行動，自分の身に降りかかった出来事に，首尾一貫した意味づけをし，それらの間に関連性を見出そうとする，自己定義的な物語である[3]。例えば，「私は人の役に立つために生まれてきたのだ」はアイデンティティや生きていることの意味を見出そうとする言説であり，「この過酷な経験は，自分を成長させるチャンスなのだ」は，辛い経験に積極的な意味を見出そうとする言説である。こうした言説を統合することで，「人の役に立ち，過酷な経験によって成長し続ける私」という自己の姿が浮かび上がるとともに，その人が経験する，病気のような辛い経験にも，何らかの意味を見出し，それを自己物語の一部として受け入れやすくなる，と考えられている。

前項で触れたように，医療においては，患者，家族，医療従事者という，立場を大きく異にする人たちが関わり合う。そのため，この三者の自己物語がどのようなものであるのかを理解することで，その違いに配慮した対話が行いやすくなる。

■ 患者のナラティヴ

患者は，病気という経験の真っただ中にある人たちである。しかもその経験は，病気の性質によって，また患者の状況によってまったく違った物語になり得る。一般に，病気や障害は，患者の**人生誌の断裂** biographical disruption をもたらすとされる[4]。思い描いていた人生の行程を歩んでいくことができなくなる場合もあるし，想定していた人生の「残り時間」が短くなってしまうこともある。そのような経験のなかにあって，生きる意味や，病気や障害に向き合っていく意味を見出そうとすることで，患者の自己物語がつくられる。医療従事者は，家族などとともに，こうした過程にかかわる役割の一端を担っていると考えるべきだろう。

■ 家族のナラティヴ

家族は，一般的にいえば患者に愛情を抱き，患者を支える人たちであり，前項で見たように，患者という重要な存在が，傷病によって損なわれたり，失われたりする危機に脅かされている。家族には，配偶者，子ども，孫，兄弟姉妹など，立場の違う人たちが混在している。それぞれの人が患者とどのような関係にあるかによって，危機の性質が異なり，それぞれの自己物語のなかでの意味も異なる。

医療倫理において特に重要なのは，家族に患者の代理決定（患者の代わりに判断を下すこと。第 11 章，p.142 参照）を依頼する場合がしばしばあることである。家族を患者の代理決定者と見なす場合には，患者の最善利益を代弁してもらう必要があり，患者との関係が良好であることが望ましい。しかし，当然ながら，家族と患者との関係は千差万別であり，なかには患者との関係が疎遠であったり良好とは言えない場合もあり，代理決定を依頼する際には，患者との関係性を把握することが必要となる。

■ 医療従事者のナラティヴ

医療従事者にも自己物語がある。医療従事者は，専門的な知識・技術の提供によって，患者の危機を解決することが期待される立場に置かれていて，プロフェッショナリズムや，専門家としての規範を身につけている。医療倫理においてしばしば問題となるのは，医療従事者は専門家意識が高く，しかも多数の患者を同時に受け持っているがゆえに，患者を「症例」として捉えがちで，個々の患者や家族の自己物語にまで注意が向きにくいことである。医療従事者は，診断，病型，病期，症状，合併症などによる類型化を行うことで，個々の患者の状況を捉えようとする。例えば，糖尿病の治療を行う医師にとっては，患者を「劇症 1 型糖尿病の患者」というように類型化して捉えれば，治療計画を立てやすくなる。その反面で，類型化を行うことで個別的な情報が見えにくくなり，個々の患者や家族が，それぞれの人生のなかで，糖尿病によってどんな苦しみを抱え，それとどのような意識で向き合

おうとしているかは，視野に入らないかもしれない。自分のものの見方は，あくまで「医師のナラティヴ」であり，他の立場の人にはそれぞれのナラティヴがあるのだという理解を持つことが重要である。

5）ナラティヴの調停と対話

　このように，立場の違う当事者間のナラティヴがそれぞれに異なっていることは当然であり，それらが異なっていても特に問題を生じない場合も多い。しかし，ナラティヴの違いによって，病気や治療についての意見の不一致が生じた場合には，倫理的問題が生じやすくなる。対話的アプローチでは，当事者間の**ナラティヴの不調和**として倫理的問題が生じるという捉え方をする。以下に挙げるのは，その例であるが，このように「ナラティヴの不調和」として倫理的問題を捉えると，その不調和をいかに緩和して調和を図っていくかという方法が，見えやすくなるだろう。

ナラティヴの不調和の例
1）「医療従事者のナラティヴ」と「患者のナラティヴ」の不調和
　　a　保健師は治療が必要だから病院を受診して欲しいと思っている。
　　b　患者はこの病気は大したことはないと考えて受診しようとしない。
2）「患者のナラティヴ」と「家族のナラティヴ」の不調和
　　a　患者は死にたいと考えている。
　　b　家族は生きて欲しいと考えている。
3）「医師のナラティヴ」と「看護師のナラティヴ」の不調和
　　a　医師は生命維持治療を続けようと思っている。
　　b　看護師はもう生命維持治療はやめたほうがよいと感じている。

　こうしたナラティヴの不調和を緩和するための主な方法として，以下のようなものがある。

■ ナラティヴの傾聴

　まず，最も簡便な方法として，**ナラティヴの傾聴**が挙げられる。よく言われるように，医療に対する患者の不満の1つは，医療従事者が自分の声をていねいに聞いてくれないという点にある。倫理的問題が浮上した際に，患者や家族などのナラティヴをていねいに傾聴し，彼らがどんな思いを抱き，その背景にどんな事情があるのかを理解するだけで，対立がやわらぎ，問題が解消する場合もある。しかし，ナラティヴの傾聴は，医療従事者にとって必ずしも容易なことではないかもしれない。そこで有効と思われるのが**無知のアプローチ** not-knowing approach である。これは，「私は医療については専門家ですが，あなたの人生のことについてはまったくの無知です。どうぞ教えてください」という態度を指す。専門家としての問題の捉え方や役割を棚上げにして，相手から教えてもらうという態度をとることで，患者

や家族がナラティヴを語りやすくなると考えられる。

■ **共約のための焦点化，抽象化，具象化**

ナラティヴの傾聴だけでは問題が解消しない場合には，ナラティヴの不調和が見られる人たちの間に，接点や共通点，あるいは何らかのつながりを見出して架橋する**共約**commensuration を目指す必要がある。そのために有効な方法の1つは，**焦点化** focalization である。これは，特定のものに注目を促すことである。これと類似した方法として，対話のなかで用いられている概念の抽象度を高める**抽象化** abstraction や，それとは逆に，具象的なもので表現し直す**具象化** objectification が有効な場合がある。

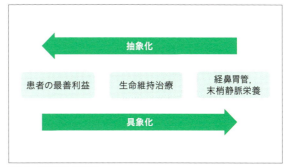

図5-1　抽象化と具象化

前頁の「ナラティヴの不調和の例」の3) の例で考えてみよう。医師は生命維持治療を続けようと思っているが，看護師はやめたほうがよいと感じている。人工栄養についての両者の考え方が食い違い，話し合いが平行線をたどっている場合に，あえて「患者の最善利益」（平易な表現で言えば，「患者にとっていちばんよいこと」である）について話し合ってみるというのが，焦点化の例である。

これは，「生命維持治療」を「患者の最善利益」という，一段抽象度の高い概念に置き換えることであり，抽象化を行っている例と言える。逆に，「生命維持治療」を，実際に行われている「経鼻胃管」，「末梢静脈栄養」という具象的なもので言い換えるのが具象化の例である (図5-1)。

このように，焦点化や，抽象化，具象化を行うことで，医師も看護師も「患者にとって本当によいことは何かを考えたい」という考え方を共有しているが，その具体的な内容について，医師は「生命維持治療」を，看護師は「生命維持治療の中止」を，それぞれ「患者にとって本当によいこと」だと考えているのだと捉え直すことができるだろう。

■ **ナラティヴの書き換え**

ただし，もっと強い対立が見られる場合には，より積極的な対話によってそれを解消しなければならない。前頁の「ナラティヴの不調和の例」の2) のように，患者が自殺念慮を抱いているというような場合には，家族にとっても医療従事者にとっても，それをそのまま受け入れるわけにはいかず，どうにかして患者にみずからの**ナラティヴの書き換え** re-authoring を促すような働きかけを考えざるを得ない。これは，**ナラティヴ・セラピー**などとして実践されているものに近く，一種の介入を行うことを意味する。つまり，本人が信じ込み，固執している自己物語が，唯一絶対のものではなく，ほかにも多様な自己物語があり得ること，そのなかから自分自

身が選ぶことができるのだということを自覚させる介入である。セラピーの場合は，患者自身がセラピーを受けて自己物語を書き換えようという動機を抱いているのに対して，倫理的問題についての対話では，自らのナラティヴを書き換えようという動機を抱くように対話を行う必要があり，セラピー以上に難しい介入となる可能性がある。

2 対話的アプローチによる倫理的推論

1）臨床事例での対話

　次に，医療現場で生じる倫理的問題を，対話によって解決するための方法を解説する。倫理的問題について，根拠を明確にすることで判断を下す過程を倫理的推論と呼ぶのだった（p.43）。倫理原則を用いて行う倫理的推論を原則的アプローチと名づけたように，対話によって行う倫理的推論を**対話的アプローチ**と呼んでおこう。原則的アプローチでは，医療従事者が取り得る行動の選択肢を比較検討したが，対話的アプローチでは，その事例の当事者，すなわち患者，家族，医療従事者などのナラティヴを比較検討する。倫理的問題を生じている事例の当事者のナラティヴを理解し，その不調和の軽減を図るのが，このアプローチである。そこで必要なのは，（1）その事例の当事者たちのナラティヴを理解するための対話，（2）ナラティヴの不調和の見極め，（3）不調和を軽減するための対話の3つのプロセスである。

2）事例によるデモンストレーション

　原則的アプローチと同じ事例を用いて，対話的アプローチのデモンストレーションを行ってみる。

■〈事例〉　**自分の勧める治療法を拒否された医師**（再掲）

　喉頭がんの患者に，医師が手術（喉頭全摘術）を勧めた。ところが，喉頭全摘術によって気管と食道が分離され，声帯が切除されるために，声が出なくなるという説明をすると，患者は「私は高校の教員をしていて，声が出なくなったら仕事が続けられません」と，手術を受けたくないと言った。
　この患者の状態では，喉頭全摘術を拒否する患者には，第二の選択肢として化学療法を行うことも治療ガイドラインに明記されている[5]。しかし，その病院での治療成績では，喉頭全摘術のほうが化学療法よりも明らかに生存率が高かった（2年生存率で比較すると，喉頭全摘術を受けた場合が83%，化学療法の場合が65%）。しかも，喉頭全摘術を受けた患者の中には，特別な器具（ボイスプロス

テーシス，電気式人工喉頭など）を使うなどして，発声できるようになった人たちもいる。しかし，そういったことを話しても，患者は，「生存率の違いはそんなに大きくはないですし，やはり化学療法のほうがよい気がします」と話した。

（1）その事例の当事者たちのナラティヴを理解するための対話

この事例には家族は登場しないし，医師以外の医療従事者も登場しない。いずれはこうした人たちのナラティヴについて検討する必要も出てくるかもしれないが，差し当たっては患者のナラティヴと医師のナラティヴとを比較検討しよう。

（患者のナラティヴ）

現時点で理解できる範囲での，患者のナラティヴはどのようなものだろうか。患者は明確に，「私は高校の教員をしていて，声が出なくなったら仕事が続けられません」と，手術を受けたくない理由を述べている。2つの治療法の治療成績の違いについても，「生存率の違いはそんなに大きくはない」という評価を述べていて，医師が勧める喉頭全摘術よりも，声を温存できる化学療法のほうを希望している。患者のナラティヴを理解するために，これを文章化してみると，例えば以下のようなものになるだろう。患者本人の視点での文章にするために，一人称（私）を主語にしてある。

> ### 患者のナラティヴの文章化
>
> *私は高校の教員をしていて，声が出なくなったら仕事が続けられない。だから，私は手術を受けたくない。先生は喉頭全摘術のほうが，化学療法よりも治療成績がよいと勧めてくれるが，私から見ると，生存率の違いはそんなに大きくはないように思う。私にとっては，声を出し続けられる化学療法のほうがよいと思う。*

これはあくまで，患者の発言をもとに推測した患者のナラティヴであり，これが患者の真意を的確に表現できているかは，実際に患者と対話を行って確かめることが望ましい。

次に，医療従事者のナラティヴを理解することを考えてみる。この事例では，医師だけが登場する。医師が1人で対話的アプローチを行おうとするのであれば，こうした問いを自問自答することになる。他の医療従事者に仲介役（ファシリテーター）を依頼するのであれば，ファシリテーターが医師と対話をして，医師のナラティヴを明らかにしていくことになる。

医師は，「病院での治療成績では，喉頭全摘術のほうが化学療法よりも明らかに生存率が高かった」と，明確な根拠に基づいた考えを述べている。また，患者が懸念する発声の問題にも目を向けていて，「喉頭全摘術を受けた患者のなかには，特別な器具を使うなどして，発声できるようになった人たちもいる」という情報を，

患者に伝えている。

（医師のナラティヴ）

医師のナラティヴも文章にしてみよう。患者のナラティヴと同様に，一人称（私）を主語にした簡潔な文章にすれば，例えば以下のようなものになるだろう。

> **医師のナラティヴの文章化**
>
> *私は，この患者には喉頭全摘術を勧めたい。その理由は，当院での治療成績において，喉頭全摘術のほうが化学療法よりも明らかに生存率が高いからである。患者にとって，声帯を失うことへの不安があることは理解できるが，喉頭全摘術を受けた患者のなかには，特別な器具を使うなどして，発声できるようになった人たちもいる。私から見ると，生存率の違いは小さいとは言えず，化学療法を行っても効果が見られなければ，喉頭全摘術を行わざるを得なくなることもあり得る。医師としての私にとっては，生命を維持する可能性がより高い喉頭全摘術を行い，発声の練習に取り組むことが，患者にとって最善だと思う。*

（2）ナラティヴの不調和の見極め

患者のナラティヴと医師のナラティヴを読み比べて，不調和の焦点がどこにあるかを考えよう。両者の考え方の違いは，**喉頭全摘術と化学療法の治療成績の違いに対する受け止め方の不一致**と，**声を失った上での発声の練習に対する受け止め方の不一致**の2点にあるように思われる。

（3）不調和を軽減するための対話

次に，医師と患者のナラティヴの不調和を軽減する対話を考えよう。これについては，**誰が対話を主導するか**によって異なると思われる。この事例では，医師以外の医療従事者などのなかで，医療倫理に通じた人がファシリテーターとなる**仲介者が主導する対話**なのか，それとも，医師自身が主導する対話，つまり**事例を担当する医療従事者が主導する対話**なのかで，対話の性格が異なってくる。

（4）仲介者が主導する対話（図5-2）

この形式の対話では，ファシリテーターは，患者と医師に個別に話を聞くことも，また両者が同席する場を設けることもできる。どちらにしても，まずは個々の当事者のナラティヴの理解が正しいかを，その当人に確認する必要がある。例えば，「私たちとしては，患者さんがこのように考えられていると受け止めていますが，この理解で間違っていないでしょうか？」など，自分たちの理解が適切かを直接的に尋ねることが，最も望ましい。

その上で，当事者間のナラティヴの不調和についても，「患者さんと先生との考

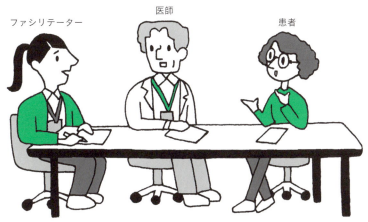

図5-2 ファシリテーターが，医師，患者に対して行う対話的アプローチ

え方の違いは，喉頭全摘術と化学療法の治療成績の違いに対する受け止め方の不一致と，声を失った上での発声の練習に対する受け止め方の不一致にあるように思えるのですが，いかがでしょうか？」と，明確な言葉にして提示することが望ましい。

個々の当事者のナラティヴの理解と，ナラティヴの不調和の見極めについて，当事者から意見を聞き，必要があれば修正する。この時点で，当事者自身が，自分のナラティヴを再考し，書き換えることも起こり得る。

ここから先の対話の進め方は，結論を出さずにナラティヴの共約が進めばよいと考えるのか，あるいは，治療方針についての決定を目指すのかなど，対話の目標の設定によって変わってくる。前者であれば，共約のために，焦点化，抽象化，具象化といった技法を用いて対話を行い，後者であれば，原則的アプローチで整理したことを踏まえながら，今後の選択肢の比較検討を，医師と患者とともに行うべきだろう。

(5) 事例を担当する医療従事者が主導する対話（図5-3）

次に，ファシリテーターが仲介せず，事例を担当する医師が，患者に対して1対1の対話を行う場合を考えよう。この形式の対話では，医師が患者に説明を行い，治療方針についての同意を得るという，インフォームド・コンセントにならないように注意する必要がある。ここで行おうとしているのは，あくまで対話であり，説明や説得ではない。すなわち，医師自身が仮想的なファシリテーターの役割を担って，自分自身のナラティヴを客観的に捉え，患者のナラティヴとの不調和を軽減する努力をしなければならないのである。そのためには，上で試みたように，自分自身と患者のナラティヴを文章化するなど，何らかの工夫を行うことが有用と思われる。本章で強調してきたように，対話とは，人々が向かい合って対等の立場で話をすることであり，医師と患者の間にある**対等性の障壁**を認識して，それを克服・軽減する方法を考える必要がある。それが難しいのであれば，第三者にファシリテーターを依頼するほうが望ましいだろう。

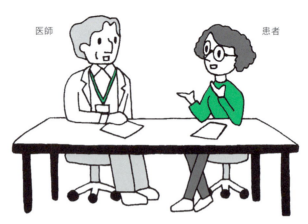
図5-3 医療従事者が自分自身と患者に対して行う対話的アプローチ

　対話的アプローチによる倫理的推論では，原則的アプローチとは違って，医療従事者が取り得る選択肢のいずれがより適切と言えるかが明確に導かれるとは限らない。その代わりに，どのような対話を経て結論を出していくべきかという，意思決定の過程が示される。前章と本章で，同じ事例を用いて，2つの異なる倫理的推論を行ったのだが，実際の臨床事例では，両者を使い分けたり，併用したりすることが有用である。

文献と註（第5章）

1　Haan, M. M., Van Gurp, J. L., Naber, S. M., & Groenewoud, A. S. (2018) Impact of moral case deliberation in healthcare settings: a literature review. *BMC Medical Ethics*, 19, 1-15.
2　本書では，「家族」という言葉を，患者の近親者や関係者を広く含む概念として用いる。本来は，「家族・近親者・関係者」等と表記すべきかもしれないが，便宜的に「家族」と表記する。
3　Polkinghorne, D. E. (1991) Narrative and self-concept. *Journal of Narrative and Life History*, 1 (2-3), 135-153.
4　Bury, M. R. (1982) Chronic illness as biographical disruption, *Sociology of Health and Illness*, 4 (2), 167-182.
5　日本頭頸部癌学会．（2022）頭頸部癌診療ガイドライン　2022年版．金原出版, p.75.

第 6 章　臨床倫理のツール

　第 4 章と第 5 章で，原則的アプローチと対話的アプローチという，2 つの倫理的推論の方法を学んだ。これらを適用すれば，医療倫理のさまざまな問題を分析し，解決に至るまでの道筋が見えやすくなる。その一方で，分刻みのスケジュールに追われる医療従事者にとって，基礎的な視点に立ち返って倫理的推論を行うことは必ずしも容易ではない。そのために，原則的アプローチや対話的アプローチに則って，事例を詳細に分析し，問題を解決するためのツールが開発されてきた。本章では，それらのツールの主なものの使い方について，ごく簡単に解説する。

1　4 分割法（表6-1）

　臨床事例に含まれる倫理的問題の検討のためのツールとして，米国のジョンセンらの 4 分割法[1] が比較的よく用いられている。これは，「医学的適応」，「患者の意向」，「生活の質（QOL）」，「周囲の状況」の 4 つの項目ごとに問題点を具体的に把握していく方法である。前の 2 つの章で，原則的アプローチと対話的アプローチとを解説したが，4 分割法は，原則的アプローチに基づくツールである。ジョンセンらは，米国型の 4 原則を，臨床事例に則して検討しやすい項目に置き換えたと述べている[2]。

　本書では，ジョンセンらの方法を日本の臨床現場に即して改変した 4 分割表を用いて解説する。「医学的適応」には，診断と予後，治療の目標といった医学的な事実関係を確認して記入する。「患者の意向」には，患者の判断能力，インフォームド・コンセント，代理決定などについて記入する（判断能力，代理決定については，第 11 章，p.142 参照）。「生活の質」には，苦痛，緩和ケアの適用可能性，患者の QOL への影響などについて，「周囲の状況」には，家族や医療従事者の状況，法律やガイドラインなどについて記入する。次に，それぞれの項目について，不明確な情報を調査し，その上で，4 分割表全体を見渡して，最適な意思決定を行うというものである。

　なお，本書では，このツールを用いたケーススタディを，第 10 章（p.130）と第 11 章（p.152）で行っている。

第Ⅱ部　医療倫理の理論

表6-1　ジョンセンらの4分割表（改変版）

【使用方法】

・診療記録や担当者などに確認して，項目ごとに情報を記入する。

・不明確な点があれば，それについて確認できる人や情報源から情報を収集して記入する。

・倫理カンファレンス等での話し合いの資料として用いる。

■医学的適応

1. 患者の医学的状況について
   1）病歴は？
   2）診断は？
   3）予後は？
2. 問題となっている治療・処置の目標は何か？
3. その治療・処置を第一選択とする根拠は十分か？
4. その治療・処置以外の選択肢はあるか？
   （それを第一選択としない理由はあるか？）
5. 医療チーム外へのコンサルテーションは必要か？
   （他科，他部門，他院，セカンドオピニオン等）
6. 要約すると，この患者が医学的および看護的ケアからどのくらい利益を得られるか？また，どのように害を避けることができるか？

■患者の意向

1. 患者には判断能力があるか？　その根拠は？
2. 〔判断能力がある場合〕
   1）患者はどんな意向を持っているか？
   2）その意向は，十分な説明を受け，十分に理解した上でのものか？
3. 〔判断能力がない場合〕
   1）適切な代理人は誰か？
   2）その人は患者の最善利益を代弁しているか？
   3）患者は以前に意向を示したことがあるか？
   4）それを示す文書，メモ，証言はあるか？
4. 要約すると，患者の選択権は倫理・法律上，最大限に尊重されているか？

■QOL

1. 苦痛について
   1）問題となっている治療・処置によって，患者の苦痛は増大もしくは緩和されるか？
   2）その苦痛に対する緩和ケアは必要か？可能か？
2. 問題となっている治療・処置が，患者のQOLに与える影響について
   1）患者の精神状態への影響は？
   2）患者の生活面（家庭，職場，学校，地域社会等での生活）への影響は？
   3）それらの影響は，医学的適応の2.で検討した目標と比較して十分に小さいと言えるか？
   4）それらの影響が大きなものである場合，回避する手段はあるか？
3. 要約すると，この患者が受ける医学的側面以外の影響が十分に考慮されているか？

■周囲の状況

1. 問題となっている治療・処置について，家族はどう考えているか？
2. それについて家族間で十分な合意があるか？
3. 問題となっている治療・処置について，医療者側には十分な実施能力があるか？
4. 問題となっている治療・処置について，法律やガイドラインは遵守されているか？臨床倫理委員会への申請，臨床倫理コンサルテーションや弁護士との相談等は必要か？
5. その他，特に考慮すべき要因について
   1）経済的な問題（患者側，医療者側）はあるか？
   2）臨床研究，利益相反，教育・研修に関わる問題はあるか？
   3）宗教・文化慣習等の問題はあるか？
6. 要約すると，この患者と医療チームが置かれている環境の各種の側面が十分に検討されているか？

〔A.ジョンセン氏らの許諾を得て，わが国の事情に適するように宮坂が改変したもの〕

2 臨床倫理ネットワーク日本の臨床倫理検討シート（表6-2）

　臨床倫理ネットワーク日本の臨床倫理検討シート[3]は，3種類のシートで構成されている。

〔事例提示シート〕では，基本情報を集約する。患者プロフィールとこれまでの経過，「分岐点」として，これまでの経過のなかで岐路になっているところを確認する。

〔カンファレンス用ワークシート〕は，検討のポイントを洗い出し，今後どうすればよいか考えるために用いる。その事例についての，《医学的・標準的な最善の判断》，これまでの《医療側の対応》，《本人の思い》，《家族の思い》について〔事例提示シート〕を参照しながら，検討を深める。

　その上で，両者を総合して《本人の人生にとっての最善》を検討し，必要に応じて《家族への配慮》も考え，今後どのように対応していくかをまとめる。

〔益と害のアセスメントシート〕は，カンファレンス用ワークシートでの検討のなかで，複数の選択肢間の比較検討が必要になったときに用いる。ここでは，選択肢の「益」と「害」を，誰にとってのものかに留意しながら比較検討する。

　これらの検討シートは，原則的アプローチと対話的アプローチとを有機的に組み合わせたツールと言えるように思われる。

3 ナイメーヘン法（表6-3）

　オランダのナイメーヘン大学で開発されたこの方法は，最初に事例に含まれる道徳的問題を言語化した上で，事例についての事実と評価とを検討する[4]。事実については，「医学的側面」，「看護的側面」，「患者の価値観と社会的側面」，「組織的側面」という4つの側面から整理する。評価は，「患者の幸福 well-being」，「患者の自律性」，「医療従事者の責任」という原則論的な視点に即して行う。次いで，道徳的問題をあらためて言語化した上で，議論し意思決定を行う。ジョンセンらの4分割法と類似しているが，検討する枠組みはかなり異なっている。その一方で，対話のプロセスが含まれておらず，原則的アプローチに重心の置かれたツールであるように思われる。

表6-2 臨床倫理ネットワーク日本の臨床倫理検討シート（概略）

事例提示シート

［1］本人プロフィール

［2］経過

【本人の人生に関する情報】

［3］分岐点

カンファレンス用ワークシート

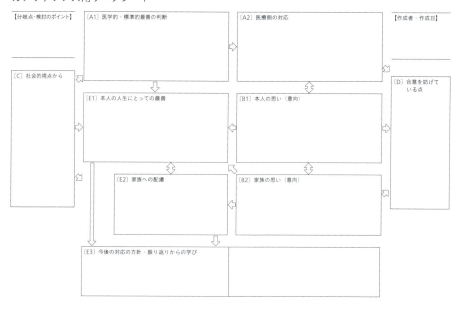

益と害のアセスメントシート

選 択 肢	この選択肢を選ぶ理由／ 見込まれる益	この選択肢を避ける理由／ 益のなさ・害・リスク

表6-3　ナイメーヘン法（概略）

1. **道徳的問題は何か？**
2. **事実**
   - 2.1　医学的側面
   - 2.2　看護的側面
   - 2.3　患者の価値観と社会的側面
   - 2.4　組織的側面
3. **評価（アセスメント）**
   - 3.1　患者の幸福
   - 3.2　患者の自律（性）
   - 3.3　医療従事者の責任
4. **意思決定**
   - 4.1　道徳的問題の再確認
   - 4.2　不明確な点
   - 4.3　議論
   - 4.4　決定
   - 4.5　評価

〔Steinkamp, N., Gordijn, B.（2003）Ethical case deliberation on the ward. A comparison of four methods. *Medicine, Health Care, and Philosophy*, 6（3）, 235-246.より〕

4 ジレンマ法（表6-4）

　ジレンマ法[5]は，明らかに対話的アプローチに重心のあるツールであると思われる。他の方法と同様に，事例についての事実関係を明確にした上で，最初に具体的な選択肢を「AとBのいずれをすべきなのか？」という形式で明確にする点に特徴がある。その上で，事例に登場する人物の抱く「展望 perspective」や，背景にある「価値 value」，それらに関連のある「規範 norm・規則 rule・行動 action」の相互の関係を整理する。それらをジレンマ（AかBか）に関連づけながら，参加者は，自分自身が正しいと思う行動とその根拠を明確にしていき，価値や規範の重みづけをしながら，最終的に参加者全員が合意に達することを目指す。

表6-4　ジレンマ法

1. 道徳的事例の提示
2. ［一般的な道徳的疑問の表明］
3. ジレンマ（事例提示者にとっての）の簡潔な表明
   a. 私は，AとBのいずれをすべきなのか？
   b. できる限り具体的に
   c. 抽象的な概念を回避する
   d. 潜在的な規範的な表明を回避する
4. 説明と質問の可能性
5. 「展望」，「価値」，「規範」による図式化
   a. ジレンマを図式の中に位置づける
   b. 価値・規範を当初のジレンマ（AかBか）に関連づける
6. すべての可能な選択肢をリストアップする（実現可能性は議論しない）
7. 個人のラウンドを実施（まず文章にすること）
   a. 私は，正しい行いは，……だと思う
   b. その理由は
   c. したがって，私は……することができない
   d. どうすれば，私は道徳的な重荷／損害に対処したり，それらを軽減したりすることができるか？
   e. 正しい行いをするには，どの価値が必要だろうか？
8. グループでの合意や決定の可能性を話し合う（価値・規範の「重みづけ」をすること）
9. 実際的な行動計画を作成し，それらを評価する日を決める

〔Molewijk, A. C., Abma, T., Stolper, M., et al (2008) Teaching ethics in the clinic. The theory and practice of moral case deliberation. *Journal of Medical Ethics*, 34（2），120-124.より〕

第6章　臨床倫理のツール　75

5 ナラティヴ検討シート（表6-5）

　このツールは，筆者らが開発したものであり，明確に対話的アプローチのためのツールである。本書の出版にあたって，前章で解説してきた対話的アプローチの考え方に即して，改変した。

　本書では，このツールを用いたケーススタディを，第7章（p.89），第10章（p.133），第11章（p.149）で行っている。

表6-5　ナラティヴ検討シート

【使用方法】
1. 患者，家族・近親者，医療従事者などのうち，検討対象とすべき当事者を選択する。
2. その事例に登場する人たちのナラティヴについて，現在わかっていることを記入する。
   1）現状の問題をどう捉えているか。2）望んでいることは何か。3）受け入れがたいことは何か。
   4）背景にどんな事情や価値観があるか。
3. ナラティヴを理解するための対話の計画を記入する。
   誰が，誰に，どのように聞くか？　留意すべき点はあるか？
4. 当事者たちのナラティヴを比較して，その不調和（不一致や対立）がどのようなものかを記入する。
5. ナラティヴの不調和を軽減するための対話の計画を記入する。
   誰が，誰に，どのように聞くか？　留意すべき点はあるか？

個々の人たちのナラティヴについて，現在わかっていること				
患者，家族・近親者，医療従事者など	現状の捉え方	望んでいること	受け入れがたいこと	背景にある事情や価値観

ナラティヴを理解するための対話の計画
（誰が、誰に、どのように聞くか？　留意すべき点はあるか？）

ナラティヴの不調和はどのようなものか

ナラティヴの不調和を軽減するための対話の計画
（誰が、誰に、どのように聞くか？　留意すべき点はあるか？）

第Ⅱ部　医療倫理の理論

文献と註（第6章）

1　Jonsen, A.R., Siegler, M., Winslade, W.J.（2021）Clinical Ethics : A Practical Approach to Ethical Decisions in Clinical Medicine, 9th edition, McGraw-Hill LLC.〔赤林　朗・蔵田伸雄・児玉　聡　監訳：臨床倫理学―臨床医学における倫理的決定のための実践的なアプローチ（原書第5版），新興医学出版社，2006.〕

2　Jonsen, A. R. ほか〔前掲書〕，pp.3-4.

3　臨床倫理プロジェクト（2023）臨床倫理検討シート 2023 年 9 月版．http://clinicalethics.ne.jp/cleth-prj/worksheet/

4　Steinkamp, N., Gordijn, B.（2003）Ethical case deliberation on the ward. A comparison of four methods. *Medicine, Health Care, and Philosophy,* 6（3），235-246.

5　Molewijk, A.C., Abma, T., Stolper, M., et al.（2008）Teaching ethics in the clinic. The theory and practice of moral case deliberation. *Journal of Medical Ethics,* 34（2），120-124.

第 III 部　性と生殖

フィレンツェの捨て子養育院 Spedale degli Innocenti の「捨て子の回転台 ruota degli esposti」。15世紀に建てられたこの養育院には，当初から捨て子を置いていく人があった。17世紀，子どもを安全に保護でき，親が姿を見られずにすむように，回転台がつくられた。親の手で育てられない子どもの生命を守ることが，設置の目的であった。2006年，熊本県の慈恵病院が類似の仕組みを持つ「こうのとりのゆりかご」を設置して，大きな議論になった。（筆者撮影）

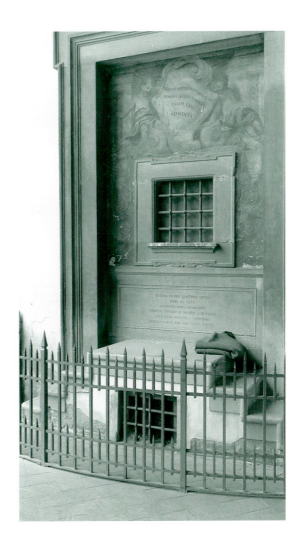

第III部　性と生殖

第 7 章　性についての医療倫理

　本章からは，医療倫理学の各論を学ぶ．倫理的問題はありとあらゆる医療現場で生じている．それらを専門領域や職種によって細分化して捉えることもできるが，本音では大きなテーマにまとめた形で捉えていく．すなわち，「性と生殖」，「死」，「患者の権利，公衆衛生，研究など」の3つである．

　まずは本章と次章で，性と生殖の医療倫理に焦点を当てる．人間の性は生殖のみを目的として営まれるものではなく，自己のアイデンティティや，他者との関係性のなかで重要な意味を持っている．そのため，性と生殖の倫理的問題は非常に複雑である．本章では，性について医療倫理を考える．

1 性について

1) 性の多面性

　　　人間の性にはいくつもの側面がある．それらをすべて含めて広い意味で性を言い表す言葉が**セクシュアリティ**sexuality である．セクシュアリティのうち，生物学的な側面を**セックス** sex と呼ぶが，「セックス」という日本語は性行為の意味に使われるほうが一般的なので，本書では**生物学的性**と表記する．生物学的性は，性染色体上にある性決定遺伝子の働きで決まり，通常は性染色体が XX ならば女性の，XY ならば男性の身体構造として，性腺（卵巣と精巣），内性器（女性の子宮や腟など，男性の精嚢や前立腺など），外性器（女性の陰核や陰唇など，男性の陰茎や陰嚢など）が形づくられていく．

　　　ジェンダーgender は，セクシュアリティの心理的，社会的側面を意味する概念である．ジェンダーの典型は，「女らしさ」，「男らしさ」である．この「らしさ」は，性格や行動，髪型，服装や趣味，仕事や社会的役割など，人間生活のあらゆる側面に浸透している．

2) 性規範，性役割

　　　セクシュアリティは個人の問題である一方で，社会的な関心事でもあり，さまざまな社会規範が作られてきた．セクシュアリティについての規範を**性規範** gender norm と呼ぶ．性規範のなかには，生物学的性に割りつけられた役割，つまり**性役割** gender role についてのものがある．例えば，男性が仕事をして社会経済活動を担い，女性が家事をして育児・介護を担うべきだというのは，近代社会に広く見られ

る性役割である。産業革命以前には，このような性役割は，今のように明確なものではなかったとされる。当時は農業や家庭内手工業などが労働の中心を占めていて，住居と職場が近接していて，男女の性役割が今日ほど明確ではなかった。ところが，産業革命によって，自宅から職場に通勤して働くスタイルが一般化したことで，男性が外で働き，女性は家に残って家事を担うという性役割が固定されやすくなったと考えられている。

このように，性規範や性役割は，社会や時代によって変化する。欧米諸国では，1960 ～ 1970 年代以降に，女性差別を撤廃し男女平等を求める**フェミニズム** feminism という社会運動の高まりによって，伝統的な性役割が批判され，女性も男性と同じように働き，政治や企業経営などにも参加するようになった。日本では，1999 年に男女共同参画社会基本法を制定するなど，女性の社会参加が推進されているが，現在でも女性の社会的地位が低い状況が続いており，2023 年の世界経済フォーラム（WEF）によるジェンダー・ギャップ指数（経済，教育，健康，政治の 4 つの分野で男女平等の達成度を数値化したもの）は，146 か国中 125 位と，国際社会のなかでも極めて低い[1]。

3）性同一性

人間は「自分はどんな性的存在か」という**性同一性**（または**性自認**）sex and gender identity を持ちながら生きている。性同一性は，生物学的性とジェンダーが組み合わさることで形づくられる。つまり，性同一性には，生物学的側面（身体構造にどのような性的特徴を持っているか），心理的側面（自分自身をどのような性的存在として認識するか），社会的側面（社会からどのような性的存在として認識されるか／させるか）があるということである。

そのように複雑なものであるために，性同一性が不明確になることもある。生物学的性については，通常以外の性染色体の組み合わせとなる**性染色体異常**が生じることもある。XXY の組み合わせによって生じるクラインフェルター症候群や，2 本の X 染色体のうちの 1 本が完全に，あるいは部分的に欠失することで生じるターナー症候群などが，代表的な例である。また，発生の過程で，性腺や内性器，外性器などの身体的特徴が，男女いずれとも判別しがたい**性分化疾患** disorders of sex development（DSD）が生じることがある。

ジェンダーについては，生物学的性との不一致が生じることがある。生物学的性とは異なるジェンダーを自認する人を**トランスジェンダー**transgender，女性と男性のどちらでもないと自認する人を**ノンバイナリー**nonbinary などと呼ぶ。このようなジェンダーと生物学的性との不一致は，かつては**性同一性障害** gender identity disorder と呼ばれていたが，**性別違和** gender dysphoria という呼称を経て，現在では**性別不合** gender incongruence と呼ばれるようになってきている。

4）性的関心の対象

　人間の性には，もう１つの重要な側面がある。それは，どんな対象に性的関心を向けるかであり，これを**性的嗜好** sexual preference と呼ぶ。性的嗜好の基盤には，本能的衝動としての**性的欲求**と，その充足によって経験される**性的快感**とがある。これらは，ヒトという生物種を維持するために備わっているものと考えられるが，人間は避妊をして生殖を回避する形でも性行為を行う。

　性的関心の対象を生物学的性で分類したものを**性的指向** sexual orientation と呼び，女性が男性に，男性が女性に性的関心を抱く**異性愛** heterosexual と，生物学的性が同じ相手を好む**同性愛** homosexual，両方を好む**両性愛** bisexual，他者が性的関心の対象とならない**アセクシュアル** asexual，他者への恋愛感情を抱かない**アロマンティック** aromantic などがある。さらに，これらのいずれについても，指向の強さに個人差やグラデーションがあり，人間の性的指向は極めて多様なものとなっている。

　他人と性行為を行うためには，その人の**合意**が不可欠である。両者の意思が通じた性的な関係は，人間の生を豊かにする。お互いの合意の上に性的な関係を結んでいる特定の相手のことを**パートナー**と呼び，パートナーの関係にある２人の人間（同性の場合も含む）を**カップル**と呼ぶ。**結婚**とは，カップルが夫婦となってその関係が社会的に認知されることである。法律上の婚姻関係がある場合を**法律婚**，婚姻届は提出していないが事実上の婚姻関係がある場合を**事実婚**と呼ぶことがある。

　合意のない性行為は，基本的人権の侵害であり，日本の法令では**刑法**の不同意わいせつ罪や不同意性交罪に問われる重大な犯罪である。また，相手の望まない性的な言動を行うことは，**セクシュアル・ハラスメント**となり，これも現在では基本的人権を侵害するものと見なされている[2]。

5）性と生殖の健康，性と生殖の権利

　最近では，多様な性のあり方への社会的認知が進むとともに，**性と生殖の健康** sexual and reproductive health および**性と生殖の権利** sexual and reproductive rights という考え方が確立されている。国連や世界保健機関（WHO）などで広く採用されている「性と生殖に関する健康と権利に関するガットマッハー–ランセット委員会」による定義[3] によれば，性と生殖に関する健康とは，**セクシュアリティと生殖のあらゆる側面に関連して，身体的，感情的，精神的，社会的に良好な状態**である。これを達成するためには，すべての人が，性と生殖の権利を持っていることを認め，実現させていくことが必要だとしている。それは，（1）**身体の統合性**，プライバシー，個人の自律性を尊重される権利，（2）**性的指向**，性自認および性表現など，自らのセクシュアリティを自由に定義する権利，（3）**性行為を行うかどうか**，いつ行うかを決める権利，（4）**性的パートナーを選ぶ権利**，（5）**安全で楽しい性的経験を得る権利**，（6）**結婚するかどうか**，いつ，誰と結婚するかを決める権利，（7）**子どもを産むかどうか**，いつ，どのような方法で産むか，何人の子どもを産むかを決める権利，（8）これ

らを達成するために必要な，情報，資源，サービス，支援を，差別，強制，搾取，暴力のない状態で，生涯にわたって利用する権利，の8項目である。こうした権利を実現するための，性と生殖に関する保健医療サービスとして，(1) エビデンスに基づく包括的性教育を含む，性と生殖に関する正確な情報とカウンセリング，(2) 性機能と満足に関する情報，カウンセリング，ケア，(3) 性的およびジェンダーに基づく暴力と強制の予防，発見，管理，(4) 安全で効果的な避妊法の選択，(5) 安全で効果的な出産前，出産，産後のケア，(6) 安全で効果的な中絶サービスとケア，(7) 不妊症の予防，管理，治療，(8) HIV 感染を含む性感染症および生殖器感染症の予防，発見，治療，(9) 生殖器がんの予防，発見，治療，の9項目が，すべての人に提供されるべきだとされている。

2 性についての医療倫理

1) 性分化疾患

　人間のセクシュアリティに対して，手術や投薬などの医療技術を用いて患者の状態を改善させようとする医学的介入 medical intervention が行われる際に，しばしば倫理的問題が生じてきた。そのなかで最も早い段階で行われるものの1つが，生物学的性が男女どちらとも判別しがたい，性分化疾患 disorders of sex development (DSD) に対する医学的介入である。1930年代から，性分化疾患の子どもが生まれると，男女いずれかの性別に近づけるための医学的介入が行われるようになった。

　日本には，性分化疾患への対応を直接定めた法律はなく，医療従事者は，日本小児内分泌学会による「性分化疾患初期対応の手引き」などに基づいて医療現場での対応を行っている。同手引きでは，性別を確定させて，外陰形成術や性腺摘出術などの手術やホルモン剤の投与などの処置を行うことを「社会的性の決定」と呼び，複数の専門家の意見をもとに判断することが望ましいとしている[4]。早期に性別を確定させることが望ましい理由として，性別が確定しない状態が長引くと家族に与える精神的負担が大きくなること，成長後に本人が決定するという考え方については，現時点での社会環境が整っていないことや，本人の心理的負担などが指摘されている。

■ 性別確定処置の是非についての倫理的推論

　手術や投薬などの医学的介入によって性別を確定させる性別確定処置[5]について，倫理的推論を行ってみよう。倫理的推論とは，倫理的問題について，根拠を明確にすることで判断を下す過程 (p.43) であり，その方法として，倫理原則を用いて行う原則的アプローチ (第4章) と，対話によって行う対話的アプローチ (第5章) について解説した。ここで試みるのは，医療現場で生じた個別事例ではなく，「そも

そも性別確定処置は，倫理的に適切なものなのか」という一般的な命題についての倫理的推論である。シンプルに，「選択肢1：性別確定処置は倫理的に適切である」，「選択肢2：性別確定処置は倫理的に適切でない」という2つの選択肢を設定して，原則的アプローチによって比較検討してみよう。第4章のデモンストレーション（p.51）のように，米国の倫理原則（**自律尊重**，**無危害・善行**，**公平性**，**公正性**という4つにアレンジしたもの）に加えて，欧州型の原則の**統合性原則**（p.48）も検討対象として，**倫理原則がそれぞれの選択肢にどのような「正当化の根拠」を与えるか**を文章にしたものが表7-1である。

　自律尊重原則は，患者本人の自律性や自己決定権を尊重すべきだという原則であった。これをそのまま適用すれば，患者の同意を得ずに手術を行うべきではないのだから，「選択肢2：性別確定処置は倫理的に適切でない」の根拠になる。これに対して，新生児には**判断能力**（第11章 p.142）がなく，どんな治療でも親の**代理決定**（第11章 p.142）によって行わざるを得ないと考えれば，「選択肢1：性別確定処置は倫理的に適切である」が支持される。しかし，性別確定処置については，代理決定は不適切だと考えることもできる。第11章（p.143）で詳しく解説するが，代理決定を行う人は，本人の意思を推定するか，あるいは本人の最善利益となる決定をしなければならない。ところが，本人が性別確定処置を望んでいるかはわからないし，それが本人の最善利益と言えるのかも不明確だからである。

　無危害・善行原則については，「成長の早い段階で性別を確定させるほうが，子どもにとって有益である」と考えるか，あるいは「性別確定処置を受けた人のなかに成長後に性別不合となる人がいる[6]のだから，患者にとって有害である」と考えるかで，支持される選択肢が変わる。

表7-1　**倫理原則を用いた倫理的推論の例**

倫理原則	選択肢1：性別確定処置は倫理的に適切である	選択肢2：性別確定処置は倫理的に適切でない
自律尊重	・新生児には判断能力がなく，親の代理決定で手術を行うことができる。	・患者の同意を得ずに手術を行うべきでない。 ・性別確定処置については，推定意思も最善利益も不明確であり，親の代理決定は不適切である。
無危害・善行	・成長の早い段階で性別を確定させるほうが，子どもにとって有益である。	・性別確定処置は，患者にとって有害である（性別を確定させる手術を受けた人のなかに，成長後に性別不合となる人がいる）。
公平性	・性別確定手術は，子どもの公平性を特に損なうことはない。	・通常は偶然によって性別が決まるのに，性別確定手術は人為的に性別を決めていて，不公平である。
公正性	・現実の社会環境では，性別を確定しないままに社会生活を送ることは難しく，子どもの身体的特徴，幅広い領域からの評価，親の意向などに基づいて性別を確定させることは，決め方の手続きや判断基準として適切である。	・性別確定手術に対する最終的な判断は，あくまで患者本人が自らの判断基準に基づいて行うべきである。
統合性	・性別確定処置は，患者個人の統合性を回復する。	・性別確定処置は，人間が介入・改変すべきでない生命の核心部分を侵害する。

公平性原則については，性別確定処置が子どもの公平性を特に損なうことはないと見なすか，「偶然によってではなく，人為的に性別が決められること」を不公平と見なすかで，支持される選択肢が変わる。

公正性原則については，日本小児内分泌学会の方針が示すように，現実の社会環境では，子どもの身体的特徴，幅広い領域からの評価，親の意向などに基づいて性別を確定させることは，決め方の手続きや判断基準として適切であると考えるのか，それとも，性別確定処置に対する最終的な判断は，あくまで患者本人が自らの判断基準に基づいて行うべきであると考えるのかで，支持される選択肢が変わる。

欧州の**統合性原則**も，性別確定処置の評価では考慮する必要がある。性別確定処置を，患者個人の統合性を回復するものと見なすか，それとも人間が介入・改変すべきでない生命の核心部分を侵害すると見なすかで，どちらの主張が支持されるかが正反対になる。

このように，倫理原則を用いて，性別確定処置が倫理的に適切なのかについての倫理的推論を行ってみると，適切だという選択肢も，適切でないという選択肢も，倫理原則によっていくつもの「正当化の根拠」が与えられ，どちらが勝っているかを判断するのが難しい。ただし，適切であるという選択肢の根拠のなかには，「現実の社会環境」を理由にしている部分があり，これが変動すれば，説得力が弱まる可能性がある。手術を受けた患者の団体や，小児科医などが，子どもが自分の意思を表明できる時期まで手術などを行うべきでなく，インフォームド・コンセントの延期を考えるべきだと主張していること[7,8]も考えると，1つの妥協的な方法として，侵襲性が低く元に戻すことができる処置については，仮に親が代理決定を行って実施し，侵襲性が高く元の状態に戻せない処置については，できる限り本人の自己決定ができるように，その決定を先延ばしにするなど，処置の内容を細分化して考えることを検討すべきかもしれない。

日本では実際に性別確定処置が行われているが，特に両親や家族にとって，本人の意思がわからず，本人にとって有益かどうかもわからない状況で行う代理決定は，心理的負担が大きいものと考えられる。この点について，日本小児内分泌学会の「性分化疾患初期対応の手引き」では，医療従事者側から性別についての提言を両親や家族に伝える際に，母親が責められるなど，家庭内での不和が生じないように配慮することを求めている。このことからも，実際の事例での倫理的推論は，対話的アプローチを採り入れていくことが必要だと考えられる。

2）性同一性障害（性別不合）

ジェンダー，性同一性，性的関心の対象などについては，正常と異常との線引きを医学が行ってきた歴史があり，その是非についての倫理的問題が生じた。性別不合や同性愛など，社会のなかで少数者であるセクシュアリティを持つ**性的マイノリティ**の人たちは，しばしば社会規範からの「逸脱者」と見なされるなど，偏見・差

別の対象となってきた。特に，キリスト教やイスラム教のように，同性愛などを宗教上の罪と見なす宗教が世界的に広がったことで，そうした傾向が強まった。20世紀になると，こうした宗教による線引きではなく，医学的な見地からセクシュアリティの正常と異常とを判別し，異常な状態の人に対しては，可能であれば手術などの医学的介入を行って正常化しようという考え方が生まれた。前項で見た，性分化疾患への医学的介入もその1つであるが，これとほぼ同時期の1930年代から，トランスジェンダーの人の身体を，その人が自認する性のものに近づける**性別適合手術** sex reassignment surgery（SRS）が行われ始めた。

　こうした現象は，セクシュアリティの**医療化** medicalization（あるいは**病理化** pathologization）とも呼ばれている。医療化，病理化とは，日常生活のなかでの問題が，近代医学によって病理的現象と見なされ，治療の対象となるとともに，医学的に管理されるようになった，という捉え方である[9]。性分化疾患とは違って，トランスジェンダーや同性愛などは，精神的な病理現象として扱われることになった。1948年の世界保健機関（WHO）による「国際疾病分類」第6版（ICD-6）では，同性愛が精神疾患のなかの「性的逸脱」として分類された。医療従事者にとっては，性的マイノリティの人たちを，疾病や障害を持つ患者や障害者と見なすことで，医学的介入を行うことができるようになり，社会的にも偏見・差別を受けにくくなるのではないかとの期待があった。

　しかし，20世紀後半から，性的マイノリティの人たちのなかから，自分たちの状態を精神的な病理現象と見なさないように求める声（こうした考え方は，**脱病理化** de-pathologizationと呼ばれた）が聞かれるようになった。1990年のWHOの「国際疾病分類」第10版（ICD-10）では，同性愛を含む性的指向を精神疾患として扱うことが否定され[10]，2019年の第11版（ICD-11）では，セクシュアリティへの医学的介入を必要とする問題の多くが，「性の健康に関連する状態群」という新設の分類に移された。これは，性的マイノリティを，精神疾患を持つ人として位置づけないようにしつつ，医学的介入を必要とする状態については，疾病としての位置づけを維持したものと考えられている[11]。

　日本では，1996年に埼玉医科大学の倫理委員会が性別適合手術を行うための要件を定め，1997年に日本精神神経学会が「性同一性障害に関する診断と治療のガイドライン」を発表し，1998年に埼玉医科大学で最初の性別適合手術が行われた。こうして，まずは精神療法やホルモン療法を行い，それでも精神的苦痛が解決しない人に対してのみ性別適合手術を行うという手順が確立された。2003年に**性同一性障害特例法**（「性同一性障害者の性別の取扱いの特例に関する法律」）が成立し，性別適合手術を受けた人が戸籍上の性別も変更できるようになった。ただし，性別変更にはいくつかの要件があり，特に性別適合手術を受けていなければならないという**手術要件**[12] が議論されてきた。これについて，2023年に，最高裁判所が，同法の手術要件が，個人の尊重と幸福追求権を定めた**憲法の第13条**[13] に違反し，無効であるとの判断を示した。

■性別適合手術の是非についての倫理的推論

このように，性別不和に対する医学的介入の倫理的問題は非常に複雑であるが，性別適合手術については，「行ってよいと」いう考え方が支持されている。「そもそも性別適合手術は，倫理的に適切なものなのか」という一般的な命題についての，原則的アプローチによる倫理的推論を図式化したのが図7-1である。

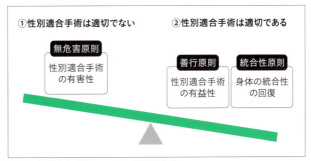

図7-1　性別適合手術についての倫理的推論

まず，性別適合手術は，トランスジェンダーの人の益となることを行う，**善行原則**に根ざした医療技術だと考えることができる。しかし，身体的に健康な状態にある人に手術を行うのは**無危害原則**に反するとも考えられるため，性別適合手術の益とは何なのか，それは身体に傷をつける害を十分に上回るものなのかを明らかにする必要がある。これは，欧州の倫理原則に含まれる**統合性原則**に基づいて，性別適合手術の有益性を考えることで，より明確なものになる。つまり，トランスジェンダーの人にとって，生物学的性と性自認とが調和していない状況は，統合性が失われている状態であり，これを回復するための性別適合手術は有益であり，正当なものだという推論が成り立つ。性と生殖の権利 (p.80) に「身体の統合性」が尊重される権利が掲げられていることからも，こうした考え方が広く支持され，全体として性別適合手術は適切だと結論づけることができる。

3) 犯罪的な性的嗜好

WHOの「国際疾病分類」第11版 (ICD-11) で，性関連の疾病でなおも精神的な病理現象 (パラフィリア症群 paraphilic disorders) として扱われているのは，露出症，窃視症，小児性愛症，強制的性サディズム症，窃触症など，ほぼすべてが刑法上の犯罪となる可能性が高いものである。これらについては，犯罪として処罰される一方で，治療や再発防止のための医学的介入が行われるのだが，それをどのように行うかが倫理的問題となっている。例えば，児童に対して性的暴力を行った人を小児性愛症の患者と見なして，薬物などを投与して男性ホルモンの分泌を抑制することで性欲を低下させる**化学的去勢** chemical castration が欧米諸国等で導入されているが，日本ではその是非をめぐって議論が続いている。

■小児性愛症患者に対する化学的去勢の是非についての倫理的推論

「そもそも小児性愛症患者への化学的去勢は，倫理的に適切なものなのか」という一般的な命題についての，原則的アプローチによる倫理的推論を図式化したのが図

7-2である。ここでも，米国型の倫理原則のみでなく，欧州型の原則を用いることが適している。

まず，「化学的去勢は適切である」という考え方の根拠は，小児性愛の有害性が

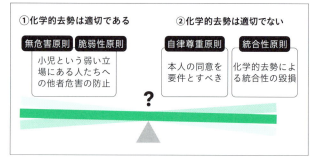

図7-2　小児性愛症患者への化学的去勢の是非についての倫理的推論

極めて重大なものだからであり，なおかつ患者本人にとっての自己危害ではなく，小児という**弱い立場にある人たちへの他者危害**である。そのため，害を防止することが強く求められ，他に方法がなければ化学的去勢のような手段も，**無危害原則**および**脆弱性原則**によって正当化されることになる。

他方で，「化学的去勢は適切ではない」とする考え方の根拠としては，これが患者の統合性を著しく損なうのではないかという，**統合性原則**に基づく懸念が考えられる。これについては，化学的去勢は，男性器を切除するなどの方法による身体的去勢とは違って，投与をやめれば元の状態に回復させられる方法なので，大きな問題にはならないと考えることもできる。もう1つの根拠は，自律尊重原則であり，犯罪的な性的嗜好を持つ人への対処といえども，化学的去勢を医学的介入として行うのであれば，本人の同意が必要だと考えられる。ただし，化学的去勢を犯罪者への処罰として位置づければ，同意は必要ないことになる。このように，化学的去勢についての倫理的推論は，倫理原則の解釈によって，適切か否かの結論が異なることになる。

4）セクシュアリティへの関与

これまで述べてきたような，人間のセクシュアリティに医学的介入を行う領域は，産科医療，小児医療，精神医療などに限定される。こうした領域以外では，患者のセクシュアリティへの関心がもたれること自体が少なく，セクシュアリティにどこまで関わるべきか自体が倫理的問題となり得る。前にみた性と生殖の権利（p.80）の内容のなかには，「身体の完全性，プライバシーおよび個人の自律性が尊重される権利」のように，すべての医療サービスの提供の場において考慮されるべきものが含まれているが，十分な配慮がなされていない医療現場があり，ときには事件として報じられることもある。そもそも，医療現場では，検査や治療などの過程で患者が衣服を脱がなければならないことは多いし，場合によっては性器や乳房などを露出し，医療従事者に観察されたり，手で触れられたりすることもある。医療従事者にとっても，患者と身体的な接触をする機会が多く，個室などの密室的環境があるなど，性的暴力やセクシュアル・ハラスメントのリスクが高いと考えられ，実際に患者などからセクシュアル・ハラスメントを受けた経験がある医療従事者も少なくない。こうした状況を改善するためには，患者と医療従事者が，それぞれ

にセクシュアリティを持った存在だという認識を持つことが必要であり，セクシュアリティについて考え，必要であれば率直な対話をすることができるような環境を，個々の医療現場に作っていくことが望まれる。

ケーススタディ❶　患者のセクシュアリティへの関与についての倫理的推論

　患者のセクシュアリティへの関与のあり方は，繊細かつ複雑な問題であり，個別的な状況に左右される。そのため，この問題については，「そもそも患者のセクシュアリティへの関与は，倫理的に適切なものなのか」という一般的な命題ではなく，**医療現場での個別的な状況を設定したケーススタディによる倫理的推論を行ってみよう**。以下は，実際の事例をもとに作成した架空の事例である。

■〈事例〉性的な介助を求められた理学療法士

　　ある疾患が原因で，数年前から四肢麻痺（手足が動かせない）となり，ほとんど寝たきりの状態での入院が続いている 20 代の男性患者に対して，男性理学療法士がリハビリテーションを行っていた。2 か月前にこの病院に赴任し，この患者を受け持つようになったのだが，最近何となく患者が身体に触れてくることが多いように感じていた。あるとき，患者と 2 人だけになったとき，マスターベーションを手伝ってほしいと言われた。
　　理学療法士はその場はどうにかごまかして，結局黙ったまま手早くリハビリを切り上げた。その日のうちに同僚の理学療法士に相談してみたところ，同じような経験が以前にあり，「そういうことはできませんって，ピシャリと言ったら，それきり何も言ってこなくなった」とのことだった。
　　理学療法士は，マスターベーションの介助をすべきだろうか。それとも同僚のように断るべきだろうか。

■この事例についての倫理的推論

（1）原則的アプローチ

　この事例では，患者が自らのセクシュアリティへの関与を，医療従事者に対して直接的に求めてきている。セクシュアル・ハラスメントのように，相手の意向や感情を顧みない形ではなく，誠実な態度で性的介助の依頼を行っている。医療従事者として，そのような患者からの要望に応えるべきか否かを，冷静に考えなければならない。

　まず，原則的アプローチによる倫理的推論を行ってみよう。ここでは，「選択肢 1：マスターベーションの介助を行う」および「選択肢 2：マスターベーションの介助を行わない」という 2 つの選択肢について，米国型の 4 原則を用いて考えてみよう。すなわち，**自律尊重**，**無危害・善行**，**公平性**，**公正性**という 4 つにアレンジした倫理原則を用いて，具体的な行動の選択肢を設定し，それぞれについて，**倫理原則がど**

第Ⅲ部　性と生殖

表7-2　倫理原則を用いた倫理的推論の例

倫理原則	選択肢1：マスターベーションの介助を行う	選択肢2：マスターベーションの介助を行わない
自律尊重	・本人は性的介助を希望している。	・医療従事者の側にも性の自己決定権がある。理学療法士は，性的介助に抵抗を感じている。
無危害・善行	・性的介助によって，患者の益（性的快感）になる。性的介助によって患者のQOLを高めることができるかもしれない。	・性的介助を行うことで，患者がこうした要求を繰り返し行い，通常の医療サービスの提供に支障をきたす可能性があり，患者の益とはならない。
公平性	・患者には他の人と同様に，「安全で楽しい性的経験を得る権利」がある。	
公正性		・性的介助は，わが国の社会通念上も，また国際社会においても，医療従事者の職務に含まれるとは必ずしも言えない。

のような「正当化の根拠」を与えるかを文章にする（表7-2）。

　自律尊重原則については，この事例では患者の側のみでなく，医療従事者の側の自律性をもあわせて考える必要がある。なぜなら，性的介助は，通常の医療的な支援と異なり，医療従事者が専門的な知識・技術を提供するものではなく，通常の医療サービスとは違って，医療従事者の側にも提供を拒否する権利がある（応召義務〔p.137〕はない）と考えられるからである。この事例の患者は性的介助を希望しているが，理学療法士は性的介助に抵抗を感じており，性的介助を行わなくてもよいことになる。

　無危害・善行原則は，性的介助が患者の益になると考えるか，それとも患者の益にならないと考えるかによって，2つの選択肢のいずれの根拠にもなる。患者の益として，性的介助によって性的快感を得られることが考えられるのかもしれないが，患者がこうした要求を繰り返すことで通常の医療サービスの提供に支障をきたしてしまえば，結果として患者の益とはならないかもしれない。これらの結果の予測のどちらが適切なのか，容易に判別がつかない。

　公平性原則からは，自らマスターベーションを行える他の患者と比べて，性と生殖の権利の1つである「安全で楽しい性的経験を得る権利」（p.80）が制約されていて，この点については不公平だと言える。

　公正性原則は，意思決定が適正な手続きと判断基準によって行われるべきだという原則であった。性的介助は，わが国の社会通念上，医療従事者の職務に含まれるとは言えず，国際社会において，性と生殖の権利を実現するための保健医療サービスとされている「性機能と満足に関する情報，カウンセリング，ケア」（p.81）に含まれるとも，必ずしも言えない。そのため，理学療法士個人の判断で意思決定を行うのではなく，医療機関で協議され，了解されていることが，手続きとしては望ましいだろう。

　以上のように，倫理原則を用いて論点を整理すると，性的介助を行う選択肢を採用するには，(1) 理学療法士が自発的意思により性的介助を行ってもよいと考える，

(2) 性的介助の益が害を上回る，(3) 理学療法士が性的介助を行うことについて，この医療機関で協議され了解されているという3つの条件が必要になる。現状では，この理学療法士

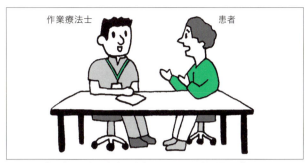

図7-3　医療従事者が自分自身と患者に対して行う対話的アプローチ

にとって，3つのすべてに確証が持てていないと思われ，性的介助は行えないことになる。

(2) 対話的アプローチ（臨床倫理のツールによる分析）

　このような評価をもとに，現時点ではマスターベーションの介助は行えないとの判断を下して，それを患者に伝えるだけでよいだろうか。単に結論だけを伝えるだけだと，勇気を絞って性的介助を申し出た患者への対応としては冷たいものになってしまうかもしれない。患者に対して，どんなことを伝え，またどんなことを聞くべきかを，あらかじめある程度整理して，対話を行うことが望ましいだろう。しかしながら，セクシュアリティについての対話を行うのは容易ではない。

表7-3　ナラティヴ検討シートの作成例

個々の人たちのナラティヴについて，現在わかっていること					
検討対象（患者，家族，医療従事者など）	現状の捉え方	望んでいること	受け入れがたいこと	背景にある事情や価値観
患者	不明	マスターベーションの介助を受けること。ただし，どういう意図なのかが不明確。	不明	不明
理学療法士（自分）	非常に戸惑っている。	患者が自分たちに性的介助を求めなくなること。	性的介助をすること。	患者のセクシュアリティが重要なのは理解できるが，医療従事者の職務ではない。

ナラティヴを理解するための対話の計画
・患者から，施設での療養生活全般について話してもらい，そのなかで性の話題が本人から語られれば，それに焦点化して，望んでいること，受け入れがたいこと，背景にある事情や価値観について語ってもらう。 ・理学療法士（自分）にとって，受け入れがたいことが「性的介助をすること」なのかどうか，「性的介助の益が害を上回る」かどうかについて，自問する。

ナラティヴの不調和はどのようなものか
・患者は，理学療法士（自分）を信頼して，マスターベーションの介助をしてほしいと希望している。しかも，それを定期的に行ってほしいと考えている。ところが，自分は，患者の気持ちを理解しながらも，理学療法士が行うべきことではなく，他に適切な人がいるように思う。

ナラティヴの不調和を軽減するための対話の計画
・理学療法士（自分）から患者に，自分を信頼して話をしてくれたことへの感謝を伝える。 ・自分の考え方を率直に伝える。 ・仮に性的介助を行うとしても，医療機関で了解されなければならないことを患者に伝える。 ・これからどうするか，他にマスターベーションの介助をしてくれる人がいないかなどを，率直に話し合う。

90　第Ⅲ部　性と生殖

　　倫理的問題を生じている事例の当事者のナラティヴを理解し，その不調和の軽減を図るのが，対話的アプローチである。そこで必要なのは，⑴ その事例の当事者たちのナラティヴを理解するための対話，⑵ ナラティヴの不調和の見極め，⑶ 不調和の軽減を図るための対話の 3 つのプロセスであった。ここでは，対話的アプローチのためのツールとして，**ナラティヴ検討シート**（p.75，表 6-5）を用いて，倫理的推論を行ってみよう。この事例では，理学療法士が対話的アプローチを試みると想定する（図 7-3）。表 7-3 に，ナラティヴ検討シートの作成例を示す。

　〈**個々の人たちのナラティヴについて，現在わかっていること**〉では，検討対象とすべき当事者を選定した上で，「現状をどう捉えているか」，「望んでいること，」「受け入れがたいこと」，「背景にある事情や価値観」を文章化する。

　　ここでは，患者と理学療法士を選定する。また，ナラティヴ検討シートによる分析を，この理学療法士が 1 人で行うものと想定する。

　　まずは，患者のナラティヴについて，現在わかっていることは，「望んでいること」がマスターベーションの介助を受けることだという 1 点のみである。しかし，それがどういう意図なのか（機械的に援助してほしいだけなのか，あるいはもっと親密になりたいというような思いがあるのか）が不明確である。

　　理学療法士である自分については，「現状をどう捉えているか」，「望んでいること」，「受け入れがたいこと」，「背景にある事情や価値観」は，表の通りに明確である。

　〈**ナラティヴを理解するための対話の計画**〉は，その事例に登場する人たちのナラティヴについて，不明確な点を明らかにするためのものである。

　　患者のナラティヴの理解のために，最初からセクシュアリティやマスターベーションの介助に触れるよりも，もう少し広く，穏やかなテーマから聞いていくほうがよいかもしれない。例えば，施設での療養生活全般について話してもらい，そのなかで性の話題が患者自身から語られれば，それを焦点化して，「望んでいること」，「受け入れがたいこと」，「背景にある事情や価値観」についての話が聞けることを期待する。

　　理学療法士（自分）のナラティヴについては，最大の懸念は，受け入れがたいことにある。自分にとって，それが「性的介助をすること」なのかどうかを自問する必要がある。あるいは，原則的アプローチで考えたように，「性的介助が，患者の利益になる」と思えるのかについて，あわせてよく考えるべきだろう。

　〈**ナラティヴの不調和はどのようなものか**〉については，患者のナラティヴと，理学療法士（自分）のナラティヴとを，よく理解した上で，両者を対比して考えなければならない。ここでは，表に示すように，「患者は，理学療法士（自分）を信頼して，マスターベーションの介助をしてほしいと希望している。しかも，それを定期的に

行ってほしいと考えている。ところが，自分は，患者の気持ちを理解しながらも，理学療法士が行うべきことではなく，他に適切な人がいるように思う」というものであったと仮定する。

そうであれば，〈ナラティヴの不調和を軽減するための対話の計画〉は，理学療法士（自分）から患者に，自分を信頼して話をしてくれたことへの感謝を伝え，自分の考え方を率直に伝え，仮に性的介助を行うとしても，医療機関で了解されなければならないことも理解してもらう。その上で，これからどうするか，他にマスターベーションの介助をしてくれる人がいないかなどを，率直に話し合う，といったものになるだろう。

こうした一連の対話をする際に，患者の感情に十分に配慮した聴き方をする必要がある。そのために，質問のしかたを，言葉遣いも含めて，あらかじめ考えておくことも有用だろう。医療倫理の対話では，医療従事者が患者や家族に適切な質問をできるかが，極めて重要である。「私たちには，患者さんの思いが十分に理解できていないかもしれません」等と，無知のアプローチの考え方に基づく言葉を用いることも有益であるように思われる。

文献と註（第7章）

1 World Economic Forum. Global Gender Gap Report 2023. https://www.weforum.org/publications/global-gender-gap-report-2023/

2 セクシュアル・ハラスメントに関する法令としては，男女雇用機会均等法（雇用の分野における男女の均等な機会及び待遇の確保等に関する法律，昭和四十七年法律第百十三号）で，職場におけるセクシュアル・ハラスメントと，事業主が講じるべき対策が規定されている（第 11 条）。https://elaws.e-gov.go.jp/document?lawid=347AC0000000113_20220617_504AC0000000068

3 Starrs, Ann M., et al.(2018) "Accelerate progress — sexual and reproductive health and rights for all: report of the Guttmacher–Lancet Commission."*Lancet* 391(10140), 2642-2692.

4 日本小児内分泌学会 性分化・副腎疾患委員会 . "Webtext：性分化疾患の診断と治療 ." http://jspe.umin.jp/medical/files/webtext_170104.pdf

5 これらの処置について，国際社会で確定した名称がない。性別を確定させる手術は，かつては「正常化手術 normalization surgeries」等と呼ばれたが，性の多様性を尊重する今日の価値観では適切な名称とは思われず，また手術以外の方法も用いられている。ここではこうした処置を総じて，仮に「性別確定処置」と呼んでおく。

6 Ford K-K. (2001) "First, do no harm" — the fiction of legal parental consent to genital-normalizing surgery on intersexed infants. *Yale Law Policy Rev*. 19, 469–488.

7 De Lourdes Levy, M., Larcher, V., Kurz, R., & members of the Ethics Working Group of the CESP. (2003). Informed consent/assent in children. Statement of the Ethics Working Group of the Confederation of European Specialists in Paediatrics (CESP). *European journal of pediatrics*, 162, 629 633.

8 Wiesemann, C., Ude-Koeller, S., Sinnecker, G. H., & Thyen, U. (2010). Ethical principles and recommendations for the medical management of differences of sex development (DSD)/intersex in children and adolescents. *European journal of pediatrics*, 169, 671-679.

9 例えば妊娠出産が産科医によって管理され，かつては自宅であった分娩の場所が病院に移行したこと，性格や行動の異常が病気や障害として診断されるようになったこと，児童虐待，酒や薬物などをやめられない人たちが依存症の患者と見なされるようになったことなどである。

10 精神障害の分類として広く参照されている米国精神医学会の『精神障害の診断と統計マニュアル』（DSM）では，同性愛は 1952 年の初版で「社会病質人格障害」に分類された。それ以降，分類のされ方は変化したが，精神障害として扱われなくなったのは，2013 年の第 5 版（DSM-5）においてであった。

11 松永千秋 (2022). ICD-11「精神 , 行動 , 神経発達の疾患」分類と病名の解説シリーズ：各論 (11) ICD-11 で新設された「性の健康に関連する状態群」―― 性機能不全・性疼痛における「非器質性・器質性」二元論の克服と多様な性の社会的包摂にむけて . 精神神経学雑誌 , 124(2), 134-143.

12 同法の条文は，「生殖腺がないこと又は生殖腺の機能を永続的に欠く状態にあること」，「その身体について他の性別に係る身体の性器に係る部分に近似する外観を備えていること」である。

13 日本国憲法（昭和二十一年憲法）第十三条。条文は，「すべて国民は，個人として尊重される。生命，自由及び幸福追求に対する国民の権利については，公共の福祉に反しない限り，立法その他の国政の上で，最大の尊重を必要とする」である。https://elaws.e-gov.go.jp/document?lawid=321CONSTITUTION

第 **8** 章　生殖についての医療倫理

　本章では生殖についての医療倫理を取り上げる。生殖とは，文字通りの意味としては，子どもを生んで殖_ふやすことであるが，人間にとっての生殖は，非常に複雑な側面を持っており，多くの倫理的問題を生じてきた。それらを考える上で特に重要なのは，女性，子ども，障害児という，歴史的に弱い立場に置かれてきた人たちが含まれていることである。こうした背景を含めて，生殖についての医療倫理を考えていこう。

1 生殖について

1) 人間の生殖の特徴

　　生物学的には，**生殖** reproduction とは種を維持するために行う個体新生の営みである。人間の生殖は，他の動物とはかなり異なる特徴を持っている。第一に，生殖を行うための決まった繁殖期（発情期）がなく，年間を通して妊娠する可能性がある。第二に，1回の性交で妊娠する確率が低い。人間以外の霊長類では，繁殖期に交尾した場合には極めて高い確率で妊娠が成立するのに対して，人間では排卵日当日に性交した場合でも，妊娠確率は3割程度とされる[1]。こうした特徴は，人間に，生殖について自分で決めることができる可能性を与えている。繁殖期（発情期）がある動物は，その時期に高確率で妊娠をするが，人間の場合は，どのタイミングで子どもを持つか（あるいは持たないことにするか）や，誰との間に子どもをつくるか，生涯に何人の子どもをつくるかなどを，原理的には自分たちの意思で決められる。このことは，20世紀以降の医療技術の発達によって，避妊，人工妊娠中絶，不妊治療などを効果的に行えるようになったことで，いっそう確かなものになった。

2) 女性の権利

　　しかしながら，人間の歴史を振り返ると，生殖についての自己決定を，誰もが自由に行えるものだと考えられるようになったのは，ごく最近のことにすぎない。前章（p.80）で解説した**性と生殖の健康，性と生殖の権利**が定義されたのは2018年のことである。それ以前に，1994年の国連の国際人口・開発会議（カイロ会議）で，主に生殖に焦点を当てた概念として，**生殖の健康** reproductive health，**生殖の権利** reproductive rights が提唱された。この会議で議論されたのは，女性が生殖を自らの意思でコントロールできるようにするための方策だった。前に触れたように，

1960〜1970年代のフェミニズムの高まりによって，男女の社会参加の平等が次第に実現していくのだが，生殖については，20世紀末においても男女平等が確立されておらず，国際会議で話し合う必要があった，ということである。現在でも，性と生殖の権利のすべてが，世界各国で女性に保障されているとは言えない状況がある。2019年の時点で，望まない相手との強制結婚をさせられている女性は世界全体で1,490万人おり[2]，意図しない妊娠は，2015〜2019年の世界全体での平均値で毎年約1億2,100万件発生している[3]。生殖の問題を考える際に，女性がなおも弱い立場に置かれていることを前提にしなければならない。

3）子どもの権利

　人間の生殖は，出産の時点で完結するものではなく，子どもが自立するまでの養育の過程を含めて捉える必要がある。特に，生殖の医療倫理を考える際には，このことが不可欠である。なぜなら，人工妊娠中絶や出生前診断などは，生まれてくる子どもの状態や，育児ができるか否かを考えて行われているからである。

　養育を視野に入れて考えると，子どもは生存そのものや，心身の発育などを親に依存する存在であり，極めて弱い立場に置かれている。国際社会では，女性の権利が確立していくのと歩調を合わせるかのように，子どもの権利も20世紀を通して重要性が認識されていった（表8-1）。1989年の児童の権利に関する条約[4]の概略を見ると，子どもには生存と発達の権利（第6条），氏名と国籍をもつ権利，父母を知る権利，父母によって養育される権利（第7条），意見を表明する権利（第12条），思想，良心および宗教の自由についての権利（第14条）があり，精神的・身体的な障害のある児童については，特別の養護についての権利（第23条）があるとされている。また，親や社会に対しては，こうした子どもの権利を守り保護する義務が課せられている。児童の養育と発達についての父母の共同責任（第18条），あらゆる形態の虐待から保護するための措置をとる義務（第19条）があるとされている。虐待とは，身体的・精神的な暴力，傷害・虐待，放置・怠慢な扱い，不当な扱い・搾取・性的虐待などのことである。父母によって養育される権利を認める一方で，父母が児童を虐待・放置するなど，親から分離することが児童の最善の利益のために必要な場合

表8-1　**女性の権利，子どもの権利についての主要な国際規約**

1924年	児童の権利に関するジュネーブ宣言
1948年	世界人権宣言
1959年	児童の権利に関する宣言
1966年	市民的及び政治的権利に関する国際規約
	経済的，社会的及び文化的権利に関する国際規約
1979年	女子に対するあらゆる形態の差別の撤廃に関する条約
1989年	児童の権利に関する条約
1994年	国際人口・開発会議（カイロ会議）
2006年	障害者の権利に関する条約

は，それが**可能となるような措置**が必要だともされている（第9条）。

　これを医療との関わりで考えると，医療従事者は，**親を支援しながら子どもの養育に関わるべき**だということになるだろう。しかし，時として医療従事者が子どもの権利の擁護者の役割を果たさなければならないことがある。すべての親が子どもの利益にかなうような行動をとるとは限らず，子どもを虐待するような事例も発生するからである。しかも，医療従事者は，診察や健康診断などを通して，子どもの虐待に気づくことがしばしばある。

　「子ども」は，生殖の過程のなかで，**受精卵，胚，胎児**と呼ばれる段階を経てたどり着く存在である。法律上の規定では，こうした出生前の各段階には，個人としての権利を認める必要はないと規定されている。例えば，民法には「私権の享有は，出生に始まる」（第3条）とあり，誕生する前の胎児は，私権すなわち個人としての権利や利益を持っていないと規定されている[5]。しかし，医療倫理では，受精卵から誕生して子どもになっていく一連の過程の存在について，いつからどのような根拠によって，権利や利益を保護される**道徳的地位**を認めるかが，極めて重要な課題となっている。

4）障害者の権利

　障害者もまた，生殖の医療倫理を考える際に考慮する必要のある，弱い立場に置かれた存在である。その理由の1つは，出生前診断などによって，胎児が障害を持つことが判明した際に，人工妊娠中絶が広く行われているためである。もう1つの理由として，障害者が優生学に基づく断種の被害を受けてきた歴史（第2章参照）が示すように，障害者が子どもを持つことについての倫理的問題が生じてきたためである。

　障害者の権利についての国際規約がつくられたのは，女性や子どもにやや遅れて，21世紀になってからのことだった。2006年に，障害者の権利に関する条約が国連で採択された。その一般原則として，（a）**固有の尊厳，個人の自律**（自ら選択する自由を含む）及び個人の自立の尊重，（b）**無差別**，（c）社会への完全かつ効果的な参加及び包容，（d）**差異の尊重**並びに人間の多様性の一部及び人類の一員としての障害者の受入れ，（e）機会の均等，（f）施設及びサービス等の利用の容易さ，（g）男女の平等，（h）障害のある児童の発達しつつある能力の尊重及び障害のある児童がその同一性を保持する権利の尊重が挙げられている[6]。

　これに先んじて，米国では1990年に障害者差別禁止法（障害を持つアメリカ人法 Americans with Disabilities Act : ADA）が制定されている。米国では，1970年代から，障害を持って生まれた子どもに対して，親が医学的処置を拒否するという事例がたびたび問題となっていた。典型的なのは，**ダウン症候群（21トリソミー）**の子どもへの治療拒否である。ダウン症候群の児はしばしば心臓や消化管，気管などの形成に軽微な異常を持っている。その多くは比較的簡単な外科手術で治療ができ，一定の社会的支援のもとで社会生活を営むことができ，重篤な疾病・障害ではない。とこ

ろが，ダウン症候群の児を育てることができないと考えた親が手術に同意せず，子どもが死亡する事例が何件も発生した。これに対して米国司法省は，救命が可能であるにもかかわらず，障害者であることを理由に治療を行わないことは障害者差別であるとみなした[7]。

5) 性的マイノリティの権利

性的マイノリティの人たちにとっての生殖の権利も，今日の医療倫理の課題になっている。例えば，同性愛や性別違和のカップルが，子どもを持ちたいと考えたときに，生殖医療技術を用いて実現することが可能である。生殖医療技術については，のちに詳しく解説するが，生物学的性が女性で性自認が男性である FTM（female to male）の人は，パートナーが生物学的に女性であり，妊娠出産を行えるのであれば，提供精子による人工授精や体外受精で子どもを持つことが可能となる。生物学的性が男性で性自認が女性である MTF（male to female）で，パートナーが生物学的に男性の場合は，代理出産を依頼しなければ子どもを持つことが難しい。そのような医学的な介入をどこまで行うべきかが，倫理的問題となっている。

米国生殖医学会，欧州生殖医学会は，性自認や性的指向によって生殖医療の提供を制限すべきではないとしていて，欧米諸国では性的マイノリティの人たちが子どもを持てるようにする医学的介入が行われている[8]。これに対して，次項で詳しく説明するように，日本では日本産科婦人科学会が，第三者の配偶子提供による体外受精-胚移植や代理出産を禁止しており，性的マイノリティの人たちにとって，利用可能な手段が大きく制限されている。

2 生殖についての医療倫理

1) 避妊

生殖への医学的介入として，早くから行われたものの１つが，望まない妊娠を回避する方法である避妊のための技術である。16〜17 世紀に，ヨーロッパの医師たちが，動植物の材料（魚の浮き袋や，豚の腸管など）を用いたコンドームを考案した[9]。20 世紀に天然ゴムや合成繊維などを用いたコンドームが登場した。しかし，20 世紀後半の欧米では，経口避妊薬（ピル），注射式避妊薬，皮下インプラント，子宮内避妊用具（IUD）など，より高度な医療技術を用いた避妊効果の高い方法が好まれ，コンドームはどちらかといえば性感染症予防の手段として使われてきた。

2019 年の国連の報告[10]による世界各地での避妊法の使用状況を示すと欧米諸国では，経口避妊薬の使用率が17.8%，注射式避妊薬・皮下インプラント・子宮内避妊用具（IUD）が 10.1%，コンドームは 14.6% である。それに対して，日本では，

経口避妊薬が 2.9%，注射式避妊薬・皮下インプラント・子宮内避妊用具 (IUD) の合計が 0.4% と低く，コンドームが 34.9% と高い。経口避妊薬，注射式避妊薬，皮下インプラント，子宮内避妊用具 (IUD) は，いずれも女性が性交渉に先んじて計画的に使うことができ，避妊効果が非常に高い。それに対して，コンドームは男性が性交渉のなかで使うものであり，避妊効果がより低い。女性にとっては，男性がコンドームを使ってくれなければ，望まない妊娠のリスクを負うことになり，実際に日本ではコンドームの不使用の結果として妊娠し，中絶する件数が非常に多いとされる[11]。このように，避妊についての日本の状況は，女性のリプロダクティブライツの視点からは，憂慮すべきものと言わざるを得ない。

　さらに，1999 年に，ヨーロッパで，性交後 72 時間以内に内服することで，約81% の確率で妊娠を回避できる**緊急避妊薬**レボノルゲストレルが開発され，世界各国で認可された。日本では諸外国と比べると認可までに時間がかかり，2011 年に認可された。世界 90 か国以上で医師の診察なしで，薬局にて入手できるが，日本では今日でも医師の診察が必須とされており，保険適応でないため，予期せぬ妊娠を防ぎたい女性に十分に使われていない現状が指摘されている[12]。2019 年から，オンライン診療でも処方できるようになったが，医師の処方が必須であることに変わりはない。これについて，日本産科婦人科学会の「緊急避妊法の適正使用に関する指針」では，緊急避妊薬を処方すべきかの判断は過去の月経などの情報を的確に聴取し判断する必要があるとしている[13]。2010 年には，アメリカで 120 時間以内の内服で約 95% の確率で妊娠を回避できるウリプリスタル酢酸エステル (UPA) が認可され，世界で広く使われているが，日本では認可されていない。

■ 避妊の是非についての倫理的推論

「そもそも避妊は，倫理的に適切なものなのか」という一般的な命題についての，原則的アプローチによる倫理的推論を行ってみよう。避妊そのものを倫理的に好ましくないとする考え方は，ローマ・カトリック教会が主張してきた[14]。しかし，多くのカトリック教徒が，中絶はともかく避妊については容認しているとされ，今日の世界で，避妊を否定する考え方は，ほとんど支持されていない。避妊によって望まない妊娠を回避することは，女性の性と生殖の権利（倫理原則でいえば**自律尊重原則**）のための重要な方法であり，実際に妊娠をしてからそれを中断させる人工妊娠中絶よりも，倫理的に適切なものと見なせる。その理由は，避妊のほうが人工妊娠中絶よりも女性にとっての負担が少なく，また胎児を害する処置も回避でき，**無危害原則**および**脆弱性原則**に合致するためである。したがって，避妊については，国際社会で推奨されている，性と生殖に関する保健医療サービス (p.81) に明示されているように，**安全で効果的な避妊法の選択**が可能となるようにすることが，倫理的に望ましいということになる。こうした観点からすると，日本の避妊をめぐる現状は，相当に憂慮されるものと言えるだろう。

2）人工妊娠中絶

　人工妊娠中絶の試みは，かなり古い時代から行われたことが知られている。紀元前1550〜1500年のものとされる，古代エジプトのパピルスに中絶の方法が書かれている[15]一方で，「ヒポクラテスの誓い」(p.15)には，自分たちは中絶を行わないとの内容が含まれていた。つまり，中絶は，女性の生命を奪いかねない危険なものであるために，求められても行わない医師もいた，ということである。西洋においては，中絶は，16世紀にローマ教皇による中絶禁止の勅令によって宗教上の罪と見なされるようになり[16]，18〜19世紀には法律でも禁じられた。20世紀になると，中絶はフェミニズムによって生殖を自分の意思でコントロールする方法と見なされて，女性の権利の1つの象徴になった。

　中絶の合法化については，日本では欧米諸国よりもずっと早く，1948年の**優生保護法**（現在の母体保護法）によって実現した。欧米諸国で中絶が合法化されたのは，概ね1960〜70年代である。日本の中絶件数は，1955年の117万件をピークに減少を続け，2022年度は122,725件であった[17]。全体的に減少傾向にあるなかで，20歳未満の中絶件数が減少しないことが問題視されており，性教育が不十分であることや，上述のように女性が主体的に避妊を行えていないことなどが指摘されている[21]。

　日本では，現在でも刑法に**堕胎罪**が規定されている（第212条〜第216条）[18]。**母体保護法**では，この堕胎罪が適用されない人工妊娠中絶が規定されている（第14条）[19]。それによると，各都道府県の医師会から指定された医師によって，(1) **妊娠の継続や分娩が，身体的または経済的理由により母体の健康を著しく害するおそれがある場合**，(2) **暴行や脅迫，あるいは抵抗・拒絶できない状況で性行為を強いられて妊娠した場合**に限って，人工妊娠中絶を行うことができるとしている。中絶可能な週数については，厚生事務次官通知（平成2年3月20日，厚生省発健医第55号，厚生事務次官通知）により，**満22週未満**とされている[20]。

　日本の人工妊娠中絶の問題点として指摘されている点の1つは，母体保護法に定める基準の (1) が曖昧で，これを適用できるか否かが，現場の医師の判断で異なり得るという点である。例えば，次項で解説する，出生前診断で胎児が障害を持つことが予測される場合にも，この基準を適用して人工妊娠中絶を行うケースが非常に多いとされる。

　日本の人工妊娠中絶の問題として指摘されるもう1つの点は，中絶の方法が，国際的に標準となっているものと異なっていることである。WHOは，2003年の「安全な中絶」"Safe Abortion"（2012年第2版発行）で，初期妊娠中絶では掻爬ではなく吸引または薬物による中絶を用いることを推奨している。ところが，日本で行われる中絶の93％を占める妊娠初期の中絶において主に行われている方法は，2012年の全国調査によると，掻爬35.3％，掻爬後吸引27.1％，吸引後掻爬21.2％，吸引10.6％であった[21]。

　人工妊娠中絶についての日本の法令について議論されているのは，人工妊娠中絶

第8章　生殖についての医療倫理　**99**

を行う際に，**配偶者の男性の同意が必要条件**とされている点である。母体保護法には，配偶者がわからなかったり死亡している場合は，その同意は不要であると規定されているが，医療現場では，医師の判断で法令上必要のない場合でも，配偶者の男性の同意を求めている場合があるとされる[22]。

■ **人工妊娠中絶の是非についての倫理的推論**

避妊と同様に，中絶も**性と生殖の権利**を実現するための方法として確立されており，性と生殖に関する保健医療サービス (p.81) には，**安全で効果的な中絶サービスとケア**が挙げられている。それでも，中絶についての倫理的問題が解決しているとは言いがたい。「そもそも人工妊娠中絶は，倫理的に適切なものなのか」という一般的な命題について，原則的アプローチによる倫理的推論を行ってみると，その概略は以下のようなものになる。

まず，中絶を正当化する根拠は，倫理原則でいえば女性の**自律尊重原則**であり，性と生殖の権利でいえば，「子どもを産むかどうか，いつ，どのような方法で産むか，何人の子どもを産むかを決める権利」だということになる。

これに対して，中絶を容認できないとする考え方の根拠の 1 つは，中絶が女性に対して大きな身体的危害を与える（健康な人に対して，中絶手術という侵襲性の高い処置を行う）ことになるという**無危害原則**に基づくものである。この考え方に立てば，人工妊娠中絶を行わないことで，女性に深刻な害が生じるという場合に限って容認することになり，実際にそのような法令を設けている国もある。もう 1 つの根拠は，**受精卵・胚・胎児を害することへの懸念**である。これもまた，無危害原則に基づくものと考えることもできるのだが，**受精卵・胚・胎児は，人間と同じ権利を持つ，保護されるべき対象か**，が問題となる。そうだと考えるためには，受精卵・胚・胎児に**道徳的地位** moral status を認める根拠（判断基準）が必要になる。

図 8-1 に示すのは，これまでに提案されてきた主な判断基準である。その多くが理論的に考えられたもので，実際の胎児の発達段階でどの時期に当てはまるのかがわからないものもある（図中「？」で示してある）。

・遺伝的基準

人間に固有の遺伝子のセットを持っている存在に生きる権利や尊厳を認める考え方であり，受精卵の段階で道徳的地位が確立されると考える。受精卵以降のすべての段階が，利益を保護すべき対象と見なされるため，人工妊娠中絶はいっさい認められず，また胚などを研究や治療のために供することも許されないことになる。

・苦痛を感じる能力による基準

神経系が発達して苦痛を感じる能力を持った段階で道徳的地位を認める考え方である。この基準の適用には，いくつかの未解明の問題がある。神経組織は妊娠のかなり早い段階から確認できるが，脳などの中枢神経が発達するのは妊娠の後期であり，どの段階で苦痛を感じる能力があると見なすべきなのかが不明である。かなり

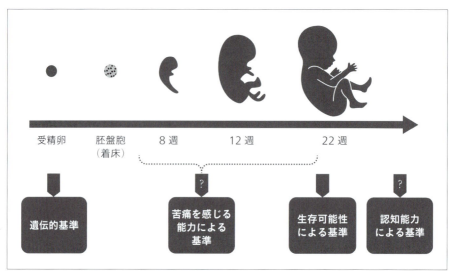
図8-1 受精卵・胚・胎児に道徳的地位を認める基準

単純な神経系を持った動物でも不快な刺激に反応することを考えると、妊娠の初期で苦痛を感じる能力がある可能性もある一方で、脳が発達するまではそのような能力はないと考えることもできるかもしれない。これは、胎児の意識がいつ生じ、どのように発達するのか、またどの程度覚醒しているのか、などに関わる問題である[23]。

- 生存可能性による基準

胎児が母体外で生存する可能性を生じた段階で、道徳的地位を認める考え方である。日本の母体保護法には、この基準が明記されている。この基準では、医療技術の進歩によって、非常に早期に生まれた超低出生体重児を救うことができるようになるにつれて、中絶が許される時期が次第に早まっていくことになる。実際に、日本で中絶が認められる時期は早められ、現在は妊娠22週未満とされている。この基準の問題は、受精卵・胚・胎児が人間の全遺伝子を持っていることや、中絶の際に苦痛を感じる可能性などを、いっさい考慮しない点にある。

- 認知的基準

人間らしい高度な認知能力（考える能力）を獲得して初めて道徳的地位も与えられるという考え方である。この基準では、妊娠の非常に遅い時期での中絶が認められ、認知能力のない発達段階の子ども（あるいは、知的障害者や認知症の高齢者など）にも生存の権利を認めないことになり、現実に採用されることは考えられない。この基準は、高度な認知能力を持つ動物の権利を考える際に検討されることがある。

このように，受精卵・胚・胎児を害することへの懸念については，決め手となる考え方が確立していないが，受精卵・胚・胎児の道徳的地位について論理的に考えることは，次に見る出生前診断にも必要な視点である。

3) 出生前診断, 着床前診断, 着床前スクリーニング

出生前診断 prenatal diagnosis（または**出生前遺伝学的検査** prenatal genetic test）は，着床後に行われる胚の検査であり，妊婦の腹部から子宮内腔に針を刺して羊水を採取する羊水検査，胎児周辺の子宮内腔の絨毛を採取する絨毛検査，胎児に直接針を刺して臍帯血などを採血する胎児採血，皮膚の一部などを採取する胎児生検など（これらは妊婦に対する侵襲性が高いため，**侵襲的検査**と呼ばれる）が，1950 年代から行われてきた。これらは検査としての精度は高いが，わずかながらも流産のリスクがあるとされるため，主に他の方法では診断が確定できない場合に行われる[24]。

これに対して，超音波検査，母体血清マーカー検査などは，母体への負担が少なく，流産のリスクがないために，**非侵襲的検査**と呼ばれる。検査の精度がやや劣ることが欠点だが，2013 年から行われるようになった，NIPT（noninvasive prenatal testing, 非侵襲性出生前遺伝学的検査。一般には「新型母体血清マーカー検査」とも呼ばれている）は，非侵襲的検査であるにもかかわらず，精度が高く，また染色体異常を正確に的中させる検出率も高い。こうしたことから，日本産科婦人科学会は，これら 3 種類の染色体異常の判断を対象として，NIPT を実施するための「母体血を用いた新しい出生前遺伝学的検査に関する指針」を策定し，国内での実施体制が整えられつつある。現状では，NIPT を実施できる施設を日本医学会が認定する仕組みになっており，**遺伝カウンセリング**の体制整備が認定要件の 1 つになっている。遺伝カウンセリングの内容は，「検査の適応，検査の限界，心配する疾患（頻度, 病態, サポート体制），具体的な検査内容，倫理的な問題点などを十分に説明する」こととされている[25]。大学院レベルの養成課程を修了し，試験に合格した人に，日本遺伝カウンセリング学会と日本人類遺伝学会による認定遺伝カウンセラーの資格が与えられる。ただし，認定遺伝カウンセラーの数は全国的に十分ではなく，地域差も大きい。また，これらの制度はいずれも学会によるもので，法律によって義務化されていないために，遺伝カウンセラーのいない非認定施設でも，NIPT が行われている実態がある。

着床前診断 preimplantation genetic diagnosis（PGD）（または**着床前遺伝学的検査** preimplantation genetic test）は，遺伝性疾患の患者や保因者を対象に，体外受精を行って，受精卵が 4〜8 個の細胞になった段階で，1〜2 個の細胞（割球）を採取して検査を行い，遺伝的異常の有無を調べるものである。これに対して，**着床前スクリーニング** preimplantation genetic screening は，より広い人を対象に，同様の検査を行い，遺伝学的な異常を認めない胚を選んで子宮に移植するものである[26]。

出生前診断，着床前診断，着床前スクリーニングの倫理的問題として，異常を認める胚や胎児の人工妊娠中絶を行ったり，異常を認めない胚を選んで子宮に移植し

たりすることの是非がある。特に議論されているのは, 21 トリソミー (ダウン症候群)
は, 重篤な疾患や障害ではなく, 実際に出生して社会生活を送っている多くの人が
いるのにもかかわらず, こうした検査の主な対象となっていることである。

---

21 トリソミー (ダウン症候群) について

- ダウン症候群は, 先天性染色体異常症で, 21 番染色体の過剰によって起こ
る発達・成長・知能などの障害である。英国の内科医ダウン Down, J.
L.H. (1828 ~ 1896) が 1866 年に初めて報告した。ダウン症候群の患者は, 一
般に低身長で肥満の傾向があり, 筋緊張が弱いので, 乳児期に「首のすわ
り」や「寝返り」などができるようになるのが遅い。知能は個人差がある
が, 知能指数 (IQ) で表現すると 25 ~ 50 程度で, まれに 75 という場合もあ
るといわれる。

- 性格は一般に温厚で, 笑顔でいることが多い。顔つきは特徴的で, 頭の形は
幅が広く短い。顔は平坦で, 目じりがつり上がって瞼が垂れ下がり, 目が小
さく見える。鼻は幅が広くて低い。また, 口を開いて舌を出していることが
多い。指が短く, 内側に彎曲している。

- 先天性の心疾患や消化管奇形, 白血病を合併する頻度が高いため, 出生後に
治療を要する場合がある。米国などでは, 親がこの種の手術に同意せず, そ
のまま死なせてほしいと希望する事例が発生して社会問題になった。

- ダウン症候群の発生頻度は, 妊婦が高齢になるほど高まる。1989 ~ 2001
年にかけて英国で行われた大規模調査によると, 妊娠 1,000 件あたりのダウ
ン症候群発生数は, 妊娠時の年齢が 20 歳で 0.9 件, 25 歳で 1.0 件, 30 歳で
1.4 件, 35 歳で 3.7 件, 40 歳で 15.2 件, 45 歳で 35.8 件, 50 歳で 48.0 件と,
40 歳前後から急速に高まっていた[27]。少し前には羊水検査によって, 最近で
は母体血清マーカー検査による出生前診断によって妊娠中に診断ができるよ
うになり, この事例のように, ダウン症候群の可能性があることがわかると
中絶を選択する人が多い。

ケーススタディ❷　出生前検査による人工妊娠中絶についての倫理的推論

　出生前診断, 着床前診断, 着床前スクリーニングなどによって, 21 トリソミー (ダ
ウン症候群) のように, 重篤とは言えない疾患や障害を持つことが予測される子ども
の出生が回避されることの是非は, 倫理的には極めて難しい問題である。医学の負
の遺産になっている優生学 (p.22) と同じだと考える人がいる一方で, 女性が長い歴
史の末に獲得した性と生殖の権利の一部だと考える人もいる。さらには, 出生前検
査についても, また人工妊娠中絶についても, 法令の整備が十分でなく, 臨床現場
での判断に任されている点が多い。そのため, この問題については,「そもそも出

生前検査による人工妊娠中絶は，倫理的に適切なものなのか」という一般的な命題ではなく，医療現場での個別的な状況を設定したケーススタディによる倫理的推論を行ってみよう。以下は，実際の事例をもとに作成した架空の事例である。

■〈事例〉　出生前検査と障害胎児の中絶

> ともに 40 代の夫婦が，結婚 5 年目で妊娠し，自宅近くの産婦人科医院を受診した。高齢出産ということで，この医院では，NIPT（非侵襲性出生前遺伝学的検査）を実施していた。妊娠 12 週目に検査した結果，胎児がダウン症候群である可能性が高いことがわかった。そのことを医師が説明したところ，夫婦は「障害児は育てられない」として，中絶を希望した。
>
> 医師と助産師は，認定遺伝カウンセラーに，この夫婦が，ダウン症について，ほとんど何も知らず，あまり深く考えずに中絶を求めているように思える，と伝えた。

■この事例についての倫理的推論

（1）原則的アプローチ

この事例では，「中絶手術を行う」および「中絶手術を行わない」という 2 つの選択肢について，第 4 章のデモンストレーション（p.51）のように，自律尊重，無危害・善行，公平性，公正性という 4 つにアレンジした倫理原則を用いて倫理的推論を行ってみる（表 8-3）。

表8-3　**倫理原則を用いた倫理的推論の例**

倫理原則	選択肢1：中絶手術を行う	選択肢2：中絶手術を行わない
自律尊重	• 妊婦と夫は中絶を希望している。 • 法律上，胎児の推定意思・最善利益を考える必要はない。	• （胎児の推定意思は，「中絶を行わないでほしい」である。）
無危害・善行	• 妊婦と夫は，ダウン症児を育てる経験が有益なものと考えておらず，中絶は益となる。 • 法律上，胎児の利益を考える必要はない。	• （胎児の最善利益は，「中絶を行わないでほしい」である。）
公平性	• こうした事例での中絶は国内で数多く行われており，この夫婦に中絶を行わないのは不公平である。 • どの子どもも親を選べるわけではなく，この胎児が特別に不公平な扱いを受けているとは言えない。	• ダウン症児を育てている親もあることからすれば，胎児にとっては不公平である。
公正性	• 母体保護法で中絶が認められる要件「妊娠の継続や分娩が，身体的または経済的理由により母体の健康を著しく害するおそれがある場合」に該当すると見なせる。 • 遺伝カウンセリングを受けてなお，本人たちが中絶を希望するなら，公正な手続きに則っていると言える。	• 母体保護法で中絶が認められる要件「妊娠の継続や分娩が，身体的または経済的理由により母体の健康を著しく害するおそれがある場合」に該当するとは言えない。 • この夫婦は，ダウン症について，ほとんど何も知らず，あまり深く考えずに中絶を求めていて，このまま中絶を容認するのは，適切な手続きとは言えない。

※（　）は，日本の法令が採用している基準によらない内容である。

自律尊重原則は，妊婦と夫が中絶を希望していることから，「選択肢1：中絶手術を行う」を正当化する有力な根拠となる。これに対して，「選択肢2：中絶手術を行わない」については，そもそも胎児に自律尊重原則を適用できるかが問題になる。法律に基づいて考えるなら，前にも触れたように，民法に「私権の享有は，出生に始まる」（第3条）とあり，誕生する前の胎児は，私権すなわち個人としての権利や利益を持っていないと規定されているのだから，自律尊重原則は適用できないことになる。仮に，日本の法令が採用している基準ではなく，胎児を「現時点では自らの意向を表明できない，判断能力を欠いた存在」と見なすのであれば，胎児自らが生存する権利を否定することは考えられないため，その推定意思（第11章，p.143）は「中絶を行わないでほしい」であり，選択肢2が正当化される。

無危害・善行原則については，中絶は，妊婦と夫の益となると見なすか否かで，どちらの選択肢が正当化されるかが変わることになる。この評価について，選択肢1を正当化するのは，妊婦と夫がダウン症児を育てる経験が有益なものと考えていないという事実である。

胎児の益と害については，自律尊重原則と同様に，法律上は考える必要はない。仮に，法律の採用する基準にこだわらず，胎児を，「現時点では自らの意向を表明できない，判断能力を欠いた存在」と見なせば，その最善利益は「中絶を行わないでほしい」である。なぜなら，ダウン症で生きていく人生よりも，生まれないほうがよいという考え方（不正な出生 wrongful life とか，反出生主義 antinatalism などと呼ばれる）は，障害者の権利に反するものであり，医療においては支持されるものではないためである。

公平性原則については，こうした事例での中絶が数多く行われている現実からすると，この夫婦に中絶を行わないのは不公平だというのが，選択肢1を正当化する根拠となる。これに対して，世の中にはダウン症児を育てている親もあり，この胎児が生んで育ててもらえないのは不公平だとして，選択肢2の根拠を考えることもできる。しかし，そもそもどんな子どもであっても親を選べるわけではないことからすると，これはやや説得力を欠くようにも思える。

公正性原則については，母体保護法で中絶が認められる要件「妊娠の継続や分娩が，身体的または経済的理由により母体の健康を著しく害するおそれがある場合」に該当すると見なすか否かで，どちらの選択肢が正当化されるかが変わる。さらに，決め方の手続きについても，遺伝カウンセリングを受けてなお，本人たちが中絶を希望するなら，公正な手続きに則っていると考えるか，それとも，この夫婦がダウン症児についての理解を十分に持たない限りは，その希望に従うべきでないと考えるかで，判断が変わる。

以上を総合すると，自律尊重，無危害・善行，公平性の原則については，「選択肢1：中絶手術を行う」を正当化する根拠のほうが有力であるように思える。その理由は，「選択肢2：中絶手術を行わない」の根拠のなかには，日本の法令が採用し

ていない考え方，すなわち，胎児を「現時点では自らの意向を表明できない，判断能力を欠いた存在」と見なす仮定に基づくものが含まれているからである。

しかし，「選択肢1：中絶手術を行う」という方針を採用した場合に，公正性原則で考えた遺伝カウンセリングの位置づけをどう考えるかが課題として残る。つまり，**遺伝カウンセリングを受けることだけを条件とするのか**，それとも，**遺伝カウンセリングによって，ダウン症児についての十分な理解を獲得させることまでを条件とするのか**，である。これは，形式主義と実質主義のどちらを取るかの問題である。カウンセリングを受ければよいというのが形式主義，カウンセリングによって夫婦がダウン症児について理解したことまでを求めるのが実質主義である。当然ながら，実質主義のほうが厳しい要件となるのだが，それをどのように確認するのかなど，カウンセリングの内容に踏み込んだ検討が必要となる。そのためには，対話的アプローチによる倫理的推論を行うほかに，有効な方法はないと思われる。

(2) 対話的アプローチ

対話的アプローチでは，倫理的問題を生じている事例の当事者のナラティヴを理解し，その不調和の軽減を図るために，(1) その事例の当事者たちのナラティヴを理解するための対話，(2) ナラティヴの不調和の見極め，(3) 不調和の軽減を図るための対話，を行うのであった (p.66)。これを，認定遺伝カウンセラーがファシリテーターとなって行う (図8-2) と仮定して，その概要を解説する。

(a) その事例の当事者たちのナラティヴを理解するための対話

遺伝カウンセラーは，医師と助産師から，この夫婦が，「ダウン症について，ほとんど何も知らず，あまり深く考えずに中絶を求めているように思える」と伝え聞いている。これについて，当事者である妻と夫のナラティヴを理解する対話を行う必要がある。妻と夫に，**今回の検査結果の受け止め方や，ダウン症や障害一般についての認識**について，カウンセリングのなかで語ってもらうことはあまり難しくないだろう。検討が必要なのは，カウンセリングを夫婦別々に行うのか，それとも両者同席の形で行うのかである。現状では，夫婦は一致して中絶を求めているようなので，同席の形式でよいかもしれないが，両者の間に考え方の違いなどがあるようならば，別々に行うことも検討すべきだろう。

(b) ナラティヴの不調和の見極め

(a) の対話のなかで，

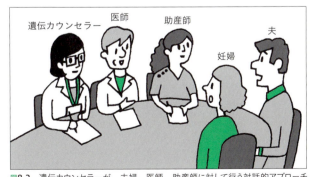

図8-2 遺伝カウンセラーが，夫婦，医師，助産師に対して行う対話的アプローチ

妻と夫のナラティヴの不調和は生じていないか，また将来的に生じる可能性（例えば，今回の選択をめぐって，わだかまりが残る可能性）はないかを探る必要がある。その可能性がない場合，つまり夫婦が一致して，確かに中絶手術を希望するという意思がはっきりしているのであれば，**夫婦と医療従事者のナラティヴの不調和**について考えることになるだろう。夫婦が一致して中絶手術を希望したとしても，医師と助産師は，**ダウン症児についての十分な理解**を持った上で，熟慮に基づく決定をしてほしいと考えていて，夫婦との間にナラティヴの不調和が生じる可能性があるからである。

（c）不調和の軽減を図るための対話

妻と夫のナラティヴの不調和がある場合，その軽減を図るための対話は，複雑なものになる。まず，妻が中絶を望んでいるが夫は迷っているという場合，前に見たように，**配偶者の男性の同意**が必要条件とされていることを妻にどう伝えるのかについて，医師や助産師と話し合う必要がある。その逆，つまり妻が迷っていて，夫の方が中絶を望んでいるという場合であれば，妻が夫の意向に従属するようなことにならないように，**夫婦の意思決定に介入**する必要が生じる。

夫婦と医療従事者のナラティヴの不調和については，ダウン症児についての十分な理解をこの夫婦にどの程度まで求めるのかを，医師や助産師と話し合う必要がある。あまり厳格に求めることは難しいかもしれず，かといって，まったく求めないことも望ましくない。その理解をどうやって誰が確認するのかについても，医師が夫婦と話して確認するのか，それとも妻，夫，医師，助産師と，遺伝カウンセラーとで話し合うのかなど，話し合いの形式をも検討する必要がある。

このような対話的アプローチによる倫理的推論は，実際の遺伝カウンセリングに組み入れられているとは必ずしも言えない。実際に行われている遺伝カウンセリングは，科学的根拠に基づく情報提供を行い，遺伝性疾患などについての正しい理解を得られるように支援した上で，当事者の自己決定を支援することが中心であり，倫理的推論を行うことまでは求められていない。しかし，当事者間や当事者と医療従事者との間などに，考え方のずれが生じて，それが倫理的問題に発展している事例では，対話的アプローチは極めて重要と思われる。遺伝カウンセラーが不足しているわが国の臨床現場で，これをどのように行っていくかを考える必要がある。

4）不妊治療

18世紀に人工授精が始まったと考えられているが，20世紀後半からは，より高度な医療技術が開発されている。日本では，結婚する年齢が高くなる晩婚化が進んでいる。年齢が高くなるほど妊娠する可能性（妊孕率）が下がるため，不妊症の人が増えているとされる。その一方で，不妊治療を始める年齢も高いために，その成功率が低くなる傾向がある。このため，海外と比べて，不妊治療を受ける人が多い一方で，成功率が低いという特徴が見られる[28]。不妊治療の主なものとして，以下の

ようなものがある。

• **配偶者間人工授精**（AIH）

　精子の数や運動性の不足などが原因で，精子が子宮まで到達できずに不妊となっている場合に，夫の精液を採取して妻の子宮内に注入して妊娠を成立させようとするものである。最も古くから行われている不妊治療で，18世紀に英国で行われた記録が残っている。

• **非配偶者間人工授精**（AID）

　夫が無精子症などの場合に，別の男性の精液を採取して，それを妻の子宮内に注入して妊娠を成立させようとするものである。子どもから見ると，父親（育ての父親）のほかに，精子提供者という遺伝的な父親が別にいることになる。これが初めて行われたのは19世紀の終わりだった。

• **体外受精−胚移植**（IVF-ET）

　卵管性不妊などのために人工授精では妊娠できない人を対象として，女性の卵子を体外に取り出して精子を加えて受精させ，それを子宮に移植するものである。卵子は自然の月経周期で通常は1個しか排卵されない。体外受精を性交させるには，より多くの卵子が必要であるために，排卵誘発薬を用いて，一度に多数の卵子を成熟させる。成熟卵を卵巣から穿刺（局所麻酔をした状態で腟から刺入した針で吸引採取する）によって取り出し，体外で受精させ，いくつかの細胞に分裂した胚を女性の子宮内に移植する（胚移植）。このように複雑な技術を必要とするため，人間で体外受精が初めて成功したのは，人工授精よりもずっと後の，20世紀の後半である。体外受精の最初の成功例は1978年に英国で行われ，「試験管ベビー」として世界中に大きなセンセーションを巻き起こした。体外受精では，技術的には卵子，精子ともに第三者のものも利用できるため，子どもの視点から見ると，夫婦のほかに卵子や精子の提供者が存在し，生みの親，育ての親，遺伝上の親が異なる可能性がある。

• **代理出産**

　不妊症のカップルが別の女性に子どもを妊娠・出産してもらうことである。妊娠・出産を引き受ける女性を**代理母**と呼ぶ。不妊症のカップルの卵子と精子を体外受精させ，できた胚を代理母に移植する場合を**ホストマザー型**，夫の精子を代理母に注入して人工授精させる場合を**サロゲートマザー型**と呼ぶ。ホストマザー型では，生まれた子どもは遺伝的には両親と血のつながりを持ち，代理母とは血のつながりがない。サロゲートマザー型では，子どもは父親と代理母と血のつながりを持ち，母親（代理出産を依頼した不妊症カップルの女性）とは血のつながりがない。子どもの視点から見ると，夫婦のほかに卵子や精子の提供者が存在し，さらに代理母という特別な人が存在する可能性があることになる。「生みの親」「育ての親」「遺伝上の親」の関係はかなり複雑になる。

　日本には，これらの不妊治療のどれを行ってよいかなどを定めた法律は，現時点

では制定されていない。2020 年に，**生殖補助医療法**（生殖医療の提供及びこれにより出生した子の親子関係に関する民法の特例に関する法律）が成立したが，現時点でこの法律が定めているのは，第三者の卵子や精子の提供で生まれた子どもの母親と父親についての規定のみである。つまり，第三者からの卵子提供によって子どもを妊娠し出産した場合，出産した女性を母親と見なすという母子関係の規定（第 9 条）と，妻が夫の同意を得て第三者からの精子提供で子どもを妊娠した場合，夫はそれが自分の子どもだと認めなければならないという父子関係の規定（第 10 条）である [29]。

このため，国内で行える不妊治療の範囲は，事実上，日本産科婦人科学会による倫理指針によって決まっている。そこで認められているのは，AIH，AID，および夫婦（法律婚でも事実婚でもよい）の卵子と精子を用いた体外受精-胚移植（IVF-ET）までである [30]。同学会によれば，2020 年に，体外受精-胚移植で生まれた子どもの数は 69,797 人だった [31]。そのうち，凍結融解胚を用いて生まれた子どもの数が 64,679 人と非常に多い。これは，1 回の採卵で採取した卵子を凍結保存しておいて，順次治療に用いていく方法であり，採卵回数が少なくて済み，また移植する胚の数を制限することで多胎妊娠を防ぐことができ，採卵後に凍結しない生鮮胚移植よりも着床率が高いなど，メリットが多いことなどから，近年では増加傾向にある [32]。

同学会は，第三者の卵子や精子を用いた体外受精-胚移植，代理出産は認めていないが，非配偶者間の体外受精を認めるべきだと考える医師らが，日本生殖補助医療標準化機関（JISART）を設立し，2006 年から一定の条件のもとでこれを実施している。ただし，2023 年までの精子・卵子提供実績は 126 件で，実際に生まれた子どもは 83 人 [33] にとどまっており，広く普及しているとは言えない状況にある。

代理出産については，国内で行っている医療機関はなく，アメリカ，タイ，台湾などでの代理出産をあっせんする業者があり，実際にそれによって子どもを得た人が増えているとされる。日本の民法では「産んだ女性」が母親と見なされるため，代理出産で産まれた子どもを自分の子どもと認めてもらえず，養子縁組などによって法律上の親子関係をつくる人が多い。上記の生殖補助医療法は，民法が定める親子関係の規定が，不妊治療の現状にそぐわないために作られたものであるが，代理出産についての特例は設けられていない。

■ 不妊治療についての倫理的推論

「そもそも不妊治療は，倫理的に適切なものなのか」という一般的な命題についての，倫理原則を用いた倫理的推論を行ってみると，表 8-4 に示すように，やや複雑なものになる。

まず，不妊治療は，**自律尊重原則**によって正当化されることは明確である。不妊症患者には，世界医師会の「患者の権利に関するリスボン宣言」における**良質の医療を受ける権利**（p.30 および p.137）がある。これに加えて，**性と生殖の権利**のための保健医療サービスとして，「不妊症の予防，管理，治療」が位置づけられている（p.81）。

第8章　生殖についての医療倫理　**109**

表8-4　**倫理原則を用いた倫理的推論の例**

倫理原則	選択肢1：不妊治療は倫理的に適切である	選択肢2：不妊治療は倫理的に適切でない
自律尊重	• 不妊症患者には，良質の医療を受ける権利，性と生殖の権利がある。	
無危害・善行	• 不妊症患者・パートナーにとって，子どもを得られるという益がある。 • 卵子提供者・精子提供者・代理母にとって，心理的貢献または報酬という益がある。 • 生まれてくる子どもにとって，自らの出生という益がある。	• 不妊症患者・パートナーにとって，身体的・精神的・経済的な負担・リスクがある。 • 卵子提供者・精子提供者・代理母にとって，身体的・精神的な負担・リスクがある。 • 生まれてくる子どもにとって，親子関係の複雑化などによる，精神的・社会的な負担・リスクがある。
公平性	• 不妊治療は誰もが利用でき，特に公平性を損なわない。	• 不妊治療は患者の経済的負担が大きく，経済状態によって治療を受けられるか否かが左右される点が不公平である。
公正性	• 日本では，不妊治療の範囲は医師の団体が決めていて，患者や国民の声が反映されにくく，適切とは言えない。	• 不妊治療の範囲を，専門知識を持つ医師の団体が決めることに，手続き的な問題はない。

　不妊治療の是非の判断を分けるのは，主に**無危害・善行原則**である。この原則では，(1) 不妊症患者，(2) パートナー，(3) 卵子提供者・精子提供者・代理母，(4) 生まれてくる子ども，の4つの異なる立場の人にとっての益と害を比較して検討することになる。これらの立場の各々について，益と害を評価し，さらに，立場の異なる人たちの益と害を比較考量する必要もある。

　公平性原則については，不妊治療は誰もが利用できると考えるか，患者の経済的負担が大きく，経済状態によって治療を受けられるか否かが左右されると考えるかで，判断が分かれる。

　公正性原則については，不妊治療の是非を決める意思決定過程の適切さが問題になるが，現状では医師の団体が決めていて，患者や国民の声が反映されにくいと考えるか，この決め方に手続き的な問題はないと考えるかで，判断が分かれる。

第Ⅲ部　性と生殖

文献と註（第7章）

1　Wilcox, A. J., Weinberg, C. R., & Baird, D. D. (1995) Timing of sexual intercourse in relation to ovulation — effects on the probability of conception, survival of the pregnancy, and sex of the baby. *New England Journal of Medicine*, 333 (23), 1517-1521.

2　International Labour Organization (ILO), Walk Free, and International Organization for Migration (IOM). (2022) Global Estimates of Modern Slavery: Forced Labour and Forced Marriage. https://www.ilo.org/sites/default/files/wcmsp5/groups/public/@ed_norm/@ipec/documents/publication/wcms_854733.pdf

3　Bearak, J., Popinchalk, A., Ganatra, B., Moller, A. B., Tunçalp, Ö., Beavin, C., ... & Alkema, L. (2020) Unintended pregnancy and abortion by income, region, and the legal status of abortion: estimates from a comprehensive model for 1990-2019. *Lancet Global Health*, 8 (9), e1152-e1161.

4　外務省　「児童の権利に関する条約」　https://www.mofa.go.jp/mofaj/gaiko/jido/zenbun.html

5　民法（明治二十九年法律第八十九号）第三条　https://elaws.e-gov.go.jp/document?lawid=129AC0000000089

6　外務省　「障害者の権利に関する条約」　https://www.mofa.go.jp/mofaj/fp/hr_ha/page22_000899.html

7　Pence, G.E.（2000）Classic Cases in Medical Ethics : Accounts of Cases that Have Shaped Medical Ethics, with Philosophical, Legal, and Historical Backgrounds, 3rd ed., McGraw－Hill.（宮坂道夫・長岡成夫　訳：医療倫理—よりよい決定のための事例分析 1・2，みすず書房，2000，pp.296-334.）

8　Ethics Committee of the American Society for Reproductive Medicine. (2015) Access to fertility services by transgender persons: an Ethics Committee opinion. *Fertility and Sterility*, 104 (5), 1111-1115., De Wert, G. et al.. (2014) ESHRE Task Force on Ethics and Law 23: medically assisted reproduction in singles, lesbian and gay couples, and transsexual people. *Human reproduction*, 29 (9), 1859-1865.

9　John M. Riddle. Eve's Herbs: A History of Contraception and Abortion in the West. Cambridge: Harvard University Press, 1997

10　World Contraceptive Use（2019）に基づく，避妊法別の避妊普及率の推計値を示している。世界 195 カ国・地域の調査データに基づく。　https://www.un.org/development/desa/pd/sites/www.un.org.development.desa.pd/files/files/documents/2020/Jan/un_2019_contraceptiveusebymethod_databooklet.pdf

11　武谷雄二．（2009）全国的実態調査に基づいた人工妊娠中絶の減少に向けた包括的研究 平成 20 年度総括研究報告書 / 平成 18 〜 20 年度総合研究報告書．https://mhlw-grants.niph.go.jp/project/15132

12　高田倫志．（2023）緊急避妊薬，市販へ半歩　処方箋なく薬局で試験販売へ．日本経済新聞，2023 年 9 月 15 日，https://www.nikkei.com/article/DGXZQOUC0694O0W3A900C2000000/

13　日本産科婦人科学会．（2016）緊急避妊法の適正使用に関する指針（平成 28 年度改訂版）https://www.jsog.or.jp/activity/pdf/kinkyuhinin_shishin_H28.pdf

14　1968 年にローマ教皇パウロ 6 世が発した回勅『フマネ・ヴィテ（人間の生命）〜 適正な産児調節に関する回勅』では，生命を生み出す能力は，神による計画であり，生殖を妨げる避妊は，どのようなものであれ否定されねばならないとしている。

15　Riddle, J. M. (1992) Contraception and Abortion from the Ancient World to the Renaissance. Harvard University Press, pp. 66-73.

16　Castuera, I. (2017). A social history of Christian thought on abortion: Ambiguity vs. certainty in moral debate. *American Journal of Economics and Sociology*, 76(1), 121-227.

17　厚生労働省．（2023）令和 4 年度衛生行政報告例（母体保護関係）．https://www.mhlw.go.jp/toukei/saikin/hw/eisei_houkoku/22/dl/kekka5.pdf

18　妊婦が自ら行う自己堕胎 (212 条)，第三者が妊婦の嘱託または承諾に基づいて行う同意堕胎・致死傷 (213 条)，医師等の業務者が妊婦の嘱託・承諾に基づいて行う業務上堕胎・致死傷 (214 条)，第三者が妊婦の嘱託・承諾に基づかずに行う不同意堕胎・致死傷 (215 条・216 条)

19　https://elaws.e-gov.go.jp/document?lawid=323AC0100000156

20　優生保護法により人工妊娠中絶を実施する時期の基準について (抄)(平成二年三月二〇日)(発健医第五五号)(各都道府県知事あて厚生事務次官通知)　https://www.mhlw.go.jp/web/t_doc?dataId=00ta9691&dataType=1&page%20No=1

21　打出喜義．（2012）科学研究費助成事業（科学研究費補助金）研究成果報告書　我が国における中絶医療実態の調査研究．https://kaken.nii.ac.jp/file/KAKENHI-PROJECT-22659101/22659101seika.pdf

22　NHK などの調査では，3 割以上の医師が，「どのような状況でも同意を求める」と答え，1 割ほどの医師が，「強制性交件での中絶もすべて配偶者の同意を求める」と答えている。このように，法的に必要がないケースでも，男性の同意を求めている実態が明らかとなったのだが，その理由は，母体保護法をそのように解釈しているため」が最も多く 70.8％，次いで「訴訟のリスクを避けるため」が 42.7％，「そのように教わったため」が 13.5％などとなっていた。NHK．（2922）みんなでプラス　人工妊娠中絶で配

偶者の同意は必要か　日本の産婦人科医たちの戸惑い．https://www.nhk.or.jp/minplus/0029/topic082.html

23 Lagercrantz, Hugo, and Jean-Pierre Changeux. (2009) "The emergence of human consciousness: from fetal to neonatal life." *Pediatric Research* 65(3), 255-260

24 Salomon, L. J. et. al. (2019) Risk of miscarriage following amniocentesis or chorionic villus sampling: systematic review of literature and updated meta-analysis. *Ultrasound in Obstetrics* & *Gynecology*, 54 (4), 442-451.

25 日本遺伝カウンセリング学会．（2016）出生前遺伝カウンセリングに関する提言．https://www.jsgc.jp/files/pdf/teigen_20160404.pdf

26 現在，日本では，着床前診断として，染色体構造異常の保因者に対する着床前胚染色体構造異常検査（preimplantation genetic testing for structural rearrangements, PGT-SR）が，また胚の染色体数を調べる着床前スクリーニング検査として，着床前胚染色体異数性検査（reimplantation genetic testing for aneuploidy , PGT-A）が試験的に行われている。いずれについても，出生前診断と同様に，遺伝カウンセリングの充実が求められている。日本産科婦人科学会（2022）生殖補助医療実施医療機関の登録と報告に関する見解 https://fa.kyorin.co.jp/jsog/readPDF.php?file=75/8/075080775.pdf#page=30

27 Morris, J.K., Mutton, D.E., Alberman, E.（2005）Recurrences of free trisomy 21：analysis of data from the National Down Syndrome Cytogenetic Register. *Prenatal Diagnosis,* 25(12), 1120-1128.

28 Dyer. Set al. (2016) International committee for monitoring assisted reproductive technologies world report : assisted reproductive technology 2008. 2009 and 2010. *Froman Reproduction,* 31(7), 1588-1608.

29 生殖補助医療の提供等及びこれにより出生した子の親子関係に関する民法の特例に関する法律（令和二年法律第七十六号）https://elaws.e-gov.go.jp/document?lawid=502AC0100000076

30 日本産科婦人科学会（2003）代理懐胎に関する見解．http://www.jsog.or.jp/about_us/view/html/kaikoku/H15_4.html, 日本産科婦人科学会（2004）胚提供による生殖補助医療に関する見解．http://www.jsog.or.jp/about_us/view/html/H16_4.html, 日本産科婦人科学会（2014a）体外受精・胚移植に関する見解．http://www.jsog.or.jp/ethic/taigaijusei_201406.html, 日本産科婦人科学会（2014b）「体外受精・胚移植／ヒト胚および卵子の凍結保存と移植に関する見解」における「婚姻」の削除について．http: //www.jsog.or.jp/ethic/rinri_kaikoku_201406.html, 日本産科婦人科学会（2015）提供精子を用いた人工授精に関する見解．http://www.jsog.or.jp/ethic/teikyouseishi_20150620.html

31 https://www.jsog.or.jp/medical/641/

32 https://www.nli-research.co.jp/report/detail/id=75458?pno=2&site=nli

33 JISART（2016）卵子提供実績（2024 年 6 月現在）https://jisart.jp/about/external/proven/

第 Ⅳ 部　死

スウェーデン・ストックホルム郊外の共同墓地「森の墓地」skogskyrkogarden。この地域の人たちの抱く，人間は死後に森に還るのだという死生観をよく表している。（著者撮影）

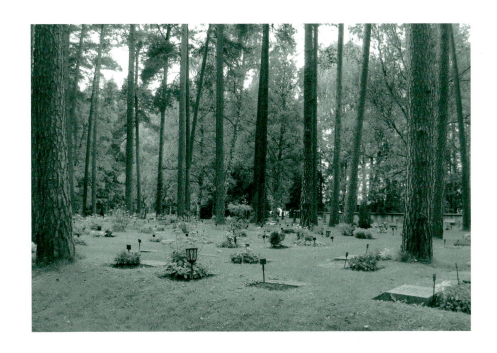

第IV部　死

第 9 章　死についての医療倫理 (1)

本章と次章で取り上げるのは，死というテーマである。病気の予防，検査，治療，ケアなど，医療従事者の職務の多くが，患者の死を遠ざけるために行われていると言えるだろう。その一方で，患者が穏やかな死を迎えるように支援することもまた，古くから医療従事者の重要な責務と見なされてきた。「死を遠ざけること」と，「穏やかな死を迎えるように支援すること」という方向性の異なる目的は，多くの倫理的問題を生んでいる。

1 死について

1) 生物学的現象としての死

医療において，死とは，病気や障害などの帰結，もしくは生物学的な寿命によって生じる**生命活動の停止**として捉えられてきた。しかし，生物学的現象としての死は，必ずしも十分に解明されていない。ただし，生体の基本単位である細胞レベルで生じる死については，ある程度の解明が進んでいる。細胞が死ぬ現象には，**アポトーシス** apoptosis と**ネクローシス** necrosis とがある。アポトーシスは，細胞が遺伝子の働きによって自己融解する**計画的に生じる現象**である。アポトーシスは細胞が死ぬ現象であるが，必ずしも個体（全身）の死に直結するものとは限らず，むしろ身体が正常に機能する上で不可欠な現象だと考えられている。例えばオタマジャクシがカエルに変態する際に尾が失われるが，このとき尾の細胞がアポトーシスによって融解する。人間の身体のなかでも，古くなった細胞がアポトーシスによって融解し，新しくつくられた細胞と入れ替わる。これに対して，ネクローシス（壊死とも呼ばれる）は，細胞が損傷することで引き起こされる現象であり，**偶発的に生じる現象**である。病気や外傷などで大きなダメージを受けた際には，広範囲の組織・細胞で同時にネクローシスが生じ，結果として個体の死をもたらすことになる。組織・臓器・全身レベルでの死は，細胞の死よりもはるかに複雑な現象である。臓器のなかで，生命の維持に最も直接的に関与するのが，**心臓，肺，脳**である。心臓は循環機能を，肺は呼吸機能を，脳は中枢神経機能を担い，これらのいずれかが失われれば，全身の生命活動がすみやかに停止する。

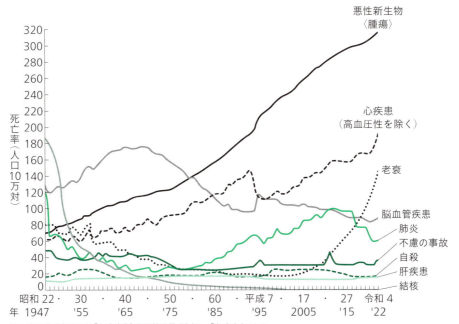

図9-1　第2次世界大戦後の日本人の死因の変化

2）寿命の伸長と死因の変化

　人の死因は，時代や地域によって大きく異なる。日本を含めて，経済発展を遂げた国では，医療技術の進歩と普及，食事や栄養の改善，生活水準や労働条件の向上，感染症の減少，教育水準の向上などによって，人々の平均寿命は80歳ほどに伸びている[1]。図9-1は，第2次世界大戦後の日本人の死因の変化を示している[2]。悪性新生物，心疾患，脳血管疾患は，「三大死因」と呼ばれてきたように，長年にわたって死因の上位を占めてきたが，最近では老衰が急激に増えている。厚生労働省は，老衰を「高齢者で，他に記載すべき死亡の原因がない，いわゆる自然死」と定義している[3]。老衰で亡くなる人が増えている背景には，生物学的な最長寿命（人間では100歳ほどとされている）まで生きる人が増えていることに加えて，病院ではなく介護老人保健施設や老人ホームのような施設で亡くなる人が増え，家族が受け入れやすい老衰という死因を，医師が死亡診断書に記載するケースが増えたことなどが指摘されている[4]。

　その一方で，年齢別・性別ごとに死因を見ると，10代から30代までは自殺の割合が高いことと，女性が男性に比べて悪性新生物で亡くなる年齢のピークが10歳ほど若いことなどが目を引く（図9-2）[5]。

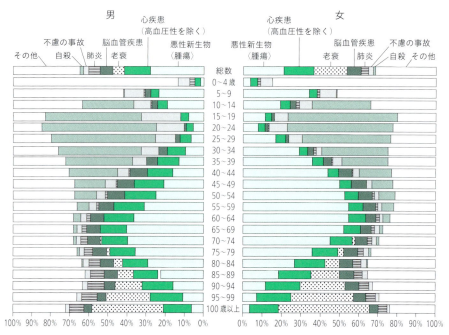

図9-2 日本人の年齢別・性別ごとに見た死因

3) ライフイベントとしての死

　　　　死は複雑で多面的な事象であり，医学的な視点からだけでなく，哲学，法学，心理学，社会学など，さまざまな角度から捉える必要がある。医療従事者にとって，患者の死を広い視野で捉えるための方法の1つが，死を**ライフイベント** life events として捉えることである。ライフイベントとは，誕生，就学，就職，結婚，出産，育児，退職，死のように，多くの人が生涯のうちに経験する重要な出来事のことである。これらのなかで，人生の始まりと終わりで経験する誕生と死は，他のものとは異なる特徴を持っている。まず，他のライフイベントは，人によっては経験しないことがあるのに対して，誕生と死は**すべての人が例外なく経験する**。さらに，他のライフイベントは，時間経過のなかで，「将来の出来事」，「現在の出来事」，「過去の出来事」と順に推移していく。実際に経験するまでは，そのライフイベントは「将来の出来事」であり，やがて「現在の出来事」となり，その後に「過去の出来事」となって，振り返って考えることができる。これに対して，死は，「将来の出来事」として予想することはできても，「過去の経験」として振り返ることができない。

　　　　死に関連する生物学的現象に，加齢と老化がある。**加齢** aging とは，時間経過に伴う変化を意味し，成長・成熟・衰退の全過程を指す言葉である。これに対して**老化** senescence とは，加齢の一側面である衰退的な変化を意味する。この言葉の暗い語感を嫌って，「加齢」や「エイジング」と言い換える人もいる。多くの動物では，生殖可能な時期以降に残されている時間は，最長寿命の1割程度でしかない。これに対して，人間は概ね50歳くらいに生殖可能な時期を終えてのち，死ぬまでの時

間が，100 歳くらいとされる最長寿命の 5 割前後にも達する。つまり，人間は生殖を終えたあとの人生が非常に長い。80 歳になると，人間の高音域聴覚は全盛期の 30 ％，心臓の拍出量は 45 ％，肺活量は 50 〜 60 ％に低下するとされる。その一方で，低音域聴覚，嗅覚，握力は 70 ％，神経伝達速度は 85 ％を維持する。個体差も大きく，80 歳でも一部の生理活性が全盛期並みに維持されている人もいれば，40 〜 50 歳代で著しく低下する人もいる[6]。さらに，高齢まで生きて死を迎える人もいれば，若い年齢で亡くなる人もいる。当然ながら，小児期や青年期，壮年期の死は，老年期での死とは異なる様相を呈する。

4）死生観，死を前にした人の心理

　次に，人が死をどう受け止め，向き合ってきたかに注目する。死を広い視野で捉え，人間の生や社会のあり方を研究する学問を**死生学**と呼ぶ。そのなかで特に関心を持たれてきたのが，人が死についてどう捉えているかという**死生観**である。死生観の捉え方は多様であるが，宗教学者の藤田富雄は，現代人の死生観を 4 つに分類した。①現実の肉体的生命が無限に存続することを信じるタイプ，②肉体は消滅しても霊魂は不滅であると信じているタイプ，③肉体も霊魂も滅んでしまうが，それに代わる不滅な対象に献身することによって，自己を不滅にしようとするタイプ，④肉体も霊魂もそれの代用になるものも消滅してしまうが，現在の行動に自己を集中することによって，生死を超えた境地を体得するタイプである[7]。この分類は，**死への不安をいかに克服するか**が，人によって異なっていることを示している。つまり，死への不安を「肉体的生命」や「霊魂」が死後も存続すると考えることで軽減しようとするのか，あるいは，肉体や霊魂以外の「不滅な対象」や「現在の行動」を注視することで乗り越えようとするかによって，死生観が異なることになる。

　人間は，他の動物と違って，自らがいずれ死んでしまうものだという認識を常に持っていて，その不安や恐怖と向き合わざるを得ない。実存主義などの現代哲学では，ここに人間という存在の本質を見ようとする。ドイツの哲学者ハイデガーは，人間とは「**死への存在** Sein zum Tode」だと述べた[8]。これは，単に「いつか死ぬ存在」というような単純な意味ではなく，自分がやがて死ぬのだと自覚し，それを引き受けることで，真の自由と責任を覚悟した，本来の自分になるのだという意味である。

　心理学では，自分の死と向き合うことで生じる実存的な危機が，死への不安や恐怖を軽減する心理的変化を引き起こすという**存在脅威管理理論** terror management theory が注目されている。これまでの研究で，自分が死んでしまうことを知ったときに，自分が抱いている世界観の意味や価値を確認し，それによって自尊感情を高め，親しい人との関係による安心感を得ることで，死への不安や恐怖が軽減されることがわかっている。さらに，自分の死について考え，人生が有限であることを自覚することで，自分の自己物語 (p.60) を見つめ直し，あとに残されていく人たちや

社会の役に立とうと行動したりすることも知られている[9]。

このように，死を前にした人についての，人文・社会科学を含む幅広い知見は，人間にとっての死が，単に治療が功を奏さないことによって生じる不幸な転帰という意味だけでなく，人間の本質に根ざす肯定的な側面を持っていることを示すものであり，医療従事者が死に直面した患者への支援を考える上でも有用である。

2 死と医療

1) 死の判定

前章で，性と生殖に医学的介入が行われる際に，さまざまな倫理的問題が生じてきたことをみたが，死についても同様のことが言える。ここではまず，死に対する医療の関わりを概観する。

医療従事者は，現代社会において，人の死にもっとも直接的に関与する職業である。まず，人が亡くなったことを確認する死の判定を医療従事者が行う。日本の法令では，死の最終的な判定は医師または歯科医師が行うことになっており，その際に**死亡診断書**または**死体検案書**を発行する。これらは，人の死亡を医学的・法律的に証明するための文書であり，効力に違いはない。死亡診断書は，医師または歯科医師が，生前に診療していた疾患などで死亡した場合に交付する（医師法第 20 条，歯科医師法施行規則第 19 条の二）。死体検案書は，それ以外の場合（生前に医師の診療を受けていなかった場合や，生前に診療を受けていたのとは異なる疾患などで死亡した場合，死亡した状態で発見され死因が不明な場合など）に，医師が**死体検案**を行って交付する（歯科医師は交付できない）。死体検案は，死体を外表から検査するとともに，死体を取り巻く状況や既往歴などを総合的に検討して，死因，死亡時刻，異状の有無等を判断することである。その際に，死体に異状が認められた場合は，警察署へ届け出なければならない[10]。

医学的な死の判定は，伝統的に，(1) 心停止，(2) 呼吸停止，(3) 瞳孔散大（瞳孔反応停止）という**死の三徴候**の確認によって行われてきた。これらはそれぞれ心臓，肺，脳の機能停止を外部から捉えるものである。20 世紀後半に，人工呼吸器などを用いた**生命維持治療**が発達した結果，死の三徴候のうちの心停止と呼吸停止が生じず，瞳孔散大によって確認される脳の機能停止のみが生じている**脳死** brain death という状態が出現した。この状態の患者から，本人や家族の同意のもとで，心臓などの臓器を摘出して他の患者に移植することが可能となったため，脳死という新しい死の定義は，移植医療の発達につながることとなった。日本では，1997 年に**臓器の移植に関する法律**（臓器移植法）が施行され，脳死判定基準によって患者の死亡を宣告することも行われるようになった（第 12 章，p.165）。

2）死を遠ざける医療，穏やかな死を迎えるように支援する医療

　医療の目的は，人の健康を維持・増進することであるとされる[11]。そのために，医療従事者の責務の1つは，究極的には患者の死を遠ざけることにあると言える。病気の予防，検査，治療，看護，リハビリテーションなど，医療従事者の業務は多岐にわたるが，そのどれもが，直接間接に，死を遠ざけることを目的に行われていると見なすことができる。その一方で，死が避けられない状況においては，患者が穏やかな死を迎えるように支援することも，古くから医療従事者の重要な責務だと見なされてきた。この，死を遠ざける責務と，穏やかな死を迎えるように支援する責務とは，しばしば矛盾し合うものであり，これが死をめぐる医療倫理の基本的な図式になっている。

　このような図式がはっきりとしてきたのは，20世紀に医療技術が飛躍的に発達したことと，それを提供する場である病院で人が亡くなるようになってからのことである。日本では，1950年代には，自宅で亡くなる在宅死が8割を占めていたが，1970年代に病院で亡くなる病院死のほうが多くなり，2000年代ではその比率が7〜8割になった。しかし，病院という場所が人間の死の場所としてふさわしいかどうかについては，1970年代ころから，疑問の目が向けられてきた。ヨーロッパの人々が死にどう向き合ってきたかを研究した歴史学者アリエス Ariès, P. は，現代人の死を倒立した死と呼んだ。近代以前の人間にとっては，生活の場で家族や知人が死んでいくさまを目にすることが当然であったが，現代の死の大半が病院という日常生活とはかけ離れた場所で起こる。そのために，死の過程や，看取りの過程を目のあたりにする機会がない。私たち現代人は，死について「学習」する機会を失ってしまい，それゆえに死に対する恐怖は増幅したのだ，とアリエスは分析する。

　病院などで提供される医療技術のなかで，特に問題となるのは，患者の死を遠ざけるために用いられる医療技術である。すなわち，呼吸機能が低下した際の人工呼吸器の使用，消化機能が低下した際の人工栄養，腎機能が低下した際の人工透析など，**生命維持治療** life-sustaining treatment と総称されるものである。これらを使用することで，文字通りに生命を維持し，患者の死を遠ざけることができる。例えば，上に述べた脳死の状態になっても，生命維持治療を行えば，死の三徴候のうちの心停止が起こらず，呼吸は人工呼吸器で維持され，瞳孔散大のみが確認されるという状態が続く。この状態を「生きている」と見なせるか否かが，1970年前後から大きな倫理的問題になった。また，脳死の状態にならなくても，生命維持治療を，患者の救命処置のために数時間だけ行うのと，終末期の状態で何か月間にもわたって行うのとでは目的がまったく異なり，後者については，「無益な医療ケア futile medical care」と見なす意見も聞かれるようになっていった[12]。

3）尊厳死，ホスピス・緩和ケア

　このような状況で，患者の側から，生命維持治療をやめて自然に死なせて欲しいという，「**尊厳死**」や「**自然な死**」を求める声が聞かれるようになった。これは，20

世紀後半に，米国などで生じた患者の権利を求める運動の1つの象徴となり，「死ぬ権利」を求める運動へと発展した。

　ほぼ同時期に，医療従事者の側からも，穏やかな死を迎えるように支援することが，医療の正当な目的であるのだと再認識しようという動きが見られるようになった。米国のキュブラー＝ロス Kübler-Ross, E. と英国のソンダース Saunders, D.C. という2人の女性医師が，こうした新しい潮流の象徴と見なされている。精神科医のロスは，死にゆくがん患者の心理的過程を分析し，それをいくつかの段階に分類した。ソンダースは長くがんなどの痛みに対する緩和ケアの研究を行ってきたが，1967年にロンドンに世界初のホスピスであるセント・クリストファー・ホスピスを建設した。ロスやソンダースが提唱したのは，苦痛の緩和に重点をおきながら，個々の患者の意向に沿ったケアをオーダーメイドで提供する**全人的な医療**であり，死を遠ざけることよりも，穏やかな死を迎えるように支援することを目的とした医療だった。こうした潮流は，今日では**ホスピス・緩和ケア**として，医療のなかに確立されている。日本では，1990年代に，こうした社会的な状況が本格化した。1990年にホスピス・緩和ケアが医療保険の診療項目となったことを契機として，全国にホスピス・緩和ケア施設が普及し，国民の関心も高まった。

4）**自己決定支援，事前指示，ACP，共同意思決定**

　このように，死を遠ざけることだけでなく，穏やかな死を迎えるように支援することも重要だという認識が，次第に医療現場に浸透していった。ただし，現に行われている生命維持治療の中止については，医療従事者や家族にとって重い選択であり，海外では裁判に発展するケースも数多く生じた。なかでも，メディアで大きく報道され，国際社会にも大きく影響したのは，米国でのカレン・クィンラン裁判（1975年）と，ナンシー・クルーザン裁判（1990年）である。いずれも，遷延性意識障害となった若い女性の生命維持治療（クィンラン事例では人工呼吸器，クルーザン事例では人工栄養）の中止が争われ，**生命維持治療を拒否する権利**を，個人の権利として認めたものだった[13]。

　こうした事例を経て，終末期にどのような治療（特に生命維持治療）を希望するか，あるいはしないのかについて，患者の意向を尊重して決めるべきだという考え方が広がった。終末期の状態では，判断能力が低下して，自らの意思を表明できないことが多いため，患者が事前に生命維持治療などについての意思表示を行う**事前指示** advance directive があれば，これを尊重することが求められた。米国では1990年頃までに，事前指示が大半の州で法制化された。事前指示には，どのような医療処置を望むか・望まないかを，具体的に記しておく**内容的指示**と，医療上の判断を委ねる人を指定しておく**代理人指示**など，いくつかの種類がある。

　米国をはじめとして，事前指示が法制化された国では，その普及率の低さや，事前指示が終末期ケアの質を高めるわけではないことなどが問題視されている[14]。そのため，近年では，患者が将来の治療やケアの方向性や具体的内容について，医療

従事者や家族と相談して方針を決める，**アドバンス・ケア・プランニング**（advance care planning: ACP，事前ケア計画，人生会議とも呼ばれる）や，治療方針の意思決定プロセスを，医療従事者が患者，家族と共有する**共同意思決定**（shared decision making：SDM）などの対話的方法も推奨されている。

　日本では，終末期医療について規定する法律はなく，国が定めた指針として，厚生労働省による「**人生の最終段階における医療の決定プロセスに関するガイドライン**」[15] がある。この指針では，「本人による意思決定を基本としたうえで，人生の最終段階における医療・ケアを進めることが最も重要な原則である」と，患者の自己決定を重視すべきだとの方針が明示されている。その一方で，本人の意思の確認ができない場合については，次のような手順で意思決定を行うべきだとしている。

表9-1　**人生の最終段階における医療の決定プロセスに関するガイドライン**

（1）家族等が本人の意思を推定できる場合には，その推定意思を尊重し，本人にとっての最善の方針をとることを基本とする。
（2）家族等が本人の意思を推定できない場合には，本人にとって何が最善であるかについて，本人に代わる者として家族等と十分に話し合い，本人にとっての最善の方針をとることを基本とする。時間の経過，心身の状態の変化，医学的評価の変更等に応じて，このプロセスを繰り返し行う。
（3）家族等がいない場合及び家族等が判断を医療・ケアチームに委ねる場合には，本人にとっての最善の方針をとることを基本とする。
（4）このプロセスにおいて話し合った内容は，その都度，文書にまとめておくものとする。

（厚生労働省「人生の最終段階における医療の決定プロセスに関するガイドライン」より）

文献と註（第9章）

1 Costa, Dora L. (2005)"Causes of improving health and longevity at older ages: a review of the explanations." *Genus* 61(1), 21-38., Cutler, David, Angus Deaton, and Adriana Lleras-Muney. (2006)"The determinants of mortality." *Journal of economic perspectives* 20(3), 97-120.

2 厚生労働省. 令和 4 年 (2022) 人口動態統計月報年計 (概数) の概況 https://www.mhlw.go.jp/toukei/saikin/hw/jinkou/geppo/nengai22/dl/gaikyouR4.pdf

3 厚生労働省. 令和 6 年度版死亡診断書（死体検案書）記入マニュアル. (2024). https://www.mhlw.go.jp/toukei/manual/

4 林玲子, 別府志海, 石井太, 篠原恵美子. " 老衰死の統計分析." 人口問題研究 78.1 (2022): 1-18., 中村 翔樹. " 増える「老衰死」20 年で 8 倍に　日本人の 9 人に 1 人,「長寿より天寿」意識の変化も ." 産経新聞 2024/3/29 12:34

5 厚生労働省. 令和 4 年 (2022) 人口動態統計月報年計 (概数) の概況. (2022) https://www.mhlw.go.jp/toukei/saikin/hw/jinkou/geppo/nengai22/index.html

6 巌佐庸, 倉谷滋, 斎藤成也, 塚谷裕一編. 岩波生物学辞典 第 5 版.「老化」の項目による。

7 藤田富雄. 死生観の四類型. 日本大百科全書. ジャパンナレッジ. https://japanknowledge.com/psnl/display/?lid=1001000102649

8 Heidegger, M. (1927) Sein und Zeit, Niemeiyer.

9 Vail III, Kenneth E., et al. (2012)"When death is good for life: Considering the positive trajectories of terror management." *Personality and social psychology review* 16(4), 303-329., Gailliot, Matthew T., et al. (2008)"Mortality salience increases adherence to salient norms and values." *Personality and Social Psychology Bulletin* 34(7), 993-1003., Fung, Helene H., and Laura L. Carstensen. (2006)"Goals change when life's fragility is primed: Lessons learned from older adults, the September 11 attacks and SARS." *Social cognition* 24(3), 248-278.

10 厚生労働省医政局. 死亡診断書（死体検案書）記入マニュアル. https://www.mhlw.go.jp/toukei/manual/dl/manual_r06.pdf

11 日本医師会の「医の倫理綱領」には「医学および医療は, 病める人の治療はもとより, 人びとの健康の維持増進, さらには治療困難な人を支える医療, 苦痛を和らげる緩和医療をも包含する」とある。https://www.med.or.jp/doctor/rinri/i_rinri/000967.html

12 Veatch, Robert M., and Carol Mason Spicer. (1992) "Medically futile care: the role of the physician in setting limits." *American Journal of Law & Medicine* 18(1-2), 15-36.

13 Pence, G.E.（2000）Classic Cases in Medical Ethics : Accounts of Cases that Have Shaped Medical Ethics, with Philosophical, Legal, and Historical Backgrounds, 3rd ed., McGraw–Hill.（宮坂道夫・長岡成夫　訳：医療倫理——よりよい決定のための事例分析 1, みすず書房, 2000.）pp.41-80.

14 Connors, Alfred F., et al. (1995)"A controlled trial to improve care for seriously ill hospitalized patients: The study to understand prognoses and preferences for outcomes and risks of treatments (SUPPORT)." *JAMA* 274(20), 1591-1598.

15 2007 年に「終末期医療の決定プロセスに関するガイドライン」として公表され, 2018 年に現在のものに改定された。https://www.mhlw.go.jp/stf/houdou/0000197665.html

第 **10** 章　死についての医療倫理（2）

　本章では，死についての医療倫理に関して，特に重要な倫理的問題について考える。ここで取り上げるのは，告知と，死を早める結果をもたらす処置である。本章でも，ケーススタディを行いながら，重要な点を解説していく。原則的アプローチと対話的アプローチの 2 つの倫理的推論を柔軟に使い分けながら，倫理的問題を解決するための道筋を見出す必要がある。

1 告知

　死についての医療倫理の大きな課題は，**告知**をめぐるものである。今日の医療現場では，患者の権利を尊重する意識も高まっていて，患者に病名を伝えないというケースは減っているとされる。それでも，治療が難しい状況になったり，死が迫っていたりする際に，そのことを患者に伝えないことは，今日の医療現場でも珍しくない。

　告知についての倫理的問題は，がん（悪性新生物）を中心に議論されてきた。がんは，日本人の死因の 1 位を占め続けていて，2 人に 1 人が一生のうちに罹るとされ，誰にとっても他人事でない病気である。「不治の病」という社会的なイメージを抱かれ，がんという病名を伝える告知は，患者に大きな衝撃をもたらす。しかも，がんとともに「三大死因」とされてきた心疾患や脳血管疾患と比べると，がんの発症から死亡にいたるまでの期間は長いことが多く，進行の程度を示すステージによって，生命が維持できるかどうかについての予測である生命予後が異なる。早期に発見されれば治療で完治する可能性が高まるが，進行した状態で発見された場合には，その可能性が下がる。例えば、喉頭がんで言えば、10 年後の生存率は，ステージ 1 では 74.2% だが，ステージ 2 では 68.7%，ステージ 3 では 41.8%，ステージ 4 では 32.4% である[1]。このように，早期に発見された場合の告知と，進行してからの場合の告知とでは，患者に与える衝撃が異なる。早期であったとしても，その後の再発の可能性に不安を抱えるなど，患者がたどる心理的プロセスは複雑なものとなる。

　がんを例に，告知についての倫理的問題を考える上で，病名すなわち診断を伝える**診断告知**と，生命が維持できるかどうかについての予測である生命予後を伝える**生命予後告知**などを分けて考える必要がある。全国規模の実態調査の結果を見ると，診断告知が行われる割合は，1990 年代に 2 〜 3 割程度であったものが，2010 年代には 7 〜 9 割程度と増加している[2]。その一方で，生命予後告知が行われる割

合は，2010年代でも3割ほどにとどまっている[3]。このように，日本のがん医療の現場では，診断告知はかなり一般化しているが，生命予後告知は一般化していない状況がうかがえる。

2018年に行われた調査では，生命予後告知を希望する人が54%，希望しない人が30.5%，わからないとの回答が15.5%と，人によって考え方が分かれていることがうかがわれた[4]。これは，日本よりも早くから診断告知が一般化した欧米諸国でも同様であり，個々の患者の意向を確認した上で，生命予後告知を行うか否かを考えることが重要だとされる[5]。

■生命予後告知についての倫理的推論

このように，生命予後告知は人々の意見が異なり，臨床現場でもどう考えるべきかが特に難しい問題である。そこで，「そもそも生命予後告知は，倫理的に適切なものなのか」という一般的な命題について，倫理原則を用いた倫理的推論を行ってみよう。「選択肢1：患者の希望による生命予後告知は適切である」，「選択肢2：患者の希望による生命予後告知は適切でない」という2つの判断について，倫理原則がどのような「正当化の根拠」を与えるだろうか。表10-1に示すように，この倫理的推論は比較的シンプルなものとなる。

表10-1　倫理原則を用いた倫理的推論の例

倫理原則	選択肢1：患者の希望による生命予後告知は適切である	選択肢2：患者の希望による生命予後告知は適切でない
自律尊重	• 本人には患者の権利（自己決定の権利，情報を得る権利）がある。	
無危害・善行	• 生命予後を含めて，患者が望む情報を提供しなければ，患者の今後の人生設計を損なう可能性がある。	• 生命予後告知は，患者に大きな精神的ダメージを与える可能性がある。
公平性		• 日本では，がん患者への生命予後告知の実施率は3割ほどであり，行わないことのほうが一般的である。
公正性	• 生命予後告知が，患者に精神的ダメージを与えるものだとしても，その是非を決める意思決定プロセスには，患者が参加すべきである。	• 生命予後告知は，患者に大きな精神的ダメージを与える可能性があるため，その是非を決める意思決定プロセスに，患者が参加してなくても不公正とは言えない。

自律尊重原則からは，「選択肢1：患者の希望による生命予後告知は適切である」しか正当化されない。生命予後告知を患者自身が希望していて，患者の権利のうちの自己決定の権利，情報を得る権利から考えれば，「選択肢2：患者の希望による生命予後告知は適切ではない」は，正当化のしようがないためである。

無危害・善行原則の観点からは，生命予後告知をしなかった場合の「患者の今後の人生設計を損なう可能性」と，生命予後告知をした場合の「大きな精神的ダメージを与える可能性」との，いずれをより大きな害と見なすかで，正当化される選択肢が変わる。

公平性原則については，先述の通り，日本国内での生命予後告知の実施率が3割ほどで，これを行わないことのほうが一般的であるのだから，生命予後告知を行わなくとも，必ずしも公平性を損なうとは言えないことになる。

公正性原則については，生命予後を行うか否かの意思決定プロセスに，患者本人が関与しなければ不公正と見なすか否かで，判断が分かれる。選択肢1では，患者の希望によって生命予後告知を行うことになるため，意思決定プロセスに患者が関与していることになる。選択肢2では，患者が希望しても生命予後告知を行わないことになるので，意思決定プロセスに患者が関与しないことになる。

このように整理すると，どちらの選択肢も，倫理原則によって正当化の根拠があり，どちらを選ぶべきかは，個々の患者の事例によって判断すべきだということになる。特に，無危害・善行原則についての内容には，「患者の今後の人生設計を損なう可能性」や，「患者に大きな精神的ダメージを与える可能性」など，あくまで可能性があるという曖昧さが含まれている。これについては，本人や家族などと対話をして評価していくほかはない。つまり，実際の事例での判断では，対話的アプローチが不可欠になる。

対話的アプローチに含まれる3つのプロセスについて簡単に触れておくと，(1) **その事例の当事者たちのナラティヴを理解するための対話**では，例えば，患者自身が生命予後告知を希望したとしても，そこに迷いや不安が伴われている可能性があり，生命予後についての説明を受けることが本人にとってどんな益や害をもたらすものなのかを，注意深く見極める必要がある。(2) **ナラティヴの不調和の見極め**では，例えば，患者が生命予後告知を希望したが，家族が反対したり，医師が好ましいと思わない，ということも生じる。その場合には，生命予後告知をめぐるナラティヴの不調和が生じていることになり，その不調和の核に何があるかを見極めて，(3) **不調和の軽減を図るための対話**を考える必要がある。

こうした対話的アプローチの実践のためには，医療従事者の側にある程度のコミュニケーション・スキルが必要であり，がん医療を中心に，SPIKES，SHARE などのコミュニケーション・スキルの方法や，日本サイコオンコロジー学会と日本がんサポーティブケア学会による「がん医療における患者–医療者間のコミュニケーションガイドライン」[6] などが開発されてきた。がん以外の疾患については，こうした手がかりは多いとは言えず，個々の医療現場で工夫しながら対処していくほかはない。

2 死を早める結果をもたらす処置

終末期医療の現場で，患者や家族から，生命維持治療をやめて自然に死なせて欲しいという「尊厳死」，「自然な死」，「死ぬ権利」を求める声が上がり，医療従事者の側からは，穏やかな死を迎えるように支援することを目的とした医療が提案され，ホスピス・緩和ケアとして確立されたことを述べた。そのなかで，医療現場で大きな倫理的問題になってきたのは，**死を早める結果をもたらす処置**や，**死に至るまで患者の意識を失わせる処置**の是非であった。その概要は，以下の通りである。マスメディアなどでは，「尊厳死」，「消極的安楽死」，「積極的安楽死」などの言葉も使われているが，言葉の定義が曖昧で，混乱も見られる[7]。

終末期医療で倫理的問題となってきた処置

- **生命維持治療の差し控え（または不開始）** withholding life-sustaining treatment

生命維持治療を行わないことである。患者の心拍や呼吸が停止したときに，患者本人または家族などの代理人 (p.144) の意思決定に基づき，心肺蘇生などの蘇生処置を行わないことをDNARオーダーdo-not-attempt-resuscitation order（またはDNRオーダーdo-not-resuscitate order）と呼ぶが，これも一種の生命維持治療の差し控えである。

- **生命維持治療の中止** withdrawing life-sustaining treatment

すでに行われている生命維持処置を中止することである。

- **安楽死** euthanasia

患者以外の人によって，苦痛のない致死的な処置が行われ，患者を即座に死なせることである。意識を消失させる処置（睡眠薬の投与など）を最初に行い，次いで心停止をもたらす処置（筋弛緩薬の投与など）を実施する方法が，オランダなどで行われている。

- **自殺幇助** assisted suicide

安楽死と同様の「苦痛のない致死的な処置」を，患者自身が行い，それを第三者（医療従事者や家族）が手助けすることである。医師が処方した致死薬を患者が服用する方法のほか，スイスなどでは，自殺幇助を行う団体などが用意した自殺用の装置を患者が動作させる方法が行われている。

- **鎮静** sedation

治療抵抗性の苦痛を緩和することを目的として，鎮静薬を投与することである。このうち特に倫理的問題を生じやすいのは，中止する時期をあらかじめ定めずに，深い鎮静状態とするように鎮静薬を調節して投与する**持続的深い鎮静** continuous deep sedation であり，特にそれを患者が死亡するまで継続することである[8]。

世界医師会では，安楽死と自殺幇助を認めないことを明言している（「医師による自殺幇助に関する声明」，「安楽死に関する宣言」）。その一方で，患者の権利に関するリス

ボン宣言では，**尊厳に対する権利**として，「最新の医学知識に基づき苦痛の除去を受ける権利」，「人間的な終末期ケアを受ける権利」，「できる限り尊厳を保ち，かつ安楽に死を迎えるためのあらゆる可能な助力を与えられる権利」があるとしている（巻末資料，p.199）。

　各国での法制度を比較すると，生命維持治療の差し控えと生命維持治療の中止については，欧米諸国では広く認められていて，アジアでは台湾と韓国でも法律によって認められている。安楽死と自殺幇助については，2021年の時点で，オランダ，ベルギー，ルクセンブルグ，カナダ（ケベック州以外），オーストラリアの4州，ニュージーランド，スペインでは安楽死と自殺幇助をともに認め，米国の10州とコロンビア特別区，スイスでは自殺幇助のみを認め，コロンビアとカナダのケベック州では，安楽死のみを認めている。スイスでの自殺幇助は，外国人に対して行うことも可能な制度になっているため，日本を含めて海外から自殺幇助を求める人が多数あり，国際的な問題となっている。

　日本では，これらの処置を具体的に規定する法律はない。そのため，死を早める処置を行った場合には，患者の要請がなければ**刑法が定める殺人罪**（第199条）などに問われる可能性がある。問題は，患者の要請に従って行った場合の法律上の扱いであるが，刑法には**自殺関与罪・同意殺人罪**（第202条）も規定されていて，これに該当する可能性がある[9]。その一方で，治療上の効果を期待してではなく，主に生命維持のために行われている処置については，これを受けずに，疾患の進行などによって死亡することが自殺や殺人に該当するとは考えにくく，むしろ**憲法の第13条**が規定する**幸福追求権**に含まれるとも考えられている。そのため，生命維持治療の差し控えと中止については，適切な方法で行われた場合には，刑法に違反するものと見なされる可能性は低い。

　このことは，厚生労働省による「人生の最終段階における医療の決定プロセスに関するガイドライン」[10]にも読み取れる。そこには，「人生の最終段階における医療における医療行為の開始・不開始，医療内容の変更，医療行為の中止等は，多専門職種の医療従事者から構成される医療・ケアチームによって，医学的妥当性と適切性を基に慎重に判断すべきである」と書かれており，生命維持治療の差し控え（不開始）と中止は，このガイドラインの決定プロセスを遵守するなど，適切な方法で行うのは差しつかえないと考えられているものと解釈できる。

　これに対して，安楽死と自殺幇助については，刑法の条文「……人をその嘱託を受け若しくはその承諾を得て殺した者は，6月以上7年以下の懲役又は禁錮に処する」に該当すると考えられ，自殺関与罪・同意殺人罪に該当する可能性が極めて高い。

　実際に，国内で生じた事件での裁判では，生命維持治療の差し控え（不開始）と中止については違法性を認めず，安楽死と自殺幇助は違法と見なすという判決が出されている。安楽死を違法と見なさないための要件を示した裁判例（1962年の名古屋高裁判決，1995年の横浜地裁判決など）があるが，相当に古いものであり，今日の医療で参考にできるものではない。

表10-2 **倫理原則を用いた倫理的推論の例**

倫理原則	選択肢1：死を早めることになる処置は倫理的に適切である	選択肢2：死を早めることになる処置は倫理的に適切でない
自律尊重	• 患者には，苦痛の除去を受ける権利，人間的な終末期ケアを受ける権利，尊厳を保ち安楽に死を迎えるための助力を与えられる権利があり，死を早めることになる処置はこれらに含まれる。	• 患者には，死を早めることになる処置を求める権利はない。
無危害・善行	• 患者にとって，苦痛の除去は益である。	• 患者にとって，死は最大の害であり，早めるべきではない。
公平性	• 死を早めることになる処置は，社会・経済的コストが安価であり，誰もが利用しやすい公平なものである。	• 死を早めることになる処置は，社会・経済的コストが安価であるがゆえに，経済的困窮者，高齢者，難病患者や障害者など，社会的弱者に対して行われやすく，医療・福祉の公平性を損なう。
公正性	• どこまでの処置が法的に認められるのかについての判断基準が不明確である。 • 安楽死・自殺幇助を除く処置については，意思決定の手続きが厚生労働省の倫理指針に規定されている。	

■ 死を早めることになる処置についての倫理的推論

「そもそも死を早めることになる処置は，倫理的に適切なものなのか」という一般的な命題についての，倫理原則を用いた倫理的推論を行ってみると，表10-2のようなものとなる。

自律尊重原則については，患者の権利に関するリスボン宣言の尊厳に対する権利（苦痛の除去を受ける権利，人間的な終末期ケアを受ける権利，尊厳を保ち安楽に死を迎えるための助力を与えられる権利）として，死を早めることになる処置を認めるか否かで，いずれの選択肢を採るべきかの評価が分かれる。

無危害・善行原則については，苦痛の除去が患者の益だと考えるか，それとも，死は最大の害であって早めるべきではないと考えるかで，評価が分かれる。

公平性原則については，死を早めることになる処置の社会・経済的コストをどう評価するかで，支持される選択肢が異なる。生命維持処置の不開始，中止，安楽死，自殺幇助は，一般的にいって，積極的治療を行って生命を維持することに比べれば，経済的なコストが低いと考えられる。これを，誰もが利用しやすく，公平なものだと捉えれば，「選択肢1：死を早めることになる処置は倫理的に適切である」が支持される。これに対して，経済的コストが安価であるがゆえに，経済的困窮者，高齢者，難病患者や障害者など，社会的弱者に対して行われやすく，医療・福祉の公平性を損なうという考え方は，「選択肢2：死を早めることになる処置は倫理的に適切でない」を正当化する根拠になり得る。

公正性原則は，意思決定が適切な手続きと判断基準によって行われるべきだという原則であるが，これについてはいずれの選択肢が正当化できるのかが不明確である。判断基準については，どこまでの処置が認められるのかを規定した法律は存在せず，厚生労働省の「人生の最終段階における医療の決定プロセスに関するガイドライン」(p.121)が，生命維持治療の差し控えと中止を認めていると読めるという程度の確実性を欠くものとなっている。その一方で，意思決定の手続きについては，

同ガイドラインにある程度明確に規定されている。すなわち，患者本人による自己決定を基本とし，本人の意思が確認できない場合は，推定意思と最善利益に基づいて意思決定を行うことが求められている。

ケーススタディ❸　生命維持治療の差し控えについての倫理的推論

このように，「そもそも死を早めることになる処置は，倫理的に適切なものなのか」という一般的な命題についての倫理的推論を行ってみると，法令の整備が十分でないために，結論を導き出すことが難しい。そのため，ここではさらに，医療現場での個別的な状況を設定したケーススタディによる倫理的推論を行ってみよう。以下は，実際の事例をもとに作成した架空の事例である。

■〈事例〉　透析の拒否

　　患者は慢性腎不全の 78 歳の女性である。7 年前に当病院で慢性腎不全との診断を受けたが，当時は軽症だったため，定期的に通院して経過を観察した。それ以降，検査の数値は次第に悪化していったが，本人の苦痛はあまりないらしく，元気に家事などをしていた。しかし，今年のはじめに血清クレアチニン検査値や尿素窒素が急速に悪化し，本人も足のむくみが強くなったと訴えた。

　　本人は，知人が透析を受けたときの様子を覚えていて，「とても痛そうだった」と話した。その悪いイメージに加えて，「家族のことを考えると，とても透析なんて受けられない」と，何度も医師や看護師たちに訴えた。現在は夫と 2 人暮しで，30 キロほど離れた隣町に一人息子が暮らしていた。夫は肝疾患があり，運動機能も低下していて，2 年ほど前に自動車免許を返納しており，息子が 1 時間ほどの道のりを運転して，患者をこの病院まで連れてきていた。

　　患者が透析を受けたくないと言っていることについて，家族は何と言っているのかを患者に聞いてみた。すると，夫は「本人がそう望むならば仕方がない」と，一応は了承しているのだが，息子は「透析のたびに，オレがおふくろを病院に連れてくるのは無理なんだが，おふくろはまだ生きられるんだから，できれば受けて欲しい」と話しているという。農村で，病院まで通えるバスなどもない。もっと近くで患者が透析を受けられる施設もない。この地域で利用できる交通費援助は月額数千円のみで，患者の経済状況からすればまったく不足している。

　　スタッフは思い悩んだ。医師は「透析を受けてもらえば，この先何年も生きられるはずなのに，それをみすみす死なせるようなことをしてよいのだろうか」という意見だった。別のスタッフは「本人が望むのであれば，透析をしない選択も考えてよいのではないか」と述べた。医療チームは，今後どう行動していくべきか？

■ この事例についての倫理的推論

（1）原則的アプローチ（臨床倫理のツールによる分析）

　この事例は，多くの要因が絡み合って複雑であり，患者の死を早めることに直結する重大な判断を迫られている。そこで，臨床倫理のツールを用いて現状の把握を行うことが有用だと思われる。表10-3に示すのは，4分割法の作成例である。このツールは，第6章（p.69）で解説したように，原則的アプローチに基づくツールである。

表10-3　4分割法の作成例

医学的適応	患者の意向
1．1）7年前に慢性腎不全と診断，経過観察。以降，次第に悪化していったが，自覚症状なし。今年はじめに血清クレアチニン検査値や尿素窒素が急速に悪化，足のむくみが強くなったとの訴え。 　2）慢性腎不全 　3）透析をしなければ，腎機能の低下に伴い，尿毒症，心不全，水・電解質異常等を発症して生命に危険が及ぶ。 2．問題となっている治療・処置は透析。その目標は，腎機能の低下によるさまざまな症状を抑え，生命を維持することである。 3．透析は唯一の現実的な方法である。 4．透析には血液透析の他に，腹膜透析がある。これは管理が可能であれば家庭でも行える。この家族には困難とも思われるが，可能性を確認する必要がある。他に「腎移植（生体腎・死体腎）」があるが，通常は70歳くらいまでが目安であり，生体腎移植は本人の意向と，提供する家族・近親者の存在が前提となる。死体腎は登録と長年の待機が必要となり，いずれも現実的と思われない。 5．精神科に相談すべきかもしれない。 6．透析療法により，十分な機能回復が見込める。進行しつつあるさまざまな合併症が改善する。	1．判断能力はある。 2．〔判断能力がある場合〕 　1）透析を希望していない。 　2）透析に対するネガティブなイメージや，家族への気兼ねによって悲観的な判断をしている可能性がある。 4．患者の「透析を受けたくない」との意向を拒否すれば，患者の意向は尊重されないことになる。
QOL	**周囲の状況**
1．1）透析によって，患者が感じつつある足のむくみなどの合併症は改善される可能性がある。ただし，透析によって苦痛を感じる人もいる。 　2）当院では，穿刺に伴う痛みと血管痛への対応を行っている。 2．1）そもそも家族への配慮から透析を希望していないため，透析を受けることになっても精神状態への影響が懸念される。	1．本人によれば，夫は一応は了承していて，息子は通院のための送迎はできないが，透析は受けて欲しいと思っているらしい。 2．家族間の十分な合意はない。患者からの情報収集のみで，家族の話は聞けていない。家族間の話し合いもなされていないと思われる。 3．透析についての実施能力に問題はないと思われる。

2）家庭生活への影響は大きい。夫は介護が必要になる可能性もあり，息子は送迎の負担を担う可能性がある。 3）上記1）2）の影響は小さいと言えないかもしれない。判断が難しい。 4）患者の意向通り透析を行わないか，精神状態の把握とケアを行うほかはない。 3. 患者の苦痛や精神状態への影響を考えたいが，予測が難しく，また本人や家族の状況の把握が不十分かもしれない。	4. この患者はいわゆる終末期にはなく，厚労省の「人生の最終段階における医療・ケアの決定プロセスに関するガイドライン」に該当しない。日本透析医学会の「透析の開始と継続に関する意思決定プロセスについての提言」では，共同意思決定プロセスを踏み，「透析の見合わせの理由は解決できないもので患者・家族等・医療チームが話し合い，合意した」ならば，透析の見合わせが選択できるとしている。院内の倫理委員会への申請も検討する必要が出てくるかもしれない。 5. 1）患者側の経済的な問題は，当院での透析費用は公的負担で受けられるはずだが，交通費は一部援助（月額数千円）のみで，まったく不足している。 2）特にない。 3）女性であり，ケアを行う役割を担っていることが関係しているかもしれない。 6. 家族への配慮によって透析を行わないことをどう考えるべきか，チームで慎重に検討する必要がある。その上で，患者や家族の意向が確実なものであると確認でき，これを尊重して実施する場合には，法律家等の助言および倫理委員会の承認を得た上で「透析を導入しない」選択の是非を判断する。

　医学的適応について，特に重要なのは，2〜4の項目で，血液透析がこの患者にとって最善利益となる標準的な治療法であるか否かの確認であろう。血液透析の目標は何かを，改めて言語化する必要があり，その目標を，他の方法で達成することができるかを考える。代替手段として，腹膜透析や腎移植があるが，これらの実現可能性がどの程度あるのかを評価すれば，おそらく，透析は唯一の現実的な方法だと考えられる。

　患者の意向については，この患者には判断能力があり，透析を拒否しているが，問題は，透析に対するネガティブなイメージや，家族への気兼ねによって悲観的な判断をしている可能性があることである。

　QOLについて，特に問題となるのは，透析を受けることになっても精神状態への影響が懸念されることと，家庭生活への影響が大きいことだろう。夫は肝疾患があり，運動機能が低下しているとのことで，介護が必要になる可能性もあり，息子は送迎の負担を担う可能性がある。

　周囲の状況については，家族間の十分な合意はなく，家族の話が直接聞けていない点が大きな問題である。また，日本透析医学会の「透析の開始と継続に関する意思決定プロセスについての提言」[11] では，共同意思決定プロセスを踏み，「透析の見合わせの理由は解決できないもので患者・家族等・医療チームが話し合い，合意した」ならば，透析の見合わせが選択できるとしている。逆に言えば，解決できる理由すなわち「通院困難，透析中の低血圧，穿刺痛」などについては，「患者は苦痛と

考えているが適切な介入により解決できる可能性がある」ともしており，この患者の透析拒否の理由はこれに該当すると思われるので，まずは解決の努力をする必要があることになる．

(2) 対話的アプローチ（臨床倫理のツールによる分析）

日本透析医学会の「透析の開始と継続に関する意思決定プロセスについての提言」でも，共同意思決定プロセスや，話し合いが強調されているように，対話的アプローチが極めて重要である．この事例では，患者は透析を拒否している一方で，医師は透析が患者の益になると考えており，「提言」のいう「患者・家族等・医療チームが話し合い，合意した」状態には容易にならない可能性がある．そこで，この患者を担当していない立場の人がファシリテーターとなって，対話的アプローチを行うことが望ましい（図10-1）．また，患者の家庭事情など，複雑な背景がある可能性がある上，家族の考え方も直接聞けていないため，ナラティヴ検討シートを用いた調整・分析が有用と思われる．表10-4に，その作成例を示す．

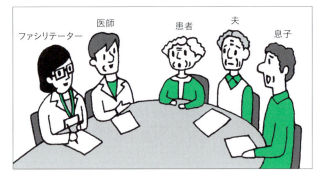

図10-1 ファシリテーターが、患者、家族、医療従事者に対して行う対話的アプローチ

〈個々の人たちのナラティヴについて，現在わかっていること〉は，事例の記載にある内容をもとに，表に簡単に整理した．

〈ナラティヴを理解するための対話の計画〉では，この事例では，患者と夫，息子の間での認識がどの程度一致しているのかが不明であり，3人の考え方を率直に聞くことが重要と思われる．

現状では，患者と医師との考え方の対立が深刻になっているわけではないようなので，患者，夫，息子，医師，その他のスタッフが全員同席する形式でよいかもしれない．対立が深刻な様相を呈すれば，個別に話を聞くことも検討するべきだろう．

〈ナラティヴの不調和はどのようなものか〉では，ナラティヴを理解するための対話のなかで，患者・夫・息子の間のナラティヴの不調和は生じていないか，また将来的に生じる可能性はないかを探る必要がある．その可能性がなく，患者と家族が一致して，透析を行わないという意思が明確になれば，患者・夫・息子と医療従事者のナラティヴの不調和について考えることになる．

〈ナラティヴの不調和を軽減するための対話の計画〉については，患者・夫・息子の間のナラティヴの不調和がある場合には，透析についての患者の意思が揺らぐ可能

第10章　死についての医療倫理（2）　133

表10-4　ナラティヴ検討シートの作成例

検討対象 （患者，家族，医療従事者など）	現状の捉え方	望んでいること	受け入れがたいこと	背景にある 事情や価値観
個々の人たちのナラティヴについて，現在わかっていること				
患者	不明	不明	透析を受けることを拒否している（知り合いの患者の苦痛，家族への配慮から）。	不明
夫	妻の意向を尊重するとのこと。詳細不明。	不明	不明	肝疾患があるとのこと。
息子	不明	母親に透析を受けて欲しいと考えているとのこと。詳細不明。	自分が毎回当院まで患者を送迎することはできないとのこと。	不明
医師	透析を受けてもらえば，この先何年も生きられるはずなのに，それをみすみす死なせるようなことをしてよいのかと発言している。	患者が考え方を変えて，透析を受けてくれること？	透析を導入しないこと？	不明

ナラティヴを理解するための対話の計画
- 患者と夫，息子の間での認識がどの程度一致しているのかが不明であり，3人の考え方を率直に聞くことが重要だと思われる。
- 患者と医師との考え方の対立が深刻になっていないので，患者，夫，息子，医師，その他のスタッフが全員同席する形式で対話を行う。対立が深刻な様相を呈すれば，個別に話を聞くことも検討する。

ナラティヴの不調和はどのようなものか
- 患者・夫・息子の間のナラティヴの不調和は生じていないか，将来的に生じる可能性はないかを探る必要がある。
- その可能性がなく，患者と家族が一致して，透析拒否の意思が明確になれば，患者・夫・息子と医療従事者のナラティヴの不調和について考える必要が生じる。

ナラティヴの不調和を軽減するための対話の計画
- 患者・夫・息子の間のナラティヴの不調和がある場合には，透析についての患者の意思が揺らぐ可能性もあり，患者の透析拒否の理由が家族のなかで解決できる可能性が生じる。
- 患者・夫・息子と医療従事者のナラティヴの不調和については，患者の懸念が，家族の負担，透析に伴う苦痛なら，利用可能な社会資源や，医療的に提供可能な苦痛の緩和策について情報提供する。
- 医師が透析を見合わせる選択肢を最終的に受け入れられるのかも重要。日本透析医学会の提言では，透析見合わせには，患者・家族等・医療チームの合意が必須とされている。

性もあり，患者の透析拒否の理由が家族のなかで解決できる可能性が生じるかもしれない。

　患者・夫・息子と医療従事者のナラティヴの不調和については，患者の懸念が，家族の負担や，透析に伴う苦痛にあるならば，利用可能な社会資源や，医療的に提供可能な苦痛の緩和策について情報提供することで，透析について再考してもらえるかもしれない。

　その一方で，医師が透析を見合わせる選択肢を最終的に受け入れられるのかも鍵になると思われる。日本透析医学会の提言では，透析見合わせも可能だとされているが，それにはこの医師を含めて，患者・家族等・医療チームが合意しなければならない。

文献と註（第10章）

1 国立研究開発法人国立がん研究センター，がん対策研究所 がん登録センター．（2024）院内がん登録2011年10年生存率集計，p.55．https://ganjoho.jp/public/qa_links/report/hosp_c/hosp_c_reg_surv/pdf/hosp_c_reg_surv_10_2011.pdf

2 一般社団法人日本サイコオンコロジー学会，一般社団法人日本がんサポーティブケア学会編．（2022）がん医療における患者–医療者間のコミュニケーションガイドライン2022年版．金原出版，pp.17-22.

3 Ichikura, Kanako, et al. (2015) Breaking bad news to cancer patients in palliative care: A comparison of national cross-sectional surveys from 2006 and 2012. *Palliative & Supportive Care* 13(6), 1623-1630.

4 吉村元輝, et al. (2022) " 一般市民の予後説明・終末期医療・意思決定者の希望とその関連要因." *Palliative Care Research* 17(1), 7-15.

5 一般社団法人日本サイコオンコロジー学会, 一般社団法人日本がんサポーティブケア学会編．（2022）〔前出文献2〕

6 Bjørk, E., et. al. (2021) Patient preferences for discussing life expectancy: a systematic review. *Journal of General Internal Medicine*, 36(10), 3136-3147.

7 日本でのマスメディアでは，「生命維持治療の差し控え」と「生命維持治療の中止」を「尊厳死」または「消極的安楽死」と呼び，「安楽死」を「積極的安楽死」と呼ぶことや，「安楽死」と「自殺幇助」を区別せず「安楽死」と呼ぶことが，頻繁に見受けられる．安藤泰至．安楽死・尊厳死を語る前に知っておきたいこと．岩波書店，2019.

8 日本緩和医療学会ガイドライン統括委員会編．がん患者の治療抵抗性の苦痛と鎮静に関する基本的な考え方の手引き（2023年版）．金原出版，2023. https://www.jspm.ne.jp/files/guideline/sedation_2023/sedation2023.pdf

9 刑法（明治四十年法律第四十五号，令和五年法律第六十六号による改正），（自殺関与及び同意殺人）「人を教唆し若しくは幇助して自殺させ，又は人をその嘱託を受け若しくはその承諾を得て殺した者は，六月以上七年以下の懲役又は禁錮に処する。」（第二百二条）https://elaws.e-gov.go.jp/document?lawid=140AC0000000045

10 2007年に「終末期医療の決定プロセスに関するガイドライン」として公表され，2018年に現在のものに改定された。https://www.mhlw.go.jp/stf/houdou/0000197665.html

11 透析の開始と継続に関する意思決定プロセスについての提言作成委員会(2020) 透析の開始と継続に関する意思決定プロセスについての提言．日本透析医学会雑誌 53(4), 173-217.

第 Ⅴ 部

患者の権利、公衆衛生、研究など

ニューヨークのハドソン河口に位置するエリス島。1892年から1954年まで，ここで約1,200万人の移民の入国審査が行われ，医師の診断で「公衆衛生の脅威となり得る感染症」が確認された人や，生活困窮者になる可能性が高いと見なされた人は自国に強制送還された。全体の約2%が入国を拒否されたとされる*。（著者撮影）

*The Statue of Liberty-Ellis Island Foundation. Overview + History / Ellis Island. https://www.statueofliberty.org/ellis-island/overview-history/

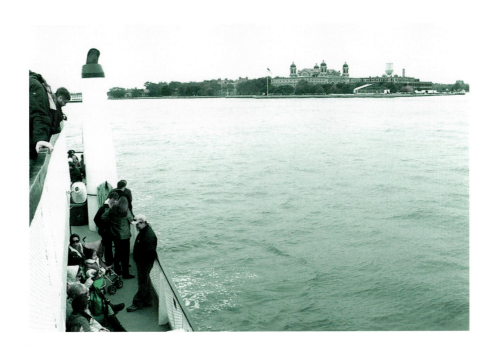

第 **11** 章　患者の権利についての医療倫理

本章では，患者の権利に焦点を当てる。患者の権利は，医療の全般に関係するものであるにもかかわらず，具体的なイメージが湧きにくい。第1・2章で見たように，患者の権利が確立したのは20世紀後半のことにすぎないが，今日では，患者の権利は医療倫理の中心的な概念になっている。意識のない患者や小児患者についての意思決定や，患者の意思に反する処置の是非など，患者の権利の倫理的問題は多岐にわたる。日本の法令には，患者の権利が明確に規定されておらず，世界医師会の「患者の権利に関するリスボン宣言」などを参照しながら，これらの問題を考えていこう。

1 患者の権利について

1) リスボン宣言の患者の権利，各国での法制化

第2章で触れたように，1981年に世界医師会が患者の権利に関するリスボン宣言を採択した。その内容は，**良質の医療を受ける権利，選択の自由の権利，自己決定の権利，情報に対する権利，守秘義務に対する権利，健康教育を受ける権利，尊厳に対する権利，宗教的支援に対する権利**などであった（巻末資料，p.196）。世界医師会は，世界各国の医師会が参加する団体であり，医療従事者の専門職の団体を代表するものと位置づけられ，そこで採択される倫理綱領や倫理指針は，国の違いを越えて，医師が専門職として守るべき職業倫理を定めたものとされる，極めて重要なものである。各国の医師会には，これを自国語に翻訳して周知し，自国の医師らに普及啓発することが求められる。その一方で，リスボン宣言が規定する患者の権利を，国が定める法律として立法化するか，それとも医師会など医療従事者の倫理綱領などの位置づけにするかは，国によって状況が異なっている。欧米諸国では，米国（1990年，患者の自己決定権法），フィンランド（1992年，患者の立場および権利に関する法律）などを皮切りに，1990年代から2000年代にかけて，十数か国で患者の権利に特化した法律（これらを総じて**患者の権利法**と呼ぶ）の制定が進んだ[1]。また，英国やスウェーデンのように，患者の権利法ではなく，いくつかの法律や倫理綱領などに分散する形で法制化が行われている例もある[2]。アジア諸国では，台湾で2016年に初めての患者の権利法[3]が制定されたが，これは今のところ例外的であり，全体として立法化が進んでいない状況にある。日本にも，患者の権利法は存在していない。

2）患者の権利と日本の法制度の課題

　日本の法令では，いくつかの法律に患者の権利に関連する規定と見なせるものがあるが，リスボン宣言に書かれている内容がすべて保障されているとは言いがたい状況にある。ここでは，リスボン宣言で規定される患者の権利の主な項目について，日本の法令の対応状況について解説する。

■ 良質の医療を受ける権利

　リスボン宣言における「良質の医療」とは，外部干渉を受けずに自由に判断できる医師が，患者の最善の利益にかない，かつ一般的に受け入れられた医学的原則に沿って行うものと規定されている。すなわち，患者の最善利益 best interests にかなうか否かが，「良質の医療」を見極める基準になっている。ここでいう「外部干渉」とは，リスボン宣言の序文に「法律，政府の措置，あるいは他のいかなる行政や慣例であろうとも，患者の権利を否定する場合には，医師はこの権利を保障ないし回復させる適切な手段を講じるべきである」とあることから，行政府による干渉をも含んでいるものと思われる。ここには，患者の権利の擁護者として，必要であれば国家権力の干渉にも抵抗する覚悟で臨もうとする，医師の強いプロフェッショナリズムが反映されている。

　日本の法令で，「良質の医療を受ける権利」に該当すると言われるのは，医療法 (p.38) の第 1 条にある，「医療は，生命の尊重と個人の尊厳の保持を旨とし，医師，歯科医師，薬剤師，看護師その他の医療の担い手と医療を受ける者との信頼関係に基づき，及び医療を受ける者の心身の状況に応じて行われるとともに，その内容は，単に治療のみならず，疾病の予防のための措置及びリハビリテーションを含む良質かつ適切なものでなければならない」[4] という規定である。ここに読み取れる「良質の医療」の基準は，「信頼関係」に基づき，患者の「心身の状況」に応じた，「良質かつ適切なもの」といったものだが，リスボン宣言と違って，患者の最善利益への言及がない。

■ 選択の自由の権利

　リスボン宣言にいう選択の自由の権利は，医師および医療機関を自由に選択・変更する権利と，セカンド・オピニオンを得る権利の 2 つである。セカンド・オピニオンとは，現在診療を受けている担当医とは別の医師に意見を求めることである。

　日本では，国民皆保険制度が実現していて，原則的に国民はどの医療機関を受診することもできる。さらに，医師法 (19条)，歯科医師法 (19条)，薬剤師法 (21条)，保健師助産師看護師法 (39条1項) に，応召義務が定められていて，患者から診察や治療 (医師と歯科医師)，調剤 (薬剤師)，助産あるいは妊婦・じょく婦・新生児への保健指導 (助産師) を求められた場合には，正当な理由なく拒めないことになっている[5]。最近では，セカンド・オピニオンを求めることはかなり一般的になっていて，これを求められた医師にもそれに応じる応召義務があると考えられる。これら

を総合すると，「選択の自由」は，日本の医療の実態としてほぼ保障されていると考えることができるだろう。

■ 自己決定の権利

リスボン宣言における自己決定の権利は，(1) 自分自身に関わる自由な決定を行うための自己決定の権利，(2) 診断上の手続きや治療に同意するまたはしない権利，(3) 医学研究や医学教育への参加を拒絶する権利，の3つを含んでいる。

これらのうち，日本の法令に対応するものを見出すことが難しいのは，(1) の自己決定権と，(2) の同意についての権利という，最も基本的な2つである。これらは，すべての法令の基盤である日本国憲法に立ち返って，その根拠を見出すほかはないと言える。医療現場で患者の自己決定の権利が問題となり，裁判に発展した事例では，憲法の第13条の幸福追求権[6] および第25条の生存権（人間らしく生きる権利）[7] が，患者の権利の根拠となる条文と見なされてきた。

(3) のうちの，医学研究への参加を拒絶する権利については，第12章で詳しく見るように，日本の法令で保障されていると考えられる。

■ 情報に対する権利

リスボン宣言における情報に対する権利は，(1) すべての医療上の記録に記載されている自己の情報へのアクセス権，(2) 症状についての医学的事実を含む健康状態についての説明を受ける権利，(3) 情報を知らされない権利として規定されている。

これらについて，日本の法令の整備状況はかなり多岐にわたるが，その概要は以下のように整理できる。

(1) 自己の情報へのアクセス権については，2003年の厚生労働省による「診療情報の提供等に関する指針」[8] で，患者から診療記録の開示を求められた場合には，原則としてこれに応じなければならないとしている。さらに，個人情報保護法（個人情報の保護に関する法律）によって，個人が個人情報取扱事業者に対して個人情報の開示を求める権利，および，個人情報取扱事業者がそれを開示する義務とが規定されている（第33条）[9]。さらに，個人情報保護法の運用の細則について定めた，「医療・介護関係事業者における個人情報の適切な取扱いのためのガイダンス」[10] がある[11]。

(2) 説明を受ける権利については，医療法に，「医師，歯科医師，薬剤師，看護師その他の医療の担い手は，医療を提供するに当たり，適切な説明を行い，医療を受ける者の理解を得るよう努めなければならない」（第1条の4，第2項）[12] として，説明義務が規定され，「診療情報の提供等に関する指針」において，患者に説明すべき事項として，①症状と診断名，②予後，③処置と治療の方針，④処方する薬剤名，服用方法，効能，特に注意を要する副作用，⑤代替的治療法がある場合には，その内容と利害得失，⑥手術や侵襲的な検査を行う場合には，その概要（執刀者及び助手の氏名を含む），危険性，実施しない場合の危険性と合併症の有無，⑦臨床試験や研究なども行う場合の目的，の7項目が挙げられている[13]。

（3）情報を知らされない権利については，「診療情報の提供等に関する指針」に，「医療従事者は，患者が「知らないでいたい希望」を表明した場合には，これを尊重しなければならない」と規定されている[14]。

このように，情報を得る権利に関しては，日本の法令に概ね規定されていると言える。日本の法令が，リスボン宣言と異なっているのは，**情報を得る権利の制約**についての考え方である。これについては，やや複雑なので，項目を改めて解説する。

■ **知る権利，知らされない権利の制限について**

リスボン宣言の情報に対する権利に含まれる3つの権利のうち，（1）自己の情報へのアクセス権と（2）説明を受ける権利とをまとめて「**知る権利**」として，（3）情報を知らされない権利を「**知らされない権利**」として，その制約の考え方を整理する。リスボン宣言では，知る権利については，患者自身の**自己危害の回避**のためであれば制限することができ，知らされない権利は，**他者危害の回避**のためであれば制限することができるとしている（巻末資料，p.198）。具体例でいえば，以下のようなものである。

- **リスボン宣言における，知る権利の制限の例**
  患者は生命予後を知りたがっているが，それを患者に伝えれば自殺を試みることが十分に予測される。この場合，患者が望んでも生命予後を伝えないことが許される。

- **リスボン宣言における，知らされない権利の制限の例**
  乳がんの原因とされる遺伝子の有無を調べたところ，まったく別の疾患を引き起こす遺伝子が偶発的に見つかった。患者には子どもがおり，遺伝している可能性が高い。その疾患には，早期に投与すれば重症化を防げる治療薬がある。患者自身は，「今回の検査で，乳がん以外の病気の遺伝子が見つかっても，自分には知らせないでほしい」と言っている。それでも，患者の子どもの生命を保護するためであれば，その疾患についての情報を，患者に伝えてよい。

リスボン宣言のこれらの規定の考え方や，どのような場合に適用されるのかについては，さまざまな議論がある[15]。

現在の日本の法令では，「知る権利」を制限できる場合について，**個人情報保護法**に，（1）本人又は第三者の生命，身体，財産その他の権利利益を害するおそれがある場合，（2）当該個人情報取扱事業者の業務の適正な実施に著しい支障を及ぼすおそれがある場合，（3）他の法令に違反することとなる場合，の3つが規定されている[16]。リスボン宣言と比べると，知る権利を，より多くの理由で制限できる規定となっている。これに対して，日本の法令には，知らされない権利の制限についての明確な規定を見出すことが難しい。

3）意識のない患者，法的無能力の患者

　リスボン宣言には，**意識のない患者** unconscious patient，**法的無能力の患者** legally incompetent patient についての規定がある。これらはしばしば判断の難しい状況をもたらすが，ここに示されている原則的な考え方は，以下のように明確なものである。

■ 意識のない患者

　まず，可能な限り，法令によって規定された代理人である**法定代理人** legally entitled representative（p.144）から，インフォームド・コンセントを得なければならない。法定代理人がおらず，医学的処置が緊急に必要な場合は，患者の**推定同意**があるものと考えてよい。ただし，患者が事前に明白な意思表示を行っているか，あるいはその状況での医学的処置への同意を拒絶することが明白かつ疑いなく確信される場合には，推定同意はないと考えるべきである。それでも，**自殺未遂で意識を失っている患者**については，常に生命を救う努力をすべきである。

■ 法的無能力の患者

　患者はその**能力によって最大限可能な意思決定への関与**をしなければならない。これは，法令により法定代理人の同意が必要とされるとしても同様である。法的無能力者が**合理的な判断**を行える場合には，その意思決定を尊重しなければならず，患者は法定代理人への情報開示を禁じる権利を持つ。患者の法定代理人が，医師から見て患者の**最善利益**となる治療に反対する場合，医師はその決定に対して，法律などの制度を利用して異議を申し立てるべきである。緊急の場合，医師は患者の最善利益に即して行動すべきである。

　日本では，上述の通り，自己決定の権利についての法令がほとんど整備されていない状況にあるため，意識のない患者，法的無能力の患者については，**憲法**に立ち戻って考えるか，あるいは個別事例によって，例えば未成年の場合は，**児童福祉法**や**民法**（親権者についての規定がある）を，精神疾患患者の場合は**精神保健福祉法**などを，終末期医療の場合には厚生労働省の「**人生の最終段階における医療の決定プロセスに関するガイドライン**」などを，それぞれ参照して考えることになる。さらに，こうした法令・指針の対象とならない事例については，医療現場で，ケースバイケースで考えるほかはないことになる。

4）患者の意思に反する処置

　リスボン宣言には，「患者の意思に反する診断上の処置あるいは治療は，特別に法律が認め，かつ医の倫理の諸原則に合致する場合には，例外的な事例としてのみ行うことができる」という簡潔な文章が示されているだけである。これまで見てきた他の項目とは異なり，どのような場合に患者の意思に反する処置が認められるかについての判断基準となる考え方が示されていない。

第11章　患者の権利についての医療倫理　141

　患者の意思に反する処置について，日本の法令に明確な規定がある代表的な例
が，感染症患者の強制入院と精神障害者の強制入院である[17]。

■ 感染症患者の強制入院

　感染症法（感染症の予防及び感染症の患者に対する医療に関する法律）[18] では，感染症を病
気の性質や感染ルートなどによって分類し，その対応方法を具体的に定めている。
また，ハンセン病問題（p.30）などへの反省を踏まえて，国や地方自治体，および国
民全般に感染症の患者などの人権の保護を義務づけている（第3条，第4条）。患者
の強制入院については，特に厳重に感染拡大を防止する必要のある一類感染症，二
類感染症，新型インフルエンザ等感染症を対象に規定されている。まず患者に自主
的に入院するよう勧告をし，それに従わない場合に，都道府県知事によって強制入
院の措置が可能となる。その入院期間は72時間以内とされているが，必要な手続
きを経て，10日間（結核の場合は30日間）まで延長できると定めている（第19条，第
20条，第26条）。

■ 精神障害者の強制入院

　精神保健福祉法（精神保健及び精神障害者福祉に関する法律）[19] では，精神障害者の入院
について，本人の同意に基づいた入院である任意入院（第20条，21条）が行われるよ
う努めるべきものとしているが，強制入院について，以下のように多くの規定を定
めている。措置入院は，任意入院が不可能で，2人以上の精神保健指定医の診察の
結果，入院させなければ自己危害・他者危害を及ぼすおそれがある場合に都道府県
知事が行う強制入院である（第29条）。緊急措置入院は，急を要し，措置入院の手続
きが不可能で，精神保健指定医の診察の結果，入院させなければ自己危害・他者危
害を及ぼすおそれがある場合に都道府県知事が72時間に限って行う強制入院であ
る（第29条の2）。医療保護入院は，精神科病院の管理者が家族などの同意によって
行う強制入院である（第33条）。応急入院は，急を要し，保護者の同意を得られない
場合に，72時間に限って，都道府県知事が指定する精神科病院の管理者が行う強
制入院である（第33条の7）。また，入院患者に対する処遇についても，人権に配慮
することを求め，行動を制限する際などの規定を定めている。また，任意入院をし
た患者であっても，精神保健指定医による診察により入院を継続する必要があると
認めたときは，72時間に限って退院させないことができるとしている（第21条の3）。
　なお，日本の精神医療については，欧米諸国と比べて精神科病院・精神病床が多
く，しかも長期にわたって入院している人が多い点が指摘されている。2022年の
時点で，精神病床数は人口10万人対で257.6床，平均在院日数は276.7日であ
る[20]。精神病床のうち，終日出入り口に鍵がかかっている閉鎖病棟のものが75.5%
を占め，患者の入院形態のうち，任意入院が48.0%であるのに対して，医療保護
入院が49.9%，措置入院が0.6%である[21]。その一方で，重大な他害行動を引き起
こす傾向のある精神障害者の扱いをどうするかも問題点として残っている。殺人な

142　第Ⅴ部　患者の権利、公衆衛生、研究など

どを起こした場合，精神障害者は，精神鑑定によって責任能力がないと判断されれ
ば，原則として刑事処罰の対象にならない。こうした患者に対応するための医療従
事者や職員の数は絶対的に不足しているという。このように，精神障害者の扱いを
どうすべきかは，現在の医療の大きな課題の1つとなっている[22]。

2 患者の権利についての医療倫理

1) 患者の判断能力

　　患者の権利についての倫理的問題は多岐にわたるが，医療現場で特に判断に迷う
のは，判断能力が十分でない患者への対応である。前項で見たように，日本では，
リスボン宣言の規定する患者の権利のうち，特に**自己決定の権利**についての法令が
未整備であり，憲法や関連する法令を参照し，医療現場で，ケースバイケースで考
えるほかはない状況にある。そこで，患者の権利についての倫理的問題として，ま
ずは判断能力が十分にない患者への対応について整理する。

　　まず，最も基本的な概念である，**患者の判断能力** competency とは，**患者の権利を
能動的に行使する能力**として定義することができる[23]。リスボン宣言に規定されて
いる患者の権利のうち，選択の自由の権利，自己決定の権利，情報に対する権利な
どは，患者自身が行動することで効力を持つ**能動的権利**であり，これらを行使でき
ない状態を**判断能力がない** incompetent 状態と見なすことができる。つまり，医療
機関や医療従事者を選ぶことができず，自己決定ができず，情報を得ることができ
ない（自己の情報へのアクセスを行えず，説明を理解できず，情報を知らされたくないという意
向を伝えることができない）ということである。これに対して，リスボン宣言に規定さ
れる他の権利のうち，良質の医療を受ける権利，守秘義務に対する権利，健康教育
を受ける権利，尊厳に対する権利は，いずれも，患者自身が行動しなくても効力を
持つ**受動的権利**である。これらは，判断能力がまったくない人，例えば意識不明の
人であっても，また患者が特にそれらを要求しなくても，医療従事者の側が積極的
に保障しなければならない[24]。

2) 自己決定と代理決定

　　判断能力が十分でない患者の場合，患者の権利（特に，能動的権利である，選択の自
由の権利，自己決定の権利，情報に対する権利）を行使できないために，別の人が代理で
行使する必要がある。患者の代わりに患者の権利を行使する人のことを**代理人**（ま
たは**代理決定者**，**代諾者**）と呼び，代理人が行う決定および承諾を**代理決定**および**代
理承諾**（**代諾**）と呼ぶ。

　　自己決定と代理決定の関係をまとめると，次のようなものとなる。

> 自己決定と代理決定の関係
>
> **優先度〔1〕：完全な自己決定／インフォームド・コンセント**
>
> 　本人に十分な判断能力があれば，本人が自己決定を行うことが最も望ましい。
>
> 　自己決定のうち，医療従事者が方針を説明し，本人の同意を得る形式が，インフォームド・コンセントである。
>
> **優先度〔2〕：ある程度の自己決定／インフォームド・アセント**
>
> 　本人の判断能力が十分ではないが，まったくないわけではない場合には，医療従事者が方針を平易に説明し，本人がそれを拒否せず，一定の賛意があることを確認するインフォームド・アセントを得ることが望ましい。この場合，本人の最善利益が損なわれることがないように，並行して代理人の意向を確認することが望ましい。
>
> **優先度〔3〕：代理決定**
>
> 　本人に判断能力がなければ，以下のいずれかの基準によって代理人が代理決定を行う。
>
> 　1）**推定意思**　本人の意思を推定して決定を行う。
>
> 　2）**最善利益**　本人の最善利益にかなう決定を行う。

　自律尊重原則の考え方からすれば，**自己決定**が最も望ましいことは明らかであり，代理決定は，あくまで自己決定が行えない場合の次善の策である。

　代理決定を行う場合に，代理人にとっての判断基準として最も望ましいのは，本人の意思を推定する**推定意思**である。推定意思は，単なる憶測であってはならず，患者の意思を推定する根拠が必要である。第9章で，終末期医療での生命維持治療などについて，患者があらかじめ自分の意思を表示しておく**事前指示**や，将来の治療やケアの方向性や具体的内容について医療従事者や家族と相談して方針を決める**アドバンス・ケア・プランニング**，医療従事者が患者，家族と共有する**共同意思決定**などがあることを見た（p.121）。こうした方法によって，患者の意思が明確に推定できる場合には，これを尊重することが望ましい。

　患者の意思を推定する根拠が十分でない場合には，患者にとって最も益となる選択を行う**最善利益**によって意思決定を行うほかはない。これについても，患者の最善利益となると見なす根拠が必要である。例えば，患者の状態に対して，治療効果や症状の緩和などのエビデンスが得られている処置を行うというのが，1つの考え方である。ただし，世界保健機関（WHO）が，健康について，「肉体的，精神的及び社会的に完全に良好な状態であり，単に疾病又は病弱の存在しないことではない」と定義しているように，単に治療効果や症状緩和の観点のみでなく，精神的側面や社会的側面をも考慮して，患者の最善利益を考えるべきだろう。

3) 自己決定と代理決定の注意点

　前項では，自己決定と代理決定との優先度を，形式的に整理した。実際の医療現場では，本人の判断能力の評価と，推定意思および最善利益の評価を並行して行いながら，意思決定を行っていくことが望ましい。その際に，患者の判断能力が，時間的変化と意識表明能力によって影響を受けること，および，誰を代理人と見なすかに注意する必要がある。

■ 時間的変化

　判断能力は変化するものであり，時間的変化を考慮する必要がある。類型化すれば，(1) 過去から現在まで判断能力がある人，(2) 過去には判断能力があったが，現時点では判断能力が十分にない人，(3) 過去から現在まで判断能力が十分にない人，(4) 現時点で判断能力が十分にないが，将来に判断能力を持つことが見込まれる人，(5) 現時点で判断能力が十分になく，将来に判断能力を持つことも見込まれない人，などに分けられる。過去・現在・未来の判断能力が異なったものとなり得る可能性に留意する必要がある。

■ 意思表明能力

　意識や認知機能は維持されているが，意思表明能力がない人については，判断能力がないとは見なせない。例えば ALS（筋萎縮性側索硬化症）の患者で，脳の機能は維持されていて，意識があり，認知機能も維持されているが，全身の筋肉の麻痺によって発声や身振りによる意思表明が難しいという場合が該当する。このような意思表明能力が十分でない状態でも，可能な限り，患者の意思を理解する努力を行う必要がある。最近では，指先や舌の動き，まばたきや皮膚の動き，あるいは脳内血流の変化などを利用して，「はい・いいえ」の択一式の意思表示を行うさまざまなスイッチ式の装置が利用できる[25]。

■ 代理人の見極め

　リスボン宣言には**法定代理人** legally entitled representative という言葉が用いられているが，これは法令によって規定された代理人を意味する。日本には，以下のように法定代理人が規定されている。

法定代理人の種類

• 親権者

　本人が 18 歳未満の場合，本人に代わって身分上及び財産上の監督保護・教育を内容とする権利義務を有する人[26]。

• 未成年後見人

　本人が 18 歳未満の場合で，親権者がいないとき，または，親権者が管理権（財産に関する権限）を有しないときに後見となる人[27]。

• 成年後見人

本人が成年被後見人の場合で，本人に代わって法律行為を行う人，または本人による法律行為を補助する人[28]。

これらの法定代理人の役割は，監督保護，教育，財産管理などに限定されていて，医療における代理決定を含んでいるとまでは言えない。医療現場における代理決定は，患者の生死を左右する重大な責任を伴うものであり，**患者の代理人として適切な人を，個々の事例において選定する**ことが望ましい。なお，最近では，医療上の意思決定を行う人を**医療代理人**と呼ぶことがあり，行政書士が作る日本事実証明委員会が，行政書士の資格を持つ代理人を認定医療代理人として認定し，主に終末期医療に関する医療上の代理決定を行う業務を行っている[29]。

4）小児患者の自己決定と代理決定

患者の自己決定と代理決定が特に難しい倫理的問題を生じるのが，小児患者である。小児患者の特徴は，成長とともに判断能力が獲得されていくなど，時間的変化が大きい点にある。日本の法令上，**未成年**（または「子ども」）とは，成人に達していないことを意味する概念である。2022 年に**民法**が改正され，**成年年齢**が 20 歳から 18 歳に引き下げられたため，18 歳未満を未成年と呼ぶことになった。**児童福祉法**では，18 歳未満の者を**児童**と規定し，そのうち 1 歳未満の者を**乳児**，1 歳から小学校就学までの者を**幼児**，小学校就学から 18 歳までの者を**少年**と規定している。医療においては，患者の発達段階をより詳細に捉えて対応を考える必要があり，出生から生後 1 か月までの者を**新生児** neonate（または newborn），1 か月から 1 歳までの者を**乳児** infant，1 歳から 4 歳までの者を**幼児** young child，5 歳から 10 歳までの者を**児童** older child，11 歳から 17 ～ 19 歳までの者を**青年** adolescent と呼ぶことが一般的である[30]。さらに，がん医療の分野などでは，15 歳から 39 歳までの世代を **AYA**（思春期・若年成人。adolescent and young adult）と呼ぶことも増えている[31]。

こうした区分は，ある程度参考にはなるが，個人的な差異も大きいため，小児患者の判断能力は，個々の事例において評価することが不可欠である。

■ 小児患者の自己決定と代理決定についての倫理的推論

ここまで見てきたように，自己決定と代理決定の問題が複雑であることに加えて，小児に特有の問題もある。そのため，この問題について，医療現場での個別的な状況を設定したケーススタディを行ってみよう。以下は，実際の事例をもとに作成した架空の事例である。

第Ⅴ部　患者の権利、公衆衛生、研究など

ケーススタディ❹　小児患者の権利についての倫理的推論

■〈事例〉　親による，6歳の患者への人工呼吸器の導入の拒否

> 患児は6歳の，先天型の筋強直性ジストロフィー1型（DM1）患者で，過去1年間にわたって非侵襲的人工呼吸療法（NIV）を行ってきた。知的障害も見られ，自分の意思を表現することが難しいが，感情は穏やかで，笑顔でいることも多く，看護師からは「感性の豊かな子ども」だと受け止められている。
>
> 最近，呼吸不全になることも多く，誤嚥性肺炎などを起こして入退院を繰り返している。酸素飽和度も70％に低下し，ときには一桁台に落ちて，1日に何度もチアノーゼを呈する状況にある。医師はこの危機を乗り越えるために，気管切開下侵襲的人工呼吸療法（TIV）を行いたいと考えたが，父親が反対した。「これまで，このマスクタイプの呼吸器で頑張ってきましたが，喉に穴をあけて人工呼吸器をつけっぱなしにして生きるのは，人間らしいと思えません」
>
> 母親もDM1患者であるが，症状の少ない軽症型であり，患児の発症をきっかけに検査を受けて，自分も患者であることと，自分から子どもに遺伝したことを知った。母親は，患児が息苦しそうにしている様子を見てしばしば涙を流していた。人工呼吸器については，「お父さんの言うように，呼吸器をつけて生きるのはよいことだと思わない。それに，一度つけたら，もうはずすことは難しいと聞いています。でも，苦しませたくないし，どうすればよいのかわかりません」と言った。
>
> この病気の診療ガイドラインである，日本神経学会の「筋強直性ジストロフィー診療ガイドライン2020」[32] によれば，「TIVの治療効果についてのエビデンスはない」としつつ，「窒息や誤嚥性肺炎などでTIVを余儀なくされる例が少なくない」，「いったんTIVが施行された例では，離脱することは非常に難しい。TIVでは，NIVに比べ安定した換気が可能となる一方で，気管切開術が必要であり，音声による意思疎通が困難となり，大きく日常生活が制限され，気道感染や気管カニューレ留置に伴うトラブルなどのリスクも高くなる」ため，「適切な時期から人工呼吸療法導入について十分な説明を行い，患者および家族の意思をその都度確認しておくことが重要である」とされている。

■この事例についての倫理的推論

（1）原則的アプローチ

この事例で，「気管切開下侵襲的人工呼吸療法（TIV）を行う」および「TIVを行わない」という2つの選択肢について，自律尊重，無危害・善行，公平性，公正性という倫理原則を用いて倫理的推論を行ってみる（表11-1）。

第11章　患者の権利についての医療倫理　**147**

表 11-1　**倫理原則を用いた倫理的推論の例**

倫理原則	選択肢1：TIVを行う	選択肢2：TIVを行わない
自律尊重	• 本人には子どもの権利として，生存と発達の権利，意見を表明する権利があり，患者の権利として，自己決定の権利，情報を得る権利がある。本人にTIVについての考え方をまったく聞かないのは不当である。 • 現時点でインフォームド・アセントも難しいとしても，数年待てば行える可能性があり，現時点でTIVを行わなければ，その可能性を絶つことになる。	• 本人には，判断能力がない（インフォームド・コンセント，インフォームド・アセントも難しい）。
無危害・善行	• 窒息による死亡が予見される現状では，TIVが患児の最善利益にかなう。	• TIVには治療効果のエビデンスがなく，しかもいったん開始したら離脱することが難しい。
公平性	• 本人が自己決定できている事例があり，不公平である。	• 治療効果にエビデンスがない以上，TIVを行わないことで患児が不公平な扱いを受けることにはならない。
公正性	• 意思決定のプロセスには，本人が参加すべきである。少なくとも，数年待てばそれが能力的に可能となる。	• 本人は判断能力が十分ではなく，意思決定プロセスに参加しなくても不公正とまでは言えない。

　自律尊重原則では，本人には子どもの権利として，**生存と発達の権利，意見を表明する権利**(p.94)があり，患者の権利として，**自己決定の権利，情報を得る権利**がある，というのが，「選択肢1：TIVを行う」を正当化する。これに対して，本人に判断能力がない（インフォームド・コンセント，インフォームド・アセントも難しい）と見なすのであれば，「選択肢2：TIVを行わない」が正当化されることになる。ただし，現時点で**判断能力**がないとしても，**時間的変化**を考慮する必要があり，数年待てばインフォームド・アセントを得られる程度の判断能力を持つようになる可能性があり，現時点でTIVを行わなければ，その可能性を絶つことになると考えれば，選択肢1が正当化される。

　無危害・善行原則については，TIVが患児の**最善利益**にかなうと考えるか，それとも，TIVには治療効果のエビデンスがないため，最善利益とは言えないと考えるかで，正当化される選択肢が異なる。日本神経学会の「**筋強直性ジストロフィー診療ガイドライン2020**」は，TIVには治療効果のエビデンスがなく，さまざまなデメリットも指摘する一方で，「NIVに比べ安定した換気が可能となる」とも述べている。この事例の医師も，現時点での窒息の危機を乗り越えるためにTIVを行うべきだと考えている。ただし，同学会のガイドラインでは，いったんTIVを開始すれば離脱することが難しいとされている。

　公平性原則については，同様の他の事例と比較して，本人が自己決定できている事例があり，不公平であると考えるか否かで，評価が分かれる。この病院では，同様の患者にTIVを行っており，この患児に行わないことが不公平だと，医師は感じている。これに対して，治療効果にエビデンスがない以上，TIVを行わないことで患児が不公平な扱いを受けることにはならないという反論が可能だろう。

　公正性原則については，意思決定のプロセスには，本人が参加すべきであると考えるか，それとも本人は判断能力が十分ではなく，意思決定プロセスに参加しなくても不公正とまでは言えないと考えるかで，評価が分かれる。自律尊重原則について考えたように，数年後には判断能力が獲得できるのであれば，それを待って意思

決定プロセスに参加すべきだという考え方も，TIV を行う選択肢の根拠となる。

　以上を総合すると，「選択肢 1：TIV を行う」では，自律尊重原則と公正性原則の根拠が，特に説得力を持っている。患者の権利，子どもの権利があること自体は否定できず，さらに，現時点での判断能力が不十分だとしても，子どもの場合は成長によって数年後に判断能力を獲得する可能性があり，それを待つべきだという考え方も，否定することが難しい。ただし，先天型の DM1 患者は，知的障害や発達障害，行動異常，情緒障害などが問題になることが多いとされ[33]，十分な判断能力を持てるようにならない可能性もあるとされている。これについては，この患児の状態に即して評価する必要がある。

　これに対して，「選択肢 2：TIV を行わない」については，無危害・善行原則の，TIV に治療効果のエビデンスがないことが，最も説得力のある根拠であるように思われる。いったん開始したら離脱が難しいというのは，家族にとって TIV に伴うケアがずっと続くことを意味していて，選択を難しくしている可能性がある。

　このように，原則的アプローチによって倫理的推論を行った結果として，結局は医師と家族とで，望ましいと考える選択肢が異なるという状況は変わらず，それぞれの根拠を原則によって裏づけただけのことになってしまう。

（2）対話的アプローチ

　この事例では，医師と家族との考え方の不一致が倫理的問題の核心であり，対話的アプローチによる倫理的推論を行わなければ，解決は難しいだろう。対立が根深い場合には，ナラティヴ検討シート

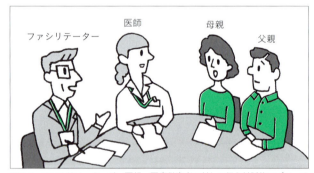

図11-1　ファシリテーターが、両親、医療従事者に対して行う対話的アプローチ

などのツールを用いた分析が有用である。この事例では，医師と両親の間で治療方針に対する意見の不一致があり，ファシリテーターが仲介して，医師，母親，父親の三者に対して，対話的アプローチを試みることが望ましい（図11-1）。そのように想定して，ナラティヴ検討シートを作成した例を表 11-2 に示す。

第11章　患者の権利についての医療倫理　**149**

表 11-2　**ナラティヴ検討シートの作成例**

個々の人たちのナラティヴについて，現在わかっていること				
検討対象 （患者，家族， 医療従事者など）	現状の捉え方	望んでいること	受け入れがたいこと	背景にある 事情や価値観
患児	不明	不明	不明	不明
母親	呼吸器をつけて生きるのはよいことだと思わないが，苦しませたくもない。どうすればよいのかわからないと混乱している。	不明	不明	自分もDM1患者であり，自分から子どもに遺伝していることが，混乱の背景にある？
父親	喉に穴をあけて人工呼吸器をつけっぱなしにして生きるのは，人間らしいと思えないと言っている。	NIVのみで療養を続けること？	TIVが行われること。	不明
医師	窒息によって死亡するリスクが高まっており，TIVでその危機を回避したい。	TIVの実施。	患児がこのまま窒息によって死亡すること。	医師として，患児の救命を行うことは倫理的な責務だと感じている。
ナラティヴを理解するための対話の計画				
・ファシリテーターが，母親，父親，医師の三者から個別に話を聞き，背景にある事情や価値観も探る。 ・医師に，両親がTIVを認めない場合についての考え方を率直に語ってもらう（例えば，医療ネグレクトと見なすことがあり得る事例と考えるのか，それとも，最終的に両親の判断を尊重すべき事例なのか，などについて）。				
ナラティヴの不調和はどのようなものか				
・現時点では，医師は窒息死のリスクを回避したいと考え，父親がTIVに強く反対していることからナラティヴの不調和が生じている。母親の思いには不明な点が多く，自分から子どもに遺伝していることの影響があるかもしれない。				
ナラティヴの不調和を軽減するための対話の計画				
・三者を集めて，ファシリテーターが仲介して話し合う機会を持ち，各々の思いを率直に語ってもらうように促す。 ・医師が最終的には両親の意向を尊重するつもりがあるか否かにより，話し合いの目標が異なってくる。 ・医師には，診療ガイドラインでエビデンスがないとされている一方で，窒息死を回避したいという思いを家族にわかりやすく話してもらう。 ・母親の感情はデリケートなものであり，これについて父親と医師が十分に理解し，配慮できるように進行する。				

〈個々の人たちのナラティヴについて，現在わかっていること〉は，事例の記載にある内容をもとに，表に簡単に整理した通りである。これらを見渡すと，特に母親のナラティヴについて理解することが必要だと思われる。自分自身がDM1患者であり，自分から子どもに遺伝していることが，発言の様子の混乱の背景にある可能性がある。日本神経学会の「筋強直性ジストロフィー診療ガイドライン2020」でも，女性患者から子どもに遺伝する場合には，症状が重くなることが多いと指摘されている[34]。

〈ナラティヴを理解するための対話の計画〉では，母親は自分もDM1患者であり，自分から子どもに遺伝していることから，罪悪感を抱いたり，父親に気兼ねをしているかもしれず，父親とは別の場を設けて話を聞くことが適切だと思われる。また，両親と医師の間にも，すでに意見の不一致が顕著になっている。このため，ファシリテーターが，母親，父親，医師の三者から個別に話を聞き，現状をどう捉えているか，望んでいること，受け入れがたいことについて話を聞き，背景にある事情や価値観も探ることが望ましい。

医師には，両親がTIVを認めない場合についての考え方（例えば，親が病気の子どもに治療を受けさせない**医療ネグレクト**と見なすことがあり得る事例と考えるのか，それとも，

最終的に両親の判断を尊重すべき事例なのか）を率直に語ってもらうべきだろう。

〈ナラティヴの不調和はどのようなものか〉については，現時点では，医師は窒息死のリスクを回避したいとの思いが強く，父親が TIV に強く反対していることからナラティヴの不調和が生じている。母親には，背景事情の影響により，医師と父親とのナラティヴの不調和とは別の不調和が見えてくる可能性もある。

〈ナラティヴの不調和を軽減するための対話の計画〉については，ナラティヴの不調和の見極め次第であるが，三者を集めて，ファシリテーターが仲介して話し合う機会を持ち，各々の思いを率直に語ってもらうように促す。医師には，診療ガイドラインでエビデンスがないとされている一方で，窒息死を回避したいという思いを家族にわかりやすく話してもらう。母親の感情はデリケートなものであり，これについて父親と医師が十分に理解し，配慮できるように進行する。

医師が最終的には両親の意向を尊重するつもりがあるか否かにより，話し合いの目標が異なってくる。医師があくまで TIV の実施を主張したいのであれば，治療ガイドラインでエビデンスがないとされている以上は，医療ネグレクトと見なして，強い対処を行うことは難しいようにも思われ，臨床倫理委員会での判断を仰ぐべきだと伝える。

5）患者の意思に反する処置

患者の意思に反する処置を検討せざるを得ない状況での対応についても，自己決定と代理決定について，困難な倫理的問題を生じることが多い。患者の意思に反する処置について，世界医師会の「患者の権利に関するリスボン宣言」では，「特別に法律が認め，かつ医の倫理の諸原則に合致する場合」に「例外的な事例としてのみ行うことができる」とされていて，日本の法令では，感染症患者の強制入院と精神障害者の強制入院についての規定があることを見た。しかし，そのような法令の整備がなされていない状況でも，患者の意思に反する処置は行われている。

そうした，法令の規定が明確でない場合の判断は，医療従事者にとって難しい。そのため，この問題についても，医療現場での個別的な状況を設定したケーススタディを行ってみよう。以下は，実際の事例をもとに作成した架空の事例である。

ケーススタディ❺　自己危害，他者危害が生じ得る事例での，患者の意思に反する処置についての倫理的推論

■〈事例〉　認知症患者の身体拘束

患者は，81歳，男性のうっ血性心不全患者で，高血圧，脳梗塞，慢性心不全などを併発している。認知症症状が進んでいて，ときどき意味不明の言動があったり，家族や介護者を識別できないこともある。特別養護老人ホームで療養していたが，心不全が悪化して一般病院に入院した。

医師は検査の結果，うっ血性心不全と診断し，1日 500 mL 以内という水分

摂取量の制限と，ドパミン塩酸塩注射液（心拍数の増加や血管収縮作用など，心臓の働きを強める効果が期待される強心薬）と，フロセミド注射液（心不全患者のうっ血に基づく呼吸困難や浮腫などを軽減する効果のある利尿薬）の静脈点滴での投与を看護師たちに指示した。

　診断と治療内容について，医師は患者の息子とその妻に説明したが，患者には説明をしなかった。治療方針全般と，必要に応じて身体拘束を行う場合があることも，説明文書に明記し，家族からすべてについて同意する旨の署名を得ていた。

　数日後の深夜に，患者からナースコールがあった。その時間帯には，その病棟に2人の看護師がいて，1人は看護経験2年目の看護師Aさん，もう1人は15年目のBさんだった。Aさんが病室に行ってみると，患者は「のどが渇いた」という。看護師は湯飲み茶碗で八分ほどの水を飲ませた。しばらくしてまたナースコールがあり，「もっと飲みたい」と訴えられたが，看護師は，「心臓を治すために，お水をあまり飲んではいけないので，このくらいで我慢してください」と飲ませなかった。5分後くらいに，Aさんが様子を見にいくと，患者は点滴を自分で引き抜いていた。看護師の姿を見ると，「家に帰る」と大きな声を出し，ベッドから降りようとしてふらつき，転びかけた。

　咄嗟に，Aさんが手を伸ばして支え，患者は転ばずにすんだ。その後，AさんはBさんに状況を伝え，どうすればよいかと尋ねた。Bさんは，患者に点滴を付け直しても，すぐに自分で抜いてしまうだろうと考え，患者が興奮して寝つけない際などに使用するよう医師の指示があるハロペリドール（精神安定作用があるブチロフェノン系の抗精神病薬）を水に溶かして飲ませた上で，患者がベッドから離れるとナースステーションでアラームが鳴る離床センサーを床に敷いてはどうかと言った。その上で，できるだけ頻回に病室の様子を見に来るようにし，それでも患者が落ち着かず，点滴を抜いてしまうようであれば，医師が出勤してくる朝まで，点滴を抜いたり，起き上がったりできないように，拘束帯で腰をベッド柵に固定する案を話した。

　Bさんは，他にも注意の必要な患者が複数いるため，この患者への巡回の回数をあまり増やすことができそうにない。その一方で，診療報酬改定によって身体拘束をできるだけやめなければならないことも知っており，どうすればよいのか迷った。

■この事例についての倫理的推論

（1）原則的アプローチ（臨床倫理のツールによる分析）

　この事例では，深夜であり，医師に相談することも難しく，看護スタッフ間の話し合いで問題を解決しようとしている。実際には，対話的アプローチによって，看護師2名で話し合って決めるほかはないように思われる。それでも，この事例には，多くの要因が絡み合っていて，かなり複雑である。必要な薬剤の投与を行わな

第Ⅴ部　患者の権利、公衆衛生、研究など

表11-3　4分割法の作成例

医学的適応	患者の意向
1. 1）特別養護老人ホームで療養していたが、心不全が悪化して一般病院に入院した。 2）うっ血性心不全。高血圧、脳梗塞、慢性心不全などを併発。 3）予後についての情報はない。 2. 問題となっている治療・処置は「拘束帯の使用」であり、その目標は、点滴抜去と転倒・転落の防止である。 3. 代替策の実施でも点滴抜去などが解決しなければ、朝までの一時的な身体拘束はやむを得ないと考えられる。 4. ハロペリドールの経口投与、離床センサー設置、巡回の頻度を増やすなど、ある程度の代替策がある。 5. 医療チーム外へのコンサルテーション：現時点では利用できない。 6. 点滴抜去の防止、転倒・転落の防止は患者の益になるが、身体拘束はストレスを高めて害となる可能性がある。	1. 判断能力は低下している。ただし、会話はある程度可能なので、治療方針などの説明をある程度理解したり、同意したりできる可能性はある。 2.〔判断能力があると考える場合〕 　1）・2）治療方針や身体拘束について患者に説明していないので、意向は不明である。 3.〔判断能力がないと考える場合〕 　1）適切な代理人は息子と考えられる。 　2）患者との関係性に問題はなく、最善利益を代弁できると思われる。 　3）・4）身体拘束についての意向を示したことは特にない。 4. 患者にまったく説明がなされていないので、患者の選択権は尊重されていない。
QOL	**周囲の状況**
1. 1）・2）拘束帯による身体的苦痛はそれほど感じないと思われる。 2. 1）患者が入眠できない場合は、拘束帯によって大きな精神的苦痛を感じる可能性が高い。 　2）生活面への影響は特にない。 　3）医学的な目標と比較して影響が小さいかについては、判断が難しい。 　4）代替策の実施でも効果がなければ、看護師がより頻回に観察するほかはないが、この勤務態勢では難しい。 3. 拘束帯がもたらす精神的苦痛を含めて、考慮している。	1. 家族は医師から身体拘束についての説明を受け、書面で同意をしている。 2. 息子と妻の間では合意があると考えられるが、詳細は不明である。 3. 医療者側の実施能力に、特に問題はない。 4. 厚生労働省などが示している身体的拘束を行うための3要件（切迫性、非代替性、一時性）を満たしているかを、看護師のみで判断せざるを得ない。日本看護倫理学会の「身体拘束予防ガイドライン」等を参照しているが、巡回の頻度を大きく増やすことはできない。 5. 1）・2）・3）特にない。 6. 今晩の対応とともに、今後の方針については、医療チーム全体で話し合う必要がある。

ければならず、転倒・転落事故の防止をしなければならない。さらに、患者の人権に配慮して、できる限り「縛らない看護」を目指すことが望ましいことも、昨今の医療現場では強調されている。そこで、4分割法などのツールを用いて、複雑な状況を整理することが有用だと思われる。表11-3に示すのは、4分割法の作成例である。

　　医学的適応について、看護師たちは、ハロペリドールの経口投与、離床センサー設置、巡回の頻度を増やすなど、ある程度の代替策を行って、代替策の実施でも点滴抜去などが解決しなければ、朝までの一時的な身体拘束はやむを得ないと考えている。ハロペリドールは、急激な精神運動興奮などで、緊急を要する場合に用いら

れる薬剤で，患者が落ち着いて眠ってくれることを期待して使用される。

　患者の意向について，患者は会話がある程度可能で，治療方針などの説明をある程度理解したり，同意したりできる可能性はあるにもかかわらず，医師が治療方針や身体拘束について患者に説明しておらず，患者が自分に対して行われている処置をまったく理解していないことが問題だと考えられる。

　QOLについては，ハロペリドールを投与しても患者の精神状態が安定せず，拘束帯を用いた場合には，大きな精神的苦痛を感じる可能性が高いが，看護師が2人しかいない現時点での体制では，それ以上の代替策がなく，看護師がジレンマを感じている。

　周囲の状況については，「4. 問題となっている治療・処置について，法律やガイドラインは遵守されているか？」についての評価が特に問題となる。1999年の厚生省（現 厚生労働省）の省令（法律に基づいて行政機関が行う命令のうち，各省の大臣による命令である。p.38）である「指定居宅サービス等の事業の人員，設備及び運営に関する基準」で，「利用者又は他の利用者等の生命又は身体を保護するため緊急やむを得ない場合を除き，身体的拘束等を行ってはならない」と規定している[35]。ただし，この省令の対象は介護保険施設，ショートステイなどに限定されていて，一般病院は対象とならない。

　しかし，最近では，病院等での身体拘束を減らす取り組みが強化されており，2024年度の診療報酬改定では，病院等での身体拘束最小化の取り組みが義務化され，入院料の施設基準に，「患者又は他の患者等の生命又は身体を保護するため緊急やむを得ない場合を除き，身体的拘束を行ってはならないこと」，「医療機関で組織的に身体的拘束を最小化する体制を整備すること」が規定され，身体的拘束最小化に関する基準を満たさない保険医療機関では，入院基本料，特定入院料または短期滞在手術等基本料の所定点数から1日につき40点を減算するものとされた。

　これらの法令等でいう「緊急やむを得ない場合」とは，身体的拘束を行わざるを得ないほどの，**切迫性**，**非代替性**，**一時性の3要件がすべて揃っている場合**だとされる[36]。

　まず，切迫性については，身体拘束でしか防げないような危険が患者に迫っているかを考えなければならない。ここでは，「点滴での投与薬剤が中断されることで生じる心不全などのリスク」と，「患者が転倒するリスク」が考えられる。この状況では，看護師だけでこれらのリスクを評価せざるを得ない。

　一時性の要件については，朝になって医師や薬剤師など，他のスタッフと方針を話し合うことができるまでの措置として，身体拘束を行おうとしているため，満たされていると考えられる。

　非代替性の要件について，看護師たちは，日本看護倫理学会の「**身体拘束予防ガイドライン**」等で，類似の状況で行える代替策として示されているものを参照している。現在の状況では，ハロペリドール投与，離床センサー設置は可能であるが，巡回の頻度を大きく増やすことはできない。

(2) 対話的アプローチ（図 11-2）

この事例では、深夜であり、医師に相談することも難しく、看護スタッフ間の話し合いで問題を解決しようとしている。そのため、2人の看護師のうち、指

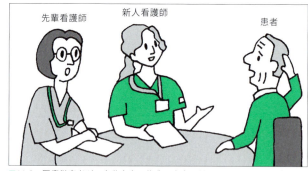

図11-2 医療従事者が、自分自身、後輩、患者に対して行う対話的アプローチ

導を求められている先輩看護師のBさんが中心となって、Aさんと患者との三者で対話的アプローチを行うものと想定する。

(a) その事例の当事者たちのナラティヴを理解するための対話

この時点で看護師にできるのは、認知症を発症しているこの患者から、現状がどう見えているのかを理解するために、話を聞くことであり、それを受けて、自分たち看護師のナラティヴ（あるいは、Aさん、Bさんそれぞれの、個人の看護師のナラティヴ）をも客観的に捉えることである。

（患者のナラティヴ）

一般に、認知症患者は、認知能力が低下しても、情動的な機能は維持されるとされる。そのため、看護師たちが行っているさまざまな処置は、この患者からは単に不快なことをされているだけのものと見られている可能性がある。これを仮の患者のナラティヴとして文章化してみると、例えば以下のようなものになるだろう。患者本人の視点での文章にするために、一人称（私）を主語にしてある（p.65のデモンストレーション参照）。

現時点での、患者のナラティヴの文章化

私に対して、不快なこと、尊厳感情を逆なでされることが行われている。私はここから今すぐ逃げ出したい。

（看護師たちのナラティヴ）

Bさんの立場で、自分自身と新人看護師のAさんとが困惑している状況について、自分たちのナラティヴを客観的に考えて、仮に文章化してみると、以下のようなものになる。

第11章　患者の権利についての医療倫理　155

> 現時点での，看護師たちのナラティヴの文章化
>
> *私たちは，医師の指示通りに，強心薬と利尿薬を投与するための静脈点滴を開始したが，それが引き抜かれてしまって困っている。薬剤の投与を行わないことで，患者が心不全を起こす可能性を恐れている。また，身体拘束を行わないことで，患者が転倒・転落事故を起こすことを恐れている。*

　ただし，Aさんは，これとはまた別のことを考えているかもしれない。例えば，看護師になって2年目の若手で，自信がなく，このような状況でどう判断すればよいのかわからずに困惑しているかもしれない。Aさんの話をよく聞いて，「Aさんのナラティヴ」と「Bさん（自分自身）のナラティヴ」とを別個に考えるほうがよいかもしれない。

（b）ナラティヴの不調和の見極め

　仮に，上に示したような患者のナラティヴと，看護師たちのナラティヴを見比べて考えてみると，看護師である自分たちにとっては，「患者が心不全を起こす可能性」と「患者が転倒・転落事故を起こす可能性」が非常に重大なことであり，そのために静脈点滴と身体拘束を考えているのに対して，患者にとっては，それらは「不快なこと」でしかない。医療従事者が患者の生命を守るために行おうとしていることが，患者にその意味が理解されず，ただ不快なことと認識されている。

（c）不調和の軽減を図るための対話

　患者は，医師からほとんど何の説明も受けていない。かといって，看護師が医師に代わって，病状や治療方針についての説明を行うべきでもないだろう。可能なのは，例えば，「○○さんの心臓が悪くなっているので，お水をたくさん飲んではいけませんし，心臓のお薬と，オシッコを促すお薬を，点滴で入れないといけないんです」というように，わかりやすい言葉で，患者に行われていることを説明することであろう。

　それでも患者は理解できないかもしれず，患者との対話が難しいかもしれない。その場合，看護師2人での対話で，身体拘束の是非について話し合うことはできる。

　上に述べたように，切迫性，一時性の要件は満たされているが，ハロペリドール投与，離床センサー設置は可能であるが，巡回の頻度を増やすことは難しい。勤務環境に起因する非代替性を，病院内の他のスタッフにも理解してもらう必要があり，そのためには，状況が落ち着いた時点で，自分たちが置かれた状況を記録し，判断に至った根拠を説明できるようにしておくことが望ましい。こうした点について，2人の看護師間でよく話し合っておくべきだろう。

文献と註（第11章）

1　熊本県「無らい県運動」検証委員会. 熊本県「無らい県運動」検証委員会報告書 2014. p.281-282.

2　林かおり (2006) "ヨーロッパにおける患者の権利法." 外国の立法：立法情報・翻訳・解説. 国立国会図書館調査及び立法考査局 編 227, 1-26.

3　台湾の患者自主権利法には、終末期医療における患者の自己決定権に焦点化されている特徴がある。鍾宜錚 (2017) "台湾における終末期医療の議論と「善終」の法制化 -「安寧緩和医療法」から「病人自主権利法」へ." 生命倫理 27(1), 113-121.

4　医療法（昭和二十三年法律第二百五号）第1条2第1項。
　　https://elaws.e-gov.go.jp/document?lawid=323AC0000000205

5　医師法（昭和二十三年法律第二百一号），歯科医師法（昭和二十三年法律第二百二号），薬剤師法（昭和三十五年法律第百四十六号），保健師助産師看護師法（昭和二十三年法律第二百三号）。

6　日本国憲法（昭和二十一年憲法）第十三条。条文は、「すべて国民は、個人として尊重される。生命，自由及び幸福追求に対する国民の権利については，公共の福祉に反しない限り，立法その他の国政の上で，最大の尊重を必要とする」である。https://elaws.e-gov.go.jp/document?lawid=321CONSTITUTION

7　日本国憲法第二十五条。条文は、「すべて国民は，健康で文化的な最低限度の生活を営む権利を有する」である。

8　診療情報の提供等に関する指針（平成 15 年 9 月 12 日，医政発第 0912001 号，各都道府県知事あて厚生労働省医政局長通知）https://www.mhlw.go.jp/web/t_doc?dataId=00tb3403&dataType=1&pageNo=1

9　個人情報の保護に関する法律（平成十五年法律第五十七号），第三十三条。条文は以下の通りである。本人は、個人情報取扱事業者に対し、当該本人が識別される保有個人データの電磁的記録の提供による方法その他の個人情報保護委員会規則で定める方法による開示を請求することができる。2　個人情報取扱事業者は、前項の規定による請求を受けたときは、本人に対し、同項の規定により当該本人が請求した方法（当該方法による開示に多額の費用を要する場合その他の当該方法による開示が困難である場合にあっては、書面の交付による方法）により、遅滞なく、当該保有個人データを開示しなければならない。ただし、開示することにより次の各号のいずれかに該当する場合は、その全部又は一部を開示しないことができる。一　本人又は第三者の生命、身体、財産その他の権利利益を害するおそれがある場合　二　当該個人情報取扱事業者の業務の適正な実施に著しい支障を及ぼすおそれがある場合　三　他の法令に違反することとなる場合

10　個人情報保護委員会，厚生労働省. 医療・介護関係事業者における個人情報の適切な取扱いのためのガイダンス. https://www.ppc.go.jp/personalinfo/legal/iryoukaigo_guidance/

11　これらの個人情報についての法令は、経済協力開発機構（OECD）が 1980 年に採択した「プライバシー保護と個人データの国際流通についてのガイドラインに関する理事会勧告」の中で、「プライバシー原則」として掲げられている 8 つの原則（OECD8 原則）に則っている。それらは、目的明確化の原則（収集目的を明確にし、データ利用は収集目的に合致するべき）、利用制限の原則（目的以外に利用使用してはならない）、収集制限の原則（適法・公正な手段により、情報主体への通知・同意のもとで収集されるべき）、データ内容の原則（利用目的に沿ったもので、正確・完全・最新であるべき）、安全確保の原則（合理的安全保護措置により、紛失・破壊・使用・修正・開示等から保護するべき）、公開の原則（データ収集の実施方針等を公開し、データの存在・利用目的・管理者等を明示するべき）、個人参加の原則（自己に関するデータの所在及び内容を確認させ、又は異議申立てを保障するべき）、責任の原則（データ管理者は、これらの原則を実現するための措置に従う責任がある）である。http://oecdprivacy.org/

12　註 4 参照。

13　註 8 参照。

14　註 8 参照。

15　Sander, Gerald G., and Mijo Božić. (2019) "The Right Not to Know in the Context of Genetic Testing." Personalized Medicine in Healthcare Systems: Legal, Medical and Economic Implications, pp121-134.

16　個人情報の保護に関する法律（平成十五年法律第五十七号），第三十三条の 2

17　これらの他に、感染方法では、検体採取、健康診断なども、勧告に従わない者に強制することができると定められている。感染症、精神障害のほかに、患者の意思に反する処置が行われた例としては、以下のようなものがある。医療従事者が最善と考える処置を患者が拒否した事例（エホバの証人による輸血拒否など）。終末期医療において、患者が生命維持処置の中止、安楽死、自殺幇助などを求め、医師が拒否した事例。事前に望んでいない意思を表明していた患者に対して、救急搬送中に生命維持治療が開始された事例。入院の必要がなくなったのに退院しない患者の退院を求めて、病院が裁判を起こした事例。いずれについても、これらを明確に規定した法律がある事例ではない。

18　感染症の予防及び感染症の患者に対する医療に関する法律（平成十年法律第百十四号）　https://elaws.

e-gov.go.jp/document?lawid=410AC0000000114

19 精神保健及び精神障害者福祉に関する法律（昭和二十五年法律第百二十三号）　https://elaws.e-gov.go.jp/document?lawid=325AC0100000123_20240401_504AC0000000104

20 厚生労働省．（2023）令和 4（2022）年医療施設（動態）調査・病院報告の概況．https://www.mhlw.go.jp/toukei/saikin/hw/iryosd/22/

21 厚生労働行政推進調査事業費補助金『良質な精神保健医療福祉の提供体制構築を目指したモニタリング研究』研究班．（2024）精神保健福祉資料 令和 5 年度 630 調査結果．https://www.ncnp.go.jp/nimh/seisaku/data/630.html

22 岩波明．（2004）狂気という隣人──精神科医の現場報告，新潮社．

23 判断能力に類似した概念には多数のものがある。法令上の概念として，行為能力，意思能力がある。行為能力とは，単独で法律行為を行う能力である。法律行為とは，意思表示をすることで法律上の権利や義務の取得・喪失などを生じさせる行為である。意思能力とは，法律行為を行ったときに自己の権利や義務がどのように変動するかを理解する精神能力である。法律行為には，他人との間に権利・義務を伴う関係を作る「契約」，本人の意思表示だけで法律上の効果が発生する「単独行為」，同じ目的を持つ複数の人の意思表示で法律上の効果が発生する「合同行為」の 3 種類がある。

24 リスボン宣言の「宗教的支援を受ける権利」に関しては，少なくとも日本の医療現場においては，患者の求めに応じて保障するものであり，能動的権利としての性格が強いものと思われる。大半の国民が同じ宗教を信仰している国であれば，その宗教の指導者の支援を受ける権利は，患者が求めなくても保障されるべき受動的権利に近いものになるものと思われる。

25 LIVE TODAY FOR TOMORROW. できる動作でスイッチを使う．https://www.sanofi-als.jp/public/life/life-02/life02-02（掲載日不明）

26 法務省．親権者．https://www.moj.go.jp/MINJI/minji07_00015.html

27 裁判所．未成年後見人選任．https://www.courts.go.jp/saiban/syurui/syurui_kazi/kazi_06_12/index.html

28 裁判所．成年後見制度について．https://www.courts.go.jp/saiban/koukenp/koukenp1/index.html

29 医療代理人協会 https://medical-agent.org/

30 Evan G. Graber. 成長および発達に関する序論．MSD マニュアルプロフェッショナル版 MSD マニュアル．2019．https://www.msdmanuals.com/ja-jp/professional/19- 小児科 / 成長および発達 / 成長および発達に関する序論　https://www.msdmanuals.com/ja-jp/professional/19- 小児科 / 成長および発達 / 成長および発達に関する序論

31 Janssen, Silvie HM, et al. (2021) "Adolescent and young adult (AYA) cancer survivorship practices: an overview." *Cancers* 13(19), 4847.

32 「筋強直性ジストロフィー診療ガイドライン」作成委員会編．筋強直性ジストロフィー診療ガイドライン 2020. 南江堂 , 2020.

33 同ガイドライン，p.125

34 同ガイドライン，p.20

35 「指定居宅サービス等の事業の人員，設備及び運営に関する基準」（平成十一年厚生省令第三十七号）https://elaws.e-gov.go.jp/document?lawid=411M50000100037

36 令和 5 年度老人保健健康増進等事業介護施設・事業所等における身体拘束廃止・防止の取組推進に向けた調査研究事業「介護施設・事業所等で働く方々への身体拘束廃止・防止の手引き」,2024, p.20.

158　第Ⅴ部　患者の権利、公衆衛生、研究など

第 ⑫ 章　公衆衛生, 資源, 情報, 研究についての医療倫理

　ここまでの内容は，ほとんどが臨床現場，つまり，医療従事者が患者に対して，検査・治療・処置・看護・調剤などを直接提供する場での倫理を考えるものだった。本章では，こうした図式に収まらない医療倫理の問題を解説する。その内容は多岐にわたるが，ここでは公衆衛生，情報，研究，資源という4つのテーマを取り上げる。これらについての倫理的問題は，臨床現場に限定されず，より広い空間で生じる。すなわち，社会という空間や，情報ネットワークのデジタル空間，そして実験室や動物飼育室のような，特別な空間である。

1 公衆衛生についての医療倫理

1) 公衆衛生についての倫理的問題の基本的な図式

　医療倫理の歴史を解説した第1章で，社会性への注目が，医療倫理の考え方に変化をもたらしたことを見た。18世紀後半からの産業革命によって，都市の衛生状態が悪化したことを背景として，19世紀の医療倫理に社会への貢献という内容が追加されたのだった。それによって，疫学，公衆衛生学が誕生し，感染症の予防・制圧（第1章で見た，スノーによるコレラへの対応はその典型である。p.20 参照）や，生活習慣病の発症因子の解明（喫煙，肥満，運動不足，ストレスなどが，がんや糖尿病，心疾患などの発症率を高めることなど）につながり，生活環境や職場環境を改善するための保健医療政策として社会実装されるなど，めざましい効果を挙げた。その一方で，社会への貢献が，国民や人種という集団の改良を目指す優生学につながり，障害者の断種や殺害などの「負の遺産」を生み出したこともまた，歴史が示す重い事実であった。今日では，こうした歴史を踏まえながら，医療が健全な形で社会への貢献を行えるように，医療倫理の視点から公衆衛生を捉えていくことも，不可欠になっている。

　現在の公衆衛生 public health は，「コミュニティに根ざした組織的な取り組みを通じて，病気を予防し，寿命を延ばし，身体の健康と活力を増進するための科学と技術」[1] 等と定義されている。公衆衛生が，臨床の医療と異なるのは，個人よりも集団に注目する点にある。ここでいう集団には，国民全体や，特定の地域住民，特定の属性（年齢，性別，職業など）を持つ集団，特定の疾患や障害を持つ人の集団など，

第12章　公衆衛生，資源，情報，研究についての医療倫理　**159**

さまざまなものがある。また，公衆衛生は，治療よりは予防に重点を置き，病気や障害が発生するメカニズムに応じて，その発生をいかに抑えるかの対策を考える。そのために，国や地方自治体などの行政機関と，国会や地方議会などの立法機関が中心となって政策を実行することが，公衆衛生の実践の中心となる。その実践が，確かに効果を挙げているかを検証し，実効性がなければ政策を変更・中止する[2]。

　こうした性格を持つ公衆衛生には，さまざまな倫理的問題が生じるが，その多くが，行政機関や立法機関などの**公的権力が国民に対してどの程度の強制力を発揮してよいのか**，という共通の図式を持っている。医療現場で公衆衛生政策を実行する立場に置かれる医療従事者にとっては，患者などの**個人の利益**を守ることと，国や地域などの**集団の利益**を守ることとが矛盾するという，一種の利益相反 (p.179) の状況が生じ得る。

2) 公衆衛生における倫理原則

　こうした性格を持つ公衆衛生の倫理的問題についても，根拠を明確にしながら判断を下す過程としての**倫理的推論**が必要であることには変わりがない。倫理的推論とは，個人や集団が，医療における倫理的問題について，根拠を明確にしながら判断を下す過程のことであった (p.43)。ここまでの章で，倫理的推論の方法として，原則的アプローチと対話的アプローチとを用いてきた。このうち，原則的アプローチで用いてきた医療倫理の原則を，そのまま公衆衛生の倫理的問題に適用できるかについては，研究者の間でも議論がある。例えば，自律尊重原則について，個人の自律性を尊重するべきだという考え方なのだから，個人の利益と集団の利益とがぶつかり合う問題を考えるのには適していないと主張する人もいる。その一方で，集団の利益を考える際にも，個人の自律性（例えば，政策の影響を受ける人たちが，その政策に同意していること）を尊重すべきだと主張する人もいる。これまでに，公衆衛生の倫理的問題に適用するための，いくつもの倫理原則が提案されている[3]。現時点では，それらのなかのどれを用いるべきかについてのコンセンサスがあるとまでは言えないため，ここではそれらの内容に基づいて，以下の4つの系統の原則群に整理する。

■ 個人の自由の制限の最小化

　これは，集団の利益を守ることを目的として行われる公衆衛生政策は，個人の自由の制限を可能な限り最小化しなければならないとする原則群である。代表的なのは，民主主義社会において公的権力が個人の自由を制限できるのは，他の個人に対する危害（他者危害）が生じる場合に限られるという**危害性原則** harm principle である。個人の自由の制限は，公衆衛生上の集団の利益によって十分に正当化できるものでなければならないとする**相応性** proportionality の原則や，選択可能な手段が複数あるならば，個人の権利の制約が最小であるものを選ばなければならないとする**最小制限手段** the least restrictive alternative の原則も，この系統に属する原則である。

■集団の健康の最大化

これは，集団の健康を最大化しなければならない，とする原則群である。一般の医療倫理では，患者という個人の健康状態の維持・向上が目的となるのに対して，公衆衛生においては，政策の対象となる集団の健康状態を，全体として向上させることが目標となる。そのために使われる資源（資源については次のセクション参照，p.164）には限りがあるため，集団の健康の最大化を，利用可能な資源のコストに対して効果的に行うことが望ましいとする**効率性** efficiency の原則は，この系統を代表するものであり，公衆衛生の実務では特に重視される。この原則に則って，税金のような公的な財政資源を投入する場合には，**費用対効果** cost-effectiveness の高い政策を選択しなければならないという圧力が，政策立案の現場では常に生じる。

■手続き的正義

これは，政策上の意思決定プロセスは，その手続きが公正なものでなければならないとする原則群である。この**手続き的正義** procedural justice の要件としては，その政策によって**影響を受ける当事者** affected parties の全員が，意思決定プロセスに参加していることが最も望ましく，少なくとも，その政策の可否について意見を述べる権利が保障されるべきであり，政策への反対意見が十分にある場合には，その政策の実施が中止される手続きが用意されていなければならないとされる[4]。さらに，意思決定の方法や，収集された情報，参照された資料，誰が意思決定に関与したかなどの情報が，すべて開示されなければならないという**透明性** transparency の原則は，この系統に属する原則であり，今日では非常に重視されている。

■個人間および個人と社会の間の互恵性

これは，集団を構成する個人は，集団に対する義務を負い，集団の利益を確保するために必要な負担を，集団に属する個人が公平に負担しなければならない，とする原則群である。これは，第4章で見た，**共同体主義** communitarianism（人間は文化的伝統や習慣，倫理規範などの価値観を共有する社会集団としての共同体に属していて，その価値観によって一定の制約を受けるべきだという考え方）に基づいている。この系統に属する原則の主なものとして，集団を構成する個人間の公平性を確保しようとする**公平性** equity の原則がある。この原則では，集団のなかの一部の人が，集団に対する義務を放棄すれば，他の個人の負担が増えることになるのだから，集団の構成員は誰しも，集団に対して最低限の義務を負っていると考える。特定の個人に，他の個人よりも大きな負担が生じる場合には，集団がその個人に対して，何らかの補償的手段を講じなければならないとする**互恵性** reciprocity の原則も，この系統に属する。

3）公衆衛生における感染症政策

公衆衛生の倫理的問題は多岐にわたるが，ここでは公衆衛生政策として長い伝統があり，そのなかで倫理的問題がかなり明確な形で現れてきた1つのテーマに絞っ

て検討する．それが**感染症政策**である．感染症政策では，感染症患者という個人の利益を守ることと，感染の蔓延を防ぐという社会の利益を守ることが，ともに求められる．特に問題となるのは，感染症の蔓延を防ぐために，感染した患者の利益である行動の自由を制限する**隔離** quarantine という政策である．特に，患者が隔離に応じない場合に，これを強制する**強制隔離**は，しばしば深刻な倫理的問題を生んできた．

　感染症患者の強制隔離には長い歴史があり，感染した人たちには，穢れや不名誉などのネガティブなイメージが植えつけられてきた．その背景には，感染症の流行に伴って生じる社会不安やパニックがあり，さらには感染症に対する知識の不足に根ざす偏見がある．人権という概念が確立されていなかった14世紀半ばのヨーロッパでは，ペストが蔓延して多くの人が死亡したが，その際に，ユダヤ人がペストの災禍をもたらしたとして，町を追放された．ヨーロッパの都市にユダヤ人だけが暮らす地区が多数つくられたのはこの時期である．こうした社会的混乱は，基本的人権や，患者の権利が確立されている今日でも生じることは，最近の感染症の流行を見ても明らかである．1980年代のHIV，2003年のSARS，2009年の新型インフルエンザ，そして2019年に始まったCOVID-19（新型コロナウイルス感染症）では，患者は言うまでもなく，家族や医療従事者，さらには患者が発生した学校，職場，地域の人たちまでもが偏見・差別の対象となった．

　偏見 prejudice とは，特定の集団やその構成員に対して，客観的根拠なしに抱かれるネガティブな先入観や判断であり，**差別** discrimination とは，人をその属性（年齢，性別・ジェンダー，人種，職業，出身地等）によって他の人たちと区別し，他の人たちが通常受けている利益を与えない（排除・制限）か，他の人たちが通常受けていない利益を与えること（優先）である．偏見や差別に関連するものとして，**スティグマ** stigma（あるいは**社会的スティグマ** social stigma）という概念があるが，これは，ひとたび植えつけられると消し去ることが難しいネガティブな印象のことである．元々は家畜や奴隷に焼きつけられた刻印をさす言葉だったが，病気などに対する偏見や差別が，その病気が根治してもなお残り続ける社会現象について，しばしば使われている．

　一般的に，病気や障害は常に偏見・差別・スティグマをもたらす可能性があるのだが，感染症は，人から人にうつるものであるために，その可能性が特に高い．そのことをよく示している例が，第2章で触れた**ハンセン病**である（p.30）．ハンセン病は，古い時代から強い偏見・差別・スティグマの対象となった．背景には，この病気の症状として，顔が変形し，皮膚に結節や潰瘍が生じるなど，外観に変化が現れること，さらに，遺伝病と誤解されたことや，社会的差別が宗教によって支持されたことなどがあった[5]．公衆衛生の政策としての感染症対策では，治療と予防のような医学的対応だけでは不十分であり，偏見・差別・スティグマの発生を防止する対策が行われる必要がある．日本のハンセン病政策では，国や医師などがこうした対策を十分にとらず，むしろハンセン病に対する国民の恐怖心を増強するよう

な，強力な強制隔離政策を長年にわたって続けたのだった。

4）感染症政策の倫理的問題

感染症患者の隔離（強制入院）については，第11章で触れたので，ここではもっと幅広い問題を検討する。感染症政策の倫理的問題は多岐にわたり，例えば最近のCOVID-19（新型コロナウイルス感染症）の政策をめぐって議論された問題の一部を列挙するだけで，以下のようにさまざまなものがある。

1）**マスクの強制**：飛沫で感染する感染症の予防策で，国民にマスクを強制することは，倫理的に適切か？

2）**ワクチンの強制**：感染症の予防策で，一定の効果が認められているワクチン接種を国民に強制することは，倫理的に適切か？

3）**過料徴収**：隔離に従わない患者に過料を科すことは，倫理的に適切か？

4）**治療薬やワクチンの緊急承認**：通常の臨床試験の一部を省略して，治療薬やワクチンを承認することは，倫理的に適切か？

これらのうち，1）〜3）は，前に説明した，公衆衛生についての倫理的問題の基本的な図式（p.159），すなわち，公的権力が国民に対してどの程度の強制力を発揮してよいのかという問題である。前述で系統的に整理した公衆衛生の倫理原則を用いることで，倫理的推論を行うことができる。表12-1は，1）〜3）の3つをまとめて行った倫理的推論の例である。

個人の自由の制限の最小化については，当然ながら，強制力を強めるほどに，この原則に反する状態になる。

集団の健康の最大化については，マスク，ワクチン，過料徴収の実施によって，

表12-1　1）**マスクの強制，2）ワクチンの強制，3）過料徴収についての，公衆衛生の倫理原則による倫理的推論の例**

倫理原則	倫理的推論
個人の自由の制限の最小化	・いずれについても，強制力を強めるほどに，個人の自由の制限が増す。
集団の健康の最大化	・いずれについても，予防上の効果があり，なおかつそれがコストに見合うものであることを検証することが求められる。 ・マスクやワクチンについては，比較的大規模な臨床研究によって，その効果についてのエビデンスが得られているが，過料の効果には十分なエビデンスがないとされる。過料を回避するために，検査を受けない人が増えるマイナス効果も生じ得る。
手続き的正義	・影響を受ける当事者である国民全員が意思決定プロセスに参加するのは難しいため，国民から選挙で選ばれた議員で構成される国会で審議されて法令が制定されることで，最低限の手続き的正義が確保される。 ・透明性原則については，国会での審議の記録や，国会に提出される前の段階の，厚生労働省の組織等での検討の記録が開示されているかが問題となる。
個人間および個人と社会の間の互恵性	・個人の行動は強制に近いものとなり，自発性に基づくべき個人間の互恵性が損なわれる。 ・いずれについても，国は患者に罰則（負のインセンティブ）で行動を促そうとしていて，個人と社会の間の互恵性が低い。

確かに感染症予防上の効果があり，なおかつそれがコストに見合うものであることを検証することが求められる。マスクやワクチンについては，比較的大規模な臨床研究によって，その効果についてのエビデンスが得られている[6]が，過料の効果については，明確なエビデンスは知られていない。また，過料を回避するために，検査を受けない人が増えるマイナス効果も生じ得る点が問題である。

手続き的正義については，影響を受ける当事者とは国民のことであり，国民全員が意思決定プロセスに参加するのは難しいため，国民から選挙で選ばれた議員で構成される国会で審議されて法令が制定されることで，最低限の手続き的正義が確保されることになる。なお，過料の導入については，当初の刑事罰を科すという案が修正されて過料徴収に変更されたことで，国会での与野党の合意が形成された[7]。また，意思決定のプロセスについての情報がすべて開示されなければならないという透明性原則については，国会での審議の記録や，国会に提出される前の段階の，厚生労働省の組織等での検討の記録が開示されているかが問題となる。

個人間および個人と社会の間の互恵性については，国が強制力を強めることで，個人間の互恵性が損なわれると考えられる。その理由は，個人間の互恵性は，感染した人も，まだ感染していない人も，お互いに利益を与え合う行動を取ることで成り立つものであり，自発性に基づくべきものだからである。また，個人と社会との互恵性は，国の政策によって行動の制限を受ける個人に対して，国が何らかの補償を与えることで保たれるものであるが，マスク，ワクチン，過料を比較すると，マスクの無償配付，ワクチンの無償化はこれにかなっているが，過料については，罰則の心理的効果によって行動を促そうとしていて，個人と社会の間の互恵性が低いと言わざるを得ない。

これに対して，4) 治療薬やワクチンの緊急承認は，公的権力による強制力の問題ではない。これについての倫理的推論を試みた例が，表12-2である。

個人の自由の制限の最小化は，治療薬やワクチンの緊急承認という問題では特に問題にならないだろう。

集団の健康の最大化については，感染症の蔓延・重症化が深刻なものと予測さ

表12-2　治療薬やワクチンの緊急承認についての，公衆衛生の倫理原則による倫理的推論の例

倫理原則	倫理的推論
個人の自由の制限の最小化	・特に問題にならない。
集団の健康の最大化	・感染症の蔓延・重症化が深刻なものと予測され，他に治療・予防の方法がない場合に限り，効果が十分に確認されていなくても，安全性の確認がある程度行われていれば，集団の健康に有益と見なせる。 ・有効性の立証が推定されるのみで不確実である。
手続き的正義	・厚生科学審議会・医薬品医療機器制度部会の審議を経て法案をつくり，国会での審議を経て立法化された[8]。部会での審議，国会での審議などの記録は公開されている[9]。
個人間および個人と社会の間の互恵性	・個人間の互恵性には特に影響を与えない。 ・国が有害事象を生じた患者に補償を行うことで個人と社会の間の互恵性を確保できる。

れ，他に治療・予防の方法がない場合に限り，治療薬やワクチンの効果が十分に確認されていなくても，安全性の確認がある程度行われ，有害事象が起こる可能性が低いのであれば，少なくとも集団の健康にとって緊急承認は有益だと見なされる。日本では，2022年の薬機法（医療機器等の品質，有効性及び安全性の確保等に関する法律）の改正による**緊急承認**制度で，他に方法がなく，有効性が推定され，安全性が確認されていることを条件に，治療薬やワクチンなどの承認が可能になった[10]。

手続き的正義については，1）〜3）と同様に，国会で審議されて法令が制定されることで，最低限の手続き的正義が確保される。緊急承認制度を含む薬機法の改正では，厚生科学審議会・医薬品医療機器制度部会の審議を経て法案を作り，国会での審議を経て立法化され[11]，医薬品医療機器制度部会での審議，国会での審議などの記録が公開されている[12]。

個人間および個人と社会の間の互恵性については，個人間の互恵性には特に影響を与えないと思われ，国が有害事象を生じた患者に補償を行うことで個人と社会の間の互恵性を確保できると思われる。

課題としては，集団の健康の最大化について，安全性は確認が必要であるが，有効性は推定されればよいとしていることによる不確実性である。これについては，実際に治療薬やワクチンを承認した後に生じる状況を注意深く把握して，エビデンスに基づいた評価を繰り返していくほかはないだろう。

このように，公衆衛生の政策の選択は，細部にわたる検討が必要となり，不確実な点も多い。それでも，倫理原則に則った倫理的推論を行ってみると，その課題がどこにあるかが可視化されやすい。

2 医療資源についての医療倫理

1）医療資源

患者などの個人の利益と，国や地域などの集団の利益とが矛盾し得るもう1つの倫理的問題として，**資源配分** resource allocation と呼ばれる問題を取り上げる。**資源** resources という概念はさまざまに定義されているが，ここではごく簡単に，「人々によって共有され，何らかの恩恵を享受するために利用できるもの」と考えることにする。**医療資源** health resources とは，医療を目的として利用できる資源のことであり，人的資源，物的資源，財政資源，情報資源などがある。**人的資源**とは，医療従事者や研究者など，専門的な知識や技術を身につけている人のことである。**物的資源**とは，薬剤や機材，設備などである。**財政資源**とは，国民が税金（国や自治体などの予算）や保険料などの形で拠出する予算のうち，医療という領域に配分される

資金をいう。**情報資源**は，医療のために用いられる情報であり，疾患のメカニズムや，治療・ケアなどについての情報，薬効を持つ物質についての情報などが含まれる。情報についての倫理的問題は，次のセクションで詳しく取り上げる。

2）生体の医療資源化 (1) ——臓器移植

　20世紀後半からの，生命科学や医療技術の発達に伴って，従来では考えられなかったようなものが医療資源として使われるようになっている。特に倫理的問題が議論されてきたのは，人間およびその他の生物の**生体構成物**（臓器，組織，細胞，分子など）**を医療資源として利用することの是非**である。

　人間以外の生物については，食糧などの資源として広く利用されてきた。医療資源としても，古くから医薬品の原料として利用され，今日でも，動植物や微生物などから新薬の成分が発見されている。動植物の資源としての利用が倫理的問題として認識されるようになったのは，動物の権利，動物の福祉や，生物多様性や環境問題が議論されるようになった20世紀後半からである。医療においては，実験動物の取り扱いが倫理的問題になっており，これについては本章の最後で取り上げる。

　人間の生体構成物は，すでに医療資源として広く利用されている。その典型が，輸血と臓器移植であり，血液や臓器が治療のための資源（物的資源）として利用されている。このうち臓器移植は，生きている人の臓器を摘出して患者に移植する**生体移植**と，死亡した人の臓器を摘出する**死体移植**とがあるが，いずれについても固有の倫理的問題があり，論争を生んできた。

　生体移植では，健康な人の身体に大きな侵襲を与えることが，医療倫理の原則のうちの**無危害原則に反する**点が特に問題視された。これに比べれば，死体移植のほうが，倫理的問題が少ないと見られる一方で，心臓という臓器については社会的な論争が生じた。心臓は，死にかけているドナーから，まだ拍動している状態で摘出して移植に用いることが望ましいが，それを殺人に近い行為ではないかという考え方があったためである。実際に，1967年に世界で初めて心臓移植を行った南アフリカのバーナード医師は，ドナーの心臓が停止するのを待ち，拍動が再開しないことを確認してから心臓を摘出している。このような懸念に対して，1968年に，ハーバード大学が，のちに脳死と呼ばれることになる「不可逆的な昏睡状態」を，人の死と見なすための基準を発表した[13]。わが国では，第2章で触れた日本初の心臓移植によって，移植医療への不信感が高まったこともあって，脳死を人の死と見なすことや，脳死状態の人から臓器提供を行うことについて強い反対があった。

3）生体の医療資源化 (2) ——クローン技術，再生医療技術

　1990年代〜2000年代には，再生医療技術が本格的に開発され始め，生体構成物の医療資源化についての議論が，新しい局面をむかえた。最初に論争となったのは，大人の体細胞（生殖細胞でない一般の細胞）の核を卵細胞に移植し，刺激を与えて発生を開始させ，1個の個体をつくりだす**体細胞核移植**（または**体細胞クローン技術**）

の是非だった。哺乳動物での最初の成功例であるヒツジのクローン（ドリーと名づけられた）が，1996年に英国で誕生したというニュースは，センセーショナルに報じられた。その後，人クローン個体の作成（**生殖的クローニング**）を禁止する法律が，日本を含め多くの国で作られる一方で，治療を目的とした人クローン胚の作成（**治療的クローニング**）は，禁止する国と認める国とに分かれる状況が生まれた。

体細胞クローン技術では，成長して一定の老化が進んだ細胞の核を用いるために，再生医療に用いるためには技術的課題が多いことが，次第に明らかになっていった[14]。こうしたなかで，1998年に，人工授精の余剰胚から **ES 細胞** embryonic stem cell が樹立された。ES 細胞は高い**分化多能性**（多くの種類の細胞をつくりだす能力）を持ち，しかも，発生初期のごく若い胚の細胞に由来するために，体細胞クローン技術のような技術的課題はほとんどないものと思われた。しかし，不妊治療である体外受精-胚移植（p.107）のために作られたが，実際には使われなかった余剰胚を用いていることに，倫理的問題があった。文部科学省と厚生労働省による「**ヒト ES 細胞の樹立に関する指針**」[15]（2014年制定，2019年改正）には，ES 細胞は，「人の生命の萌芽であるヒト胚を滅失して樹立されたもの」であることなどを理由に，「生命倫理上の観点から遵守すべき基本的な事項」を定めることを目的としていると記されている。

2007年には，日本の山中伸弥により，ヒト **iPS 細胞** induced pluripotent stem cell が樹立された。これは，ヒトの体細胞に4つの因子を導入した結果，分化多能性を持つようになった細胞である。iPS 細胞には，ES 細胞のような倫理的問題がないものとして，脚光を浴びるようになった。現在では，遺伝子をほぼ思い通りに改変できる**ゲノム編集** genome editing という技術の登場によって，免疫的な拒絶反応が起こりにくい細胞，組織，臓器の開発が進められており，これを応用して，ブタなどの動物に人の臓器を作らせようという研究が注目されている。これが実現すれば，動物を食肉として利用するように，人間の臓器を利用できるようになる可能性がある。

4）資源配分

医療資源についての，もう1つの倫理的問題は，資源をいかに公平に分け合うかという問題である。一般に，医療資源は，需要に対して十分な量を供給することが難しい。医療資源のうち，人的資源，物的資源，財政資源のいずれについても，需要に対して十分な供給が行えない状況が常態化しているのが，日本に限らず，世界の多くの地域の現状となっている（情報資源については，容易に複製できるなど，他のものとは性質が異なるため，次のセクションで解説する）。そのために，不足する資源をどのような基準で配分するのかという，**資源配分** resource allocation と呼ばれる倫理的問題が議論されてきた。

資源配分の倫理的問題は，臨床医療においても，公衆衛生においても生じる。臨床現場では，多数の患者に対して，人的資源としての医療従事者や，物的資源としての薬剤や機材が不足する場合に，どのような基準で優先順位を決めるかという問

題として生じることが多い。公衆衛生の政策の立案では，税金などに基づく財政資源を，保健医療分野にどの程度配分するか，および，保健医療分野のなかで，どの政策にどの程度の予算を配分するかが常に問題となる。

　限りある資源をどう配分すべきかは，政治哲学，経済学などの分野でさかんに論議されてきた。これまでに主張されてきた資源配分についての主な基準には，以下のようなものがある。

■功利主義的な基準

　これは，「最大多数の最大幸福」という**功利主義**（p.21）の基準を資源配分に当てはめる考え方である。その代表が，治療にかかる費用とその効果を計算して，必要なコストに対して，得られる効果（**費用対効果**）の高いものに重点的に資源を配分しようという考え方である。この基準は，公衆衛生においては，集団の健康の最大化という原則があるように，有力なものとなっている。ただし，費用対効果比が低く評価されやすい人，つまり，医療や介護などに多くの人的資源や財政資源を必要とするが，根本的な治療法がないような病気や障害を持つ人に不利な基準である。

■自由主義的な基準

　これは，資源配分は**自由市場** free market に任せておくべきであり，国などの公的権力は必要最低限の規制のみを行うべきだという考え方である。必要最低限の規制とは，他人に不利益をもたらすような，不正な取り引きが行われた場合に限って，公的権力が介入するというものであり，それ以上の介入は，個人の所有権に対する不当な干渉だと見なす。このように，政府の介入を極限まで縮小しようという考え方を**自由至上主義** libertarianism（リバタリアニズム）と呼ぶ。この基準は，健康で生産力の高い人（知力・体力にすぐれ，多くの所得を稼ぎ出すような人）にとっては有利な考え方だが，病気や障害によって経済的な生産力が十分にない人にとっては非常に不利なものである。また，希少疾患など，罹患者数が少なく，関心が向けられにくい病気や障害も持つ人にとっても，この基準は不利なものとなる。

■平等主義的な基準

　これは，どんな病気や障害を持つ人にも，資源配分を受ける権利は平等に認められるべきだという考え方である。この基準では，何をもって平等と見なすかが問題になる。例えば，すべての患者に一律に同じ量の配分をすべきだという考え方から，何らかの基準（先着順，功績，ニード，ケイパビリティなど）に応じて配分をすべきだという考え方まである。費用対効果が低く見積もられやすい，経済的な生産力が低く，罹患者数の少ない病気や障害を持つ人が不利にならないのは，このうちのニードの基準とケイパビリティの基準である。**ケイパビリティ**capability とは，個人にとって実行可能な機能の総体を意味する。つまり，「食事をとって栄養を摂取できる」，「学校に通って教育を受けられる」，「投票所に出向いて投票が行える」と

第Ⅴ部　患者の権利，公衆衛生，研究など

いった機能が十分に実現できていない人にとっては，その実現は大きなニードであり，それに見合う資源を配分すべきだという考え方である。この基準は，保健医療にとっては理想主義的な基準と見なされ，**実現可能性**に課題がある。つまり，人々が持っているケイパビリティやニードをきめ細かく把握する必要があり，なおかつ，そのニードに対応するための資源を確保しなければならない。少子高齢化によって，資源の縮小が進む社会においては，これは特に難しい課題となる。

🞳 情報についての医療倫理

1）情報について

　20世紀後半からの情報技術の飛躍的な発達によって，情報資源の価値は飛躍的に高まった。「知は力なり」と言われるように，人間は知識を生み出し，知識を獲得することで，文明を発達させてきたが，知識とはすなわち情報である。資源としての情報には，ほかのものにはない特徴がある。

　まず，情報はほかの人に渡される際に，渡した人のもとから消えないという性質を持っている。例えば，1個のボールを人から人へと受け渡していく際には，渡した人の手元にはボールは残らない。これに対して「このボールは牛の革からつくられている」という情報を受け渡していく場合には，伝えた人の記憶にはその情報が残る。つまり，ボールの場合と違って，情報は，渡した人と渡された人の間で**複製・共有される**のである。人類が長い年月をかけて獲得してきた知識が，時代を経て蓄積されるのは，情報の持つこの特性によっている。

　その一方で，情報が共有される際に，**正確に複製されない**こともあり得る。野球ボールの素材が，何の動物の革でできているのかが不正確に伝わったり，記憶されたりすることが生じる（デジタル情報の場合は，こうした可能性が極めて低くなる）。情報は変更され，改変され，誤ったものとなり得る。さらに，情報，特に広く共有された情報には，**完全な消去が難しい**という特徴もある。例えば「野球のボールは牛の革からつくられている」という情報を，この世界から消し去ることはできないだろう。この情報は，無数の人に広く共有されていて，書籍やデジタル空間に無数のコピーが記録されている。こうした情報は，完全に消去することが難しい。

2）情報倫理の基盤

　デジタル時代，AI（人工知能）の時代とも言われる今日では，**情報倫理** information ethics が重要視されている。その基盤となるのが，個人や組織が所有する情報を保護するための概念としての，プライバシーとセキュリティである。

　プライバシー privacy は，個人が自分についての情報である**個人情報**を管理し，開

示や使用の可否を自分で決定する権利である。

セキュリティsecurity は，情報を保護することであり，**個人のプライバシーの保護**と，**組織の保有する情報の保護**の両方を含んでいる。情報のデジタル化が進んでいる今日では，デジタル空間におけるセキュリティである**デジタル・セキュリティ**digital security が極めて重要になっており，不正アクセス，ハッキング，コンピュータ・ウイルスなどによって，大規模な情報漏洩が生じる可能性を想定してセキュリティ対策を講じる必要がある。

今日では，国や企業などの組織が大量の情報を収集・創造し，それらが資産や資源としての価値を持つようになった。そうした情報資産や情報資源を保護するための概念として，情報の自由，知的財産権，透明性，説明責任などがある。

情報の自由 freedom of information は，情報への自由なアクセスと情報の自由な流通を意味する。人類が営々と築き上げてきた学術的知識のように，広く共有されるべき資源としての価値を持つ情報には，誰もが自由にアクセスできる権利を持つべきである。それが一部の人に専有されている社会は，民主的ではなく，新しい知識を生み出すイノベーションの力が弱い社会である。

知的財産権 intellectual property は，個人や組織が創出・保有する情報資産によって経済的利益を得る権利であり，**著作権**，**特許権**，**商標権**などが含まれる。これらは情報の自由を制限するものであり，適切な折り合いを見出すトレードオフが必要となる。医療との関連で言えば，新薬の開発に成功した研究者や企業には，その新薬が効果を発揮する化学的メカニズムなどの情報を，学会発表や学術論文として広く公開し，多くの研究者や医療従事者がアクセスできるようにする義務がある。その一方で，特許権などの知的財産権によって経済的利益を得る権利がある。特許権の使用料を一定期間にわたって得ることができるほか，製造工程などの技術情報を開示しないことで，経済的利益を確保することも行われる。

透明性 transparency は，組織における情報の処理や意思決定などのプロセスを明らかにすることである。透明性が高いほど，情報の自由に貢献するが，知的財産権とは，適切な折り合いを見出すトレードオフが必要な関係にある。企業などが経済的利益を得るために，情報の処理や判断などのプロセス，そこで用いられているアルゴリズムを開示しないことも多い。

アカウンタビリティaccountability は，組織や，組織において責任ある立場にある個人が，情報の処理や意思決定によって生じる結果（通常は有害な結果）について，根拠資料などを開示しながら合理的な説明を行う責任である。

3）医療における情報倫理

医療における情報すなわち**医療情報**は，医療に関連するあらゆる情報を意味する言葉である。医療現場で，個々の患者の検査・治療・処置・看護・調剤などを行う際に，まずは検査や問診などによって，個々の患者についての情報を収集する。次に，これまでに蓄積されている文献情報（医学論文データベース，診療ガイドライン，法

令など）に照らして，個々の患者に対して最適な治療・処置・看護・調剤などを実施する。こうした一連の過程で行われる情報の収集や判断を**診療記録**などとして記録し，費用の支払いなどについての記録（会計記録，診療報酬明細書〔レセプト〕）を作成する。

前のセクションで見た情報倫理の基盤となる考え方のうち，医療における情報倫理に特に関連の深い，プライバシーとセキュリティについて整理する。

まず，プライバシーは，医療においては，患者の権利に含まれる**情報に対する権利**（p.138）のうちの，**自己の情報へのアクセス権**の基盤となる考え方である。医療現場では，検査や問診などによって，患者の健康状態についての情報を収集する。患者の側から見れば，これらは自分についての情報であり，患者自身が開示や使用の可否を決定する権利を持っている。

セキュリティについては，世界医師会の「患者の権利に関するリスボン宣言」に，守秘義務に対する権利が規定され，患者に関する情報の秘密は，患者の死後を含めて保護しなければならないとしている（巻末資料，p.198）。日本の法令については，医療情報は偏見・差別をもたらし得る，**要配慮個人情報**と呼ばれる情報を多く含んでいることに，特に注意が必要である。要配慮個人情報とは，個人情報保護法で「本人の人種，信条，社会的身分，病歴，犯罪の経歴，犯罪により害を被った事実その他本人に対する不当な差別，偏見その他の不利益が生じないようにその取扱いに特に配慮を要するものとして政令で定める記述等が含まれる個人情報」と規定されている[16]。「政令で定める記述」について，医療に関連する内容は，(1) 障害（身体障害，知的障害，精神障害，発達障害）などがあること，(2) 健康診断などの結果，(3) 医療従事者による指導，診療，調剤が行われたこと，と定められている。

4) 遺伝情報という特別な情報

情報技術の発達とともに，今日の医療関連の情報倫理の中心的な課題となっているのが，**遺伝情報**の取扱いである。**遺伝情報**とは，DNAなどの遺伝物質に媒介された生体情報のことである。遺伝情報には，ほかの情報には見られない，極めて特別な生物学的特徴がある。まず，遺伝情報は，生命の設計図と言われることがあるように，その情報をもとに多種多様なタンパク質が作られ，生物に固有の複雑な生体反応を可能にしている（図12-1）。つまり，遺伝情報は，生命現象の解明とその医療への応用につながる**正の情報価値**

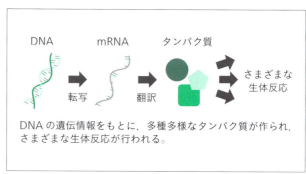

図12-1　遺伝情報の発現と，高い情報価値

を含んでいる，ということである。遺伝情報は，病気や障害の原因となる**負の情報価値**も持っている。原理的には，遺伝情報が変化（変異）すると，生存・健康に好ましくない影響が現れることが多いと考えられている。そのため，遺伝情報の変異と病気との関連性が解明できれば，治療や予防の方法の開発につながるかもしれない。このように，遺伝情報が持っている正と負の情報価値は，医療の未来に大きな貢献をすることが期待されている。例えば，特定の細菌への抵抗性が高い人の遺伝情報をもとに抗菌薬を開発したり，生体機能に異常をきたす遺伝情報を特定して，それを正常に機能する遺伝情報に置き換えるなど，新しい治療法の開発や，患者の遺伝情報に応じたオーダーメイド医療を実現するための研究開発が進められている。

5）遺伝情報についての医療倫理

こうした明るい未来の実現のためにも，遺伝情報の特性に配慮して，研究開発や治療を行っていく必要がある。そのためには，医療倫理の観点から，遺伝情報の取扱いを考えなければならない。日本では，2023 年に，**ゲノム医療法**（良質かつ適切なゲノム医療を国民が安心して受けられるようにするための施策の総合的かつ計画的な推進に関する法律，令和五年六月十六日）[18] が成立したが，ここには，基本理念として，(1) 世界最高水準のゲノム医療を実現して国民が広く享受できるようにすること，(2) ゲノム医療の研究開発と提供において生命倫理への配慮がなされるようにすること，(3) ゲノム情報の保護とゲノム情報による不当な差別が行われないようにすること，という 3 点が挙げられている（第三条）が，それをどのように実現するかの規定は定められていない。現時点で，詳細な規定を設けている指針として，日本の医学系の学術組織の連合体である日本医学会による 2022 年の「**医療における遺伝学的検査・診断に関するガイドライン・改定版**」がある。このガイドラインにおける，遺伝情報についての医療倫理の基本的な考え方は，(1) 患者等の自律性を尊重する，(2) 遺伝情報の特性に配慮した対応をする，(3) 医療安全・チーム医療の観点から，遺伝情報は，アクセスが必要なすべての医療従事者に適切に共有されるべきである，(4) 遺伝子の変化に基づく疾患・病態や遺伝型を人の多様性として理解して尊重する，(5) 遺伝情報による社会的不利益や差別の防止に配慮する，(6) 個人情報保護法等を遵守する，といった点である。

また，同ガイドラインでは，「遺伝学的検査・診断を実施する際に考慮すべき遺伝情報の特性」として，(1) 生涯変化しない，(2) 血縁者間で一部共有されている，(3) 血縁関係にある親族の遺伝型や表現型が比較的正確な確率で予測できる，(4) 非発症保因者の診断ができる場合がある，(5) 将来の発症の可能性についてほぼ確実に予測できる場合がある，(6) 出生前遺伝学的検査や着床前遺伝学的検査に利用できる場合がある，(7) 不適切に扱われた場合には，被検者および被検者の血縁者に社会的不利益がもたらされる可能性がある，(8) あいまい性が内在している，という点を挙げている。このなかにある，**あいまい性**については，倫理的問題を考え

る上で特に重要である。ある遺伝子が，特定の病気や障害の原因であるという場合に，このあいまい性が問題になる。これを考える際の1つの目安が浸透率である。**浸透率** penetrance とは，ある疾患の原因となる遺伝子の**遺伝子型**が同じ人の集団のなかで，実際に病気を発症する人の割合である。ハンチントン病の原因遺伝子である *HTT* 遺伝子では，浸透率は 100% だとされる。乳がんや卵巣がんの原因遺伝子である *BRCA*1 変異では，乳がんの浸透率は，70歳までに発症する人の割合で57%，卵巣がんでは 40% ほどとされる。*HTT* 遺伝子を持っている人の場合，将来の発症の可能性についてほぼ確実に予測できるが，*BRCA*1 変異については半分ほどの確率でしか予測できないことになる。

遺伝情報についての倫理的問題で，これまでに議論されてきたのは，生殖における遺伝学的検査の是非（第8章で解説した，「出生前診断，着床前診断，着床前スクリーニング」参照，p.101），患者や血縁者にどこまで情報を伝えるべきか（第11章で解説した，「知らされない権利の，他者危害の回避のための制限の例」参照，p.139），のような，**臨床における個人の遺伝情報の扱い方**の問題と，遺伝情報による差別防止，遺伝情報を雇用先や保険会社等に提供することの是非，新薬の開発などのために国民の遺伝情報を集めて解析することの是非など，**公衆衛生における遺伝情報の扱い方**とに大きく分けられる。

しかしながら，遺伝子編集などの技術が大きく進展しつつある今日の時点で，どのような倫理的問題が生じるかを正確に予測することは不可能に近い。例えば，以下のような複雑な問題が，現実のものとなりかけている。

1）遺伝子を改変する技術を，治療目的で，卵子や精子などの生殖細胞に用いてよいか？ 例えば，上述の *BRCA*1 変異を持つ女性の卵子を採取して，変異のない遺伝情報で置き換える遺伝子編集を行い，これを夫の精子と体外受精させて胚を子宮に移植すれば，子どもに伝わらないようにできるだろう。これは，第8章で見た出生前診断，着床前診断に似ているが，自然の経過に任せるのではなく，遺伝子編集を行うことで，子どもに遺伝子変異が伝わることを防ごうとするものであるが，行ってもよいか？

2）遺伝子を改変する技術を，公衆衛生のために，人間以外の動物に用いてよいか？ 例えば，ある感染症を媒介する昆虫に，その感染症の原因菌を殺傷する作用のある化学物質をつくらせるように遺伝子編集を行い，感染症が多発する地域にその昆虫を放ってもよいか？ この方法は，その昆虫を絶滅させることで感染症を根絶しようとする方法（これまでに実験的に行われているが，生態系への影響などが懸念されている）よりも，生態系への影響が少ないと思われるが，行ってもよいか？

このような問題は，第4章で解説し，本書でたびたび利用してきた医療倫理の原

則（米国型，欧州型）だけでは，倫理的推論を行うことが難しい。これらには，情報倫理としての特徴もあれば，前章で取り上げた公衆衛生の倫理の特徴もある。さらには，地球環境全体の倫理的問題を考える環境倫理や，未来世代に対する現世代の倫理的責務を考える世代間倫理としての要素も含まれている。公衆衛生で見たように，遺伝情報の医療倫理でも，特別な倫理原則が必要になるのかもしれないが，今のところ，そのような倫理原則についてのコンセンサスは得られていない。

❸ 研究についての医療倫理

1）医療と研究

　医療にとって研究は不可欠なものである。これまで治療が不可能だった病気の治療法を開発したり，従来からある方法を改良するには，まずはそれを動物や人間を使って試してみなければならない。第1章で学んだように，医学が科学としての様相を示すようになったのは，主に19世紀頃からだった。実験医学の創始者とされるフランスの生理学者ベルナール Bernard, C.（1813〜1878）は，『実験医学序説』（1865）のなかで，経験ではなく実験によって証明された因果関係を基礎として病理学や治療法を構築しなければならないと説いた[19]。医学研究は数々の新発見をもたらした一方で，第2章で見たような非人道的な人体実験などをももたらした。その結果，世界医師会の「ヘルシンキ宣言」（巻末資料参照，p.189）が象徴するように，医学研究は単に科学的観点からだけでなく，倫理的な観点から見ても妥当なものといえるのかを注意深く検討することが求められるようになった。

　最近では，研究を実施する前に，研究機関や医療機関に設けられた**研究倫理委員会**で審査を受けることが求められるようになってきている。自分の研究計画に倫理的な妥当性があるかを考え，他人に説明する能力を備えることは，もはや研究者にとって不可欠と考えるべきである。

　研究者にとって，これまでに誰も試みていない計画を考え，誰にも知られていない発見を成し遂げること，すなわち**独創性** originality のある研究を行うことが極めて重要である。そのためには，既存の学問の常識にとらわれない自由な発想を行うことが必要であり，医学分野を含む科学者の研究活動にはかなり大きな自由が認められ，税金などの公的資金から相当な金額が研究費として投じられてきた。その一方で，研究の現場では，新しい発見や新技術の開発をめぐって激しい**競争**が行われている。ノーベル賞に象徴されるように，科学技術の発展に大きな貢献を果たした研究者には，社会から**名誉**を与えられ，また科学的な発見が産業化につながった場合などには，大きな**経済的利益**がもたらされることもある。

　現代の研究者を取り巻くこうした環境のなかでは，倫理が研究者の前に立ちはだ

第 V 部　患者の権利、公衆衛生、研究など

かる障壁のように見えてしまうかもしれない。独創性のある計画を考えたつもりなのに，倫理委員会から計画の変更を求められたり，一刻も早く研究成果を生み出して競争に勝ちたいのに，ガイドラインに定められた細かい規定を守らなければならなかったりするからである。しかしながら，競争的な環境のなかで独創性を探究するがゆえに，研究の倫理的な問題点に気づかなくなることもあり得る。ここではそのようなことを示すいくつかの事例を見ておこう。

■ **クルーグマンによる肝炎研究**

クルーグマン Krugman, S. を中心とする研究者たちは，1955 年から 15 年以上にわたって，ニューヨークの知的障害児のための学校（ウィローブルック州立学校）の新入生たちを対象として，肝炎の研究を行った。新入児童を対象としたある実験では，予防効果が期待される抗体を注射した児童を 2 群に分け，一方（実験群）には肝炎ウイルスを人為的に感染させ，他方（対照群）にはそうした処置を行わず，両者を比較した。その学校では，児童の多くが入学から 1 年以内に自然に肝炎に感染していたので，研究者たちはそうした計画に倫理的な問題はないと考えた。結果として，彼らは肝炎の治療法の確立に大きく貢献したことで賞賛を受けたが，知的障害児を対象としていることや，対象を人為的に感染させていること，保護者などへの説明が十分ではなかったことなどが倫理的に問題視された。

■ **コルフ，ジャービック，デブリーズによる人工心臓の臨床研究**

人工心臓研究の第一人者で，人工透析装置の開発者でもあるコルフ Kolff, W. と，生体工学者のジャービック Jarvik, R.，外科医のウィリアム・デブリーズ DeVries, W. らは，ユタ大学で小型の埋め込み型人工心臓「ジャービック 7」を開発し，1982 年に第 1 例の埋め込み手術を行った。患者は 112 日後に多臓器不全で死亡した。その結果を受けて，ユタ大学と米国食品医薬品局（FDA）は，以降の移植を延期すべきとの勧告を発表した。しかし，研究者たちはこうした規制の強化を嫌い，自分たちが設立したベンチャー企業で研究を継続するために投資を募った。その結果，将来の人工臓器マーケットに期待する出資者たちが多額の資金を提供し，さらに 3 例の埋め込み手術が実施された。これらの手術の結果，患者は最短で術後 10 日間，最長で術後 21 か月間で死亡した。彼らの取り組みは，効果や安全性の不確かな実験的治療と呼ばれ，死を目前にしていて，ほかに治療手段のない患者を対象にするかぎりで許されると見なされた。その一方で，彼らの研究は，研究者が営利活動にかかわって，みずからや出資者，企業家などに巨大な経済的利益をもたらす可能性を示したため，利益相反（p.179）が議論されるきっかけになった。

■ **日本で発生したデータ改ざん事件**

日本では，ここ数年の間にデータの改ざんが疑われる事件が相次いだ。しかも，東京大学や理化学研究所など，わが国を代表する研究機関で発生した事例も含まれ

るため，社会的に大きな関心を呼んだ。これらのうち，製薬企業と複数の研究機関がかかわり，特に規模の大きな事件として問題となったのが2013年に不正が発覚したディオバン事件である。この事件では，ノバルティスファーマ社が製造販売する高血圧治療薬「ディオバン」の臨床試験でデータの改ざんが行われた。同社は他の薬よりも治療効果が高いという臨床試験の結果を広告に利用し，結果としてディオバンは同社に大きな利益をもたらした。治療効果を検証する臨床試験は京都府立医科大学，東京慈恵会医科大学，滋賀医科大学，千葉大学，名古屋大学の5大学で行われ，多数の論文として発表された。しかし，ある医師がデータの不自然さを指摘したことがきっかけとなり，論文の撤回が相次いだ。調査の結果，ノバルティスファーマ社の社員がいくつかの大学での研究で統計解析を行っていたことに加えて，同社から5大学に多額の奨学寄付金が提供されていたことが明らかになり，利益相反についても問題視された。

2) 研究者としての倫理，研究不正

　このように，わが国では社会問題となった大きな研究不正事例が相次いで発生したため，国は大学などの研究者養成機関で，研究者や学生に対して研究者としての倫理を学ばせるように強く働きかけるようになり，研究不正についてのガイドラインを整備した。文部科学省の「**研究活動における不正行為への対応等に関するガイドライン**」(2014年)[20]では，研究不正とは，「研究者倫理に背馳(はいち)し，その本質を歪め，科学コミュニティの正常な科学的コミュニケーションを妨げる行為」と定義されている。その上で，以下の5つを具体的な研究不正としている。

- **捏造**：存在しないデータ，研究結果などを作成すること。
- **改ざん**：研究資料・機器・過程を変更する操作を行い，データ，研究活動によって得られた結果などを真正でないものに加工すること。
- **盗用**：他の研究者のアイディア，分析・解析方法，データ，研究結果，論文または用語を当該研究者の了解または適切な表示なく流用すること。
- **二重投稿**：他の学術誌などに既発表または投稿中の論文と本質的に同じ論文を投稿すること。
- **不適切なオーサーシップ**：論文著作者が適正に公表されないこと。これについては，研究に実質的な貢献を行っていない者に対して，業績を与えるために著作者に加えるギフト・オーサーシップも研究不正と考えるべきである。

　これらの研究不正を行わないことは，研究者として守るべき最低限の規範といえる。しかし，競争的な環境のなかで独創性を探究する研究者にとって，こうした研究不正を犯してしまう可能性が常にあるということに留意すべきである。

3）人間を対象とした研究の倫理

　　人間を対象とする研究については，分子レベルの研究から，患者を対象とする研究など，非常に多様な研究が行われている。研究の目的，対象，方法などによって，どのような倫理的配慮が必要なのかが異なってくる。研究の種類に応じて，法令や，厚生労働省などが定めている倫理指針を参照し，遵守しなければならない。研究の倫理を規定する法律として臨床研究法[21]がある。この法律の対象は，医薬品等を人に用いることで，その有効性や安全性を明らかにする研究に限定されている。より広い範囲の研究を規制しているのが，厚生労働省，文部科学省，経済産業省による「人を対象とする生命科学・医学系研究に関する倫理指針」（および，「人を対象とする生命科学・医学系研究に関する倫理指針 ガイダンス」）[22]である。この他に，研究の種類によって，「遺伝子治療等臨床研究に関する指針」，「手術等で摘出されたヒト組織を用いた研究開発の在り方について」，「厚生労働省の所管する実施機関における動物実験等の実施に関する基本指針」，「異種移植の実施に伴う公衆衛生上の感染症問題に関する指針」，「ヒト受精胚の作成を行う生殖補助医療研究に関する倫理指針」，「ヒト受精胚に遺伝情報改変技術等を用いる研究に関する倫理指針」などが定められている。

　　以下では，多くの医療系の研究に適用される，「人を対象とする生命科学・医学系研究に関する倫理指針」（以下，「指針」と略記する）および「人を対象とする生命科学・医学系研究に関する倫理指針ガイダンス」（以下，「ガイダンス」と略記する）を中心に，人を対象とした研究に求められる倫理的配慮について解説する。その内容は多岐にわたるが，要点を整理すると，概ね以下の5点となる。

■ リスクの低減化とリスク対応の明確化

　研究の危害性が十分に低いこと，および，想定される危害への対処方法が研究計画書等に明示されていることが不可欠である。「指針」と「ガイダンス」には，危害性に関連する概念が，以下のように細分化されて規定されていて，これらのいずれが自分の研究に該当するかを見極めて，必要な対処方法を考えなければならない。

- **侵襲**：研究目的で行われる，穿刺，切開，薬物投与，放射線照射，心的外傷に触れる質問等によって，研究対象者の身体又は精神に傷害又は負担が生じること。（指針）
- **軽微な侵襲**：侵襲のうち，研究対象者の身体及び精神に生じる傷害及び負担が小さいもの。（指針）
- **負担**：研究の実施に伴って確定的に研究対象者に生じる好ましくない事象。（例：身体的・精神的な苦痛，健康上の不利益，不快な状態，研究が実施されるために研究対象者が費やす手間（労力及び時間）や経済的出費等。）（ガイダンス）
- **リスク**：研究の実施に伴って，実際に生じるか否かが不確定な危害の可能性。（身体的・精神的な危害のほか，研究が実施されたために被るおそれがある経済的・社会的な危害も。）（ガイダンス）

■自由意思に基づく研究参加

被験者が**自由意思に基づいて研究に同意していること**が，研究の基本的な要件である。過去に行われた不適切な医学研究の多くが，この最も基本的な要件を欠いていた。研究は必ずしも被験者自身の利益のために行われるものではないが，被験者はそれでも研究参加について理解し，同意しているのでなければならない。「指針」では，「インフォームド・コンセント」と「適切な同意」とが区別されている。「インフォームド・コンセント」とは，**研究の実施・継続に関して，研究対象者等が十分な説明を受けた上での同意**であり，「適切な同意」とは**試料や情報の取得・利用・提供に関して，研究対象者等が，可否を判断するために必要な事項が合理的かつ適切な方法で明示された上での同意**である。また，研究の内容によって，どのような同意の取得が必要であるかは，介入，試料の使用，要配慮個人情報の取得が研究に含まれるかによって異なる。「指針」と「ガイダンス」では，これらが以下のように定義されている。

- **介入**：研究目的で，人の健康に関するさまざまな事象に影響を与える要因（健康の保持増進につながる行動及び医療における傷病の予防，診断又は治療のための投薬，検査等を含む）の有無又は程度を制御する行為（通常の診療を超える医療行為であって，研究目的で実施するものを含む。）（指針）
- **試料**：血液，体液，組織，細胞，排泄物及びこれらから抽出した DNA 等，人の体から取得されたものであって研究に用いられるもの（死者に係るものを含む。）（指針）
- **要配慮個人情報**：本人の人種，信条，社会的身分，病歴，犯罪の経歴，犯罪により害を被った事実その他本人に対する不当な差別，偏見その他の不利益が生じないようにその取扱いに特に配慮を要するものとして政令で定める記述等が含まれる個人情報（個人情報保護法第 2 条第 3 項）(p.138)

複雑なので，以下にフローチャート形式で整理した (p.178)。「書面 IC」は，書面でインフォームド・コンセントを得ることであり，「口頭 IC ＋記録作成」は，口頭でインフォームド・コンセントを得て，その記録を作成することである。なお，このフローチャートは，研究で新たに試料や情報を取得する場合に限られ，医療機関などに保管されている資料や情報を二次的に利用する研究には当てはまらない。

■情報の保護と開示

医学研究においては，情報の扱いには 2 つの異なった倫理的配慮の方向性がある。まず，研究者は，個人を特定し得る情報を秘匿しなければならない。人間にはプライバシーを保護される権利があり，自分に関する情報について他人に知られずにいる権利がある。被験者にとって，自分についての情報が，自分のあずかり知らないところで一人歩きし，流布されることは望ましくない。これまで何度か触れて

```
侵襲
  < あり→「書面 IC」必須
    なし→「介入」の有無で異なる

介入
  < あり→「口頭 IC ＋記録作成」必須
    なし→「試料」使用の有無で異なる

試料の使用
  < あり→「口頭 IC ＋記録作成」必須
    なし→「要配慮個人情報」取得の有無で異なる

要配慮個人情報の取得
  < あり→「適切な同意」または「広報・事後説明等」必須
    なし→「通知・公開による拒否の機会提供」必須
```

きたように，個人情報保護法および「**医療・介護関係事業者における個人情報の適切な取扱いのためのガイダンス**」(p.138) によって，個人情報を本人の許可なしに目的外に使用してはならないことが義務づけられている。その一方で，研究者には，社会の利益のために研究成果などの情報を積極的に開示する義務もある。日本の研究の多くに科学研究費のような税金が投入されており，その成果を広く公共に知らしめる義務がある。

■ 社会的弱者への適切な配慮

第１章で見たように，医学研究では，研究を断ることの難しい社会的弱者がしばしば被害を受けてきた。社会的弱者とは，通常は精神疾患患者，囚人，人種的マイノリティなどを指すのだが，彼らを対象とする研究では，特に注意深い配慮が要求される。例えば，社会的弱者が犠牲になって一般の人たちが恩恵を受けるというような研究は，最も望ましくない種類のものである。逆に，社会的弱者の地位向上や環境改善につながるなど，彼ら自身の利益になるような研究は，積極的に行われるべきであろう。このように，社会的弱者を研究の被験者にする場合には，それがなぜ必要なのかを説明できなければならない。

■ 利益相反の適切な管理

医学研究は大きな利潤を生み出す可能性を常に持っている。例えば，新薬の発見は，患者に恩恵をもたらすだけでなく，研究者や企業家に大きなビジネスチャンスをもたらす。医薬品産業の市場規模は，いまでは世界全体で 100 兆円に達する巨大なものである。このため，利潤の追求によって研究の科学的中立性が損なわれたり，被験者や国民に不利益をもたらす可能性が懸念されたりするようになった。例

えば，日本では過去に薬害や公害が繰り返し発生してきたが，多くの場合，原因として疑われた医薬品や化学物質と，被害の関係を立証する役割を研究者が果たしてきた。そういった場合に，原因究明を行う研究者が，加害責任を疑われる企業から研究費を受け取っていれば，公正な研究が遂行しにくいだろう。このように，個人や組織が，同時に複数の立場を持っていて，それぞれの立場での利益が相反する状態を**利益相反** conflict of interest と呼ぶ。研究が利潤を生み出すこと自体を否定することはできず，例えば産学連携という言葉が象徴するように，医学研究は企業による利潤追求によって促進され，その研究成果が医薬品や商品として社会に還元されるものでもある。そこで，最近では医学研究のもたらす利益相反を適切に管理し，情報公開を通じて公正性や透明性を高めることが求められている。

4）動物を対象とした研究の倫理

　動物を対象とする研究の倫理的妥当性については，欧米においては日本では考えられないほど激しい論争がたたかわされてきた。動物愛護団体が，動物実験を行っている大学などの研究機関に侵入して動物を運び出したり，残酷な実験が行われているビデオテープを公表したりするという事件も生じた[23]。こうした過激な行動は，研究者からは疎まれたが，これまで密室で行われてきた動物実験の実態を社会に知らせ，議論を巻き起こすきっかけになった。大学などの研究機関で，科学的な観点から見て必然性があると思えないような実験や，動物に大きな苦痛を与えるような実験が行われていたことも明らかになった。

　その一方で，必要最小限の動物実験は，医学研究に不可欠である。新しい治療法や薬剤などを人間に適用する前に，生きた動物を使って安全性や有効性を確かめるプロセスが他の方法で代替できないかぎり，動物に犠牲を強いることは避けられない。

　こうした論争を通じて，動物を対象とした研究でも，**動物の権利** animal rights，**動物の福祉** animal welfare という観点から倫理的妥当性を検討しなければならないと考えられるようになってきた。人間でも動物でもない，植物や微生物，ウイルス，あるいは岩石のような非生物という広い範囲の対象についても，自然物・自然環境の保護という観点（こうした倫理的問題を扱う学問として，環境倫理学が発達している）で議論されている。いずれにしても，人間以外の生物や非生物についても，研究に利用する場合には，その倫理的妥当性を検討しなければならないのである。

■ 動物の道徳的地位についての基準

　人間は研究以外の目的でも，食品や衣料品などとして大量の動物（やそれ以外の植物，微生物）を利用している。そうした利用のほとんどすべてが，人間が恩恵を受け，動物はもっぱら危害を被るという図式のものである。しかし，動物に人間と同じ倫理原則をそのまま適用することは難しい。例えば，人間のような思考や意思表示を行えない動物に，自律尊重原則を適用することは不可能である。動物の権利や福祉を確立するには，動物をどのようなレベルで保護すべきなのかという基準を系

統的に考える必要がある。この基準については，以下のように，さまざまな考え方がある。

（1）保護の対象は「個体」である

　個体，つまり1匹1匹の動物を保護すべき対象と見なす考え方である。個体の生命が失われるような利用の仕方は原則として認められない。ヒツジの利用を例にすると，羊毛を刈り取って利用することはよいが，肉を食べることは生命を奪うので許されない。この考え方が最も適用されている身近な例が，ペットとして飼われている動物であろう。犬や猫などのペットには，ほぼ人間の同等の権利と福祉が認められている。

（2）保護の対象は「個体群」である

　保護すべき対象は1匹1匹の個体ではなく，一定の地域に住むひとまとまりの個体群（コロニー）である，という考え方である。コロニーの存続を損ねずに，一部の個体を利用することは許されるが，コロニーが存続できないほどの過剰な利用は禁じられる。架空の例として，ある地域に暮らすヒツジの集団に1年間に生まれた500頭の子ヒツジのうち，150頭までの子ヒツジを食用に利用しても，その集団の個体数が維持できるならば，その数を上限として認めるという考え方である。ただし，この考え方は，人間にとって利用価値のある生物種に着目して，それ以外の生物種の保護にはあまり関心を向けない。

（3）保護の対象は「種」である

　ある地域の個体群が絶滅しても，同じ種の個体群が別の地域にあるならば，その種は存続できる。日本では絶滅したトキが，中国に生存していることで，種全体の絶滅をまぬがれているのが1例である。そこで，保護すべき対象は種であり，種が存続する範囲でその動物を利用できる，という考え方も成り立つ。この場合には，その種の存続に最低限必要な個体数やその生存環境を保護すればよく，ある地域の個体群をすべて利用してもよいことになる。

（4）保護の対象は「生態系」である

　動物を種や個体別に見るのではなく，さまざまな生物種が共存している生態系が保護すべき対象だと考える。この考え方だと，人間にとって有用かどうかという恣意的な価値観とは無関係に，その生態系を構成する生物集団が，その生態系の構成員として同等に保護される。

■3つのR

　これらの基準のうち（2）個体群，（3）種，（4）生態系のレベルでの保護は，**生物多様性** biodiversity という概念として国際規約などにも謳われるようになった（例えば，国連では，「生物の多様性に関する条約」が1992年に採択されている）。しかし，医学研究に使われる動物の多くが，自然に生息しているものではなく，人工的に繁殖飼育されている。そのため，（2）個体群，（3）種，（4）生態系というレベルではなく，（1）個

体レベルでの保護を考えないかぎり，適切な利用のあり方を論議することは難しい。といっても，動物の個体に人間と同等の権利を認めれば，食用にするなどの利用も許されず，自然界の食物連鎖に人間が関わることを否定することになる。そこで，一定の基準を設けて動物の個体を人間並みに保護すべきだという主張をする人もいる。例えば，人間の胎児の生命権の基準を考えたのと同様に，「認知能力」の基準を適用して，特に知能の発達している動物——霊長目（サルやヒヒ），クジラ目（イルカ，クジラ）などは，人間と同等の権利を認めるべきだという意見がある[24]。しかし，例えばサルを使わなければ行えない動物実験もあるために，このような主張は必ずしも大きな支持を集めてはいない。

これに対して，1959年にラッセルとバーチが提唱した「3つのR」が，幅広く支持されている。これは，研究方法を動物にとってより苦痛の少ないものに**改良する** refine，代替できる場合には**代替する** replace，また使用する動物の数をできるかぎり**減らす** reduce というもので，動物版の無危害原則とも言える[25]。

日本でも，法律や倫理指針がかなり整備されてきているが，その多くがこの考え方を踏襲している。法律としては，**動物愛護管理法**（動物の愛護及び管理に関する法律，1973年制定，2022年改正）[26] があり，動物の虐待防止や適正な取扱い方，および人に対する危害や迷惑の防止などを図るための動物の管理に関する事項を定めている。実験動物の利用に特化した倫理指針として文部科学省の「**研究機関等における動物実験等の実施に関する基本指針**」（2006年）[27] などがある。このほかに，動物実験を主な研究方法として用いている領域の学会などのなかにも，実験動物の扱いについての倫理指針を設けているところがある。

第Ⅴ部　患者の権利、公衆衛生、研究など

文献と註（第12章）

1 公衆衛生の定義として，1920 年にアメリカのウィンズローが述べたものが，長く使われている。Winslow, C-EA. (1920) "The untilled fields of public health." *Science* 51(1306), 23-33.　訳文は，上野継義 (2022) " 人間機械論と公衆衛生の定義―革新主義期アメリカにおける C.-EA ウィンズローと人間工学運動―." アメリカ研究 56: 29-48. による。

2 Mastroianni, Anna C.; Kahn, Jeffrey P.; Kass, Nancy E.. The Oxford Handbook of Public Health Ethics (Oxford Handbooks) (English Edition) (p.19). Oxford University Press. Kindle 版 .

3 例えば，2002 年にアップシャーが提案した 4 つの原則（危害原則，最小制限手段の原則，互恵性原則，透明性原則）は，比較的よく知られている。もっと最近では，シュレーダー - ベックらは，ビーチャムとチルドレスの 4 原則（自律尊重原則，無危害原則，善行原則，正義原則）に，健康の最大化原則，効率性原則，相応性原則をくわえた 7 つの原則を提案し，スパイクは 4 つの原則（手続き的正義の原則，最小制限案の原則，予防原則，共同体主義の原則）を提案している 。Upshur, Ross EG. (2002) "Principles for the justification of public health intervention." *Canadian journal of public health* 93(2), 101-103./ Schröder-Bäck, Peter, et al. (2014) "Teaching seven principles for public health ethics: towards a curriculum for a short course on ethics in public health programmes." *BMC Medical Ethics* 15(1), 73./ Spike, J. P. (2018) "Principles for public health ethics." *Ethics, Medicine and Public Health* 4, 13-20.

4 Spike, J. P. 前掲論文 .

5 藤野豊　編著（1996）歴史のなかの「癩者」，ゆみる出版.

6 マスクのエビデンスについては，以下を参照。Bundgaard, H. et. al. (2021) Effectiveness of adding a mask recommendation to other public health measures to prevent SARS-CoV-2 infection in Danish mask wearers: arandomized controlled trial. *Annals of internal medicine*, 174(3), 335-343. 新型コロナワクチンのエビデンスについては，厚生労働省が随時情報を更新して以下のサイト等で公開している。https://www.mhlw.go.jp/stf/seisakunitsuite/bunya/vaccine_yuukousei_anzensei.html

7 吉川真布. (2021) コロナ関連法案, 与野党が合意　刑事罰を削除し過料減額. 朝日新聞, 2021 年 1 月 28 日. https://digital.asahi.com/articles/ASP1X6FGWP1XUTFK020.html

8 制度部会の取りまとめをふまえ，緊急時に新たな医薬品等を速やかに薬事承認する仕組みとして「緊急承認制度」の創設を盛り込んだ「医薬品，医療機器等の品質，有効性及び安全性の確保等に関する法律等の一部を改正する法律案」が 2022 年 3 月 1 日に衆議院に提出され，衆参両院において全会一致で可決成立し，2022 年 5 月 20 日に公布され，緊急承認制度については同日施行された. 荒川裕司 . (2023)" 緊急承認制度の概要 ." レギュラトリーサイエンス学会誌 13(1), 39-46.

9 医薬品の製造方法など企業秘密に該当する事項についての議論は非公開の扱いとされたが，臨床試験についての議論は公開された. 荒川裕司 , 前掲論文 .

10 医薬品，医療機器等の品質，有効性及び安全性の確保等に関する法律（昭和三十五年法律第百四十五号），第二十三条の二の六の二

11 前掲註 8

12 医薬品の製造方法など企業秘密に該当する事項についての議論は非公開の扱いとされたが，臨床試験についての議論は公開された. 荒川裕司 , 前掲論文 .

13 Ad Hoc Committee of the Harvard Medical School to Examine the Definition of Brain Death（1968）A definition of irreversible coma, *JAMA*, 205(6), 337–340.

14 ヒツジのクローンのドリーが，277 個のクローン胚のうち，生きて生まれた唯一の成功例にすぎないことが，体細胞核移植の課題を示唆していたのかもしれない。クローン技術で生まれた哺乳動物では，出生体重の過剰，肝臓，脳，心臓などの欠陥が報告されている。こうした健康への悪影響は，ある程度老化の進んだ体細胞の核を用いることに起因していると推測されている。6 歳のヒツジの体細胞核を用いてつくられたドリーは，同年齢の他のヒツジよりも染色体が短かく，平均的な羊の寿命である 12 年の半分の 6 歳で死んだ。　National Human Genome Research Institute. Cloning Fact Sheet. https://www.genome.gov/about-genomics/fact-sheets/Cloning-Fact-Sheet　2024/07/14 閲覧

15 ヒト ES 細胞の樹立に関する指針　文部科学省・厚生労働省告示第四号 https://www.mext.go.jp/b_menu/houdou/31/04/__icsFiles/afieldfile/2019/04/01/1414990_001.pdf

16 個人情報の保護に関する法律（平成十五年法律第五十七号），第二条の 3

17 個人情報の保護に関する法律施行令（平成十五年政令第五百七号），第二条。条文は以下の通りである。次に掲げる事項のいずれかを内容とする記述等（本人の病歴又は犯罪の経歴に該当するものを除く。）とする。一　身体障害，知的障害，精神障害（発達障害を含む。）その他の個人情報保護委員会規則で定める心身の機能の障害があること。二　本人に対して医師その他医療に関連する職務に従事する者（次号において「医師等」という。）により行われた疾病の予防及び早期発見のための健康診断その他の検査（同

号において「健康診断等」という。）の結果。三　健康診断等の結果に基づき，又は疾病，負傷その他の心身の変化を理由として，本人に対して医師等により心身の状態の改善のための指導又は診療若しくは調剤が行われたこと。四　本人を被疑者又は被告人として，逮捕，捜索，差押え，勾留，公訴の提起その他の刑事事件に関する手続が行われたこと。五　本人を少年法（昭和二十三年法律第百六十八号）第三条第一項に規定する少年又はその疑いのある者として，調査，観護の措置，審判，保護処分その他の少年の保護事件に関する手続が行われたこと。

18 https://laws.e-gov.go.jp/law/505AC1000000057

19 Bernard, C.（1865）Introduction à L'Étude de la Médecine Expérimentale.〔三浦岱栄　訳：実験医学序説（岩波文庫），岩波書店，1970.〕

20 https://www.mext.go.jp/b_menu/houdou/26/08/__icsFiles/afieldfile/2014/08/26/1351568_02_1.pdf

21 https://elaws.e-gov.go.jp/document?lawid=429AC0000000016

22 「人を対象とする生命科学・医学系研究に関する倫理指針」https://www.mhlw.go.jp/content/001077424.pdf「人を対象とする生命科学・医学系研究に関する倫理指針　ガイダンス」https://www.mhlw.go.jp/content/001087864.pdf

23 Pence, G.E.（2000）Classic Cases in Medical Ethics : Accounts of Cases that Have Shaped Medical Ethics, with Philosophical, Legal, and Historical Backgrounds, 3rd ed., McGraw-Hill.（宮坂道夫・長岡成夫　訳：医療倫理―よりよい決定のための事例分析 1・2，みすず書房，2000・2001.）

24 Singer, P.（1975）Animal Liberation, New York Review of Books.（戸田　清　訳：動物の解放，技術と人間，1988.）

認知能力や自己意識に基づいて動物の権利を確立しようとした Singer の議論（パーソン論と呼ばれた）は，そういった能力を欠く人間（不可逆的な昏睡状態の人や無脳児など）の権利を縮小する内容でもあったため，障害者などの反発を招いた。

25 Russell, W.M.S., Burch, R.L.（1959）The Principles of Humane Experimental Technique, Methuen.

26 動物の愛護及び管理に関する法律（昭和四十八年法律第百五号）https://elaws.e-gov.go.jp/document?lawid=348AC1000000105

27 研究機関等における動物実験等の実施に関する基本指針（文部科学省告示第七十一号）https://www.mext.go.jp/b_menu/hakusho/nc/06060904.htm

あとがき

　筆者は，本書の他にも医療倫理についての教科書や学術書を執筆してきたが，本書においては，倫理的推論を行う力を身につけ，意思決定の説明責任を果たせるようになるための知識と方法を解説するという大きな目的を掲げたために，記述内容がやや高度なものになったと感じている。特に各論のケーススタディでは，法令や倫理指針などの細部を参照する必要があり，「ここまでのことを確認しなければならないのか」と，感じられたかもしれない。しかし，これについては，「その通り」としか言いようがない。目の前にある問題を解決するために必要な情報を確認しない限りは，倫理的問題に対する適切な意思決定を行ったとは言えないのである。たとえそれが，あまり馴染みのない法律であっても，あるいは，患者や家族のナラティヴであっても，それらをしっかり調べることもせずに重要な決定を下したのであれば，説明責任を果たせることにはならないだろう。医療倫理の問題は，理論的に言っても，また感情的に言っても（問題によっては，感情を激しく揺さぶられるという意味で），困難さを伴うものが多い。だからこそ，学習を怠らず，また実際の問題解決のためには，他の人と対話をし，助けを借りることが望ましいのである。

　本書の執筆にあたって，医学書院の金子力丸氏には，旧書『医療倫理学の方法』から継続して，原稿の細部にわたるアドバイスと編集にご尽力いただいた。松田行正氏と杉本聖士氏には，『対話と承認のケア』，『弱さの倫理学』に引き続き，素敵な装幀をご担当いただいた。宮坂徳子氏には，文章の詳細な点検を行っていただいた。新潟大学医学部，大学院保健学研究科，医歯学総合病院の教職員の皆様には，筆者が医療倫理の教育，研究，実際に生じている事例検討などの機会を多数提供していただいた。大学院宮坂ゼミの皆様には，草稿の段階で貴重なコメントをいただいた。これらの皆様に，心からの感謝を申し上げる。末尾に，本書執筆の期間中ずっと傍らで寄り添い，旅立っていった愛犬こなつに，感謝と哀惜の念を表する。

（本書は，JSPS 科研費 23K21871「ケア実践の現場における『対話』を倫理的・法的に基礎づけるための研究」，17H02261「医療における物語論の新たな展開に哲学的基礎づけを与えるための研究」，22242001「理論的基盤と臨床実践とを統合する新しい医療倫理学の方法論についての研究」の助成を受けた研究の成果である。）

2024 年 10 月　宮坂道夫

資料

WMA ジュネーブ宣言

WMA ヘルシンキ宣言 人間を対象とする医学研究の倫理的原則

患者の権利に関する WMA リスボン宣言

日本医師会　医の倫理綱領

日本薬剤師会　薬剤師行動規範

日本看護協会　看護職の倫理綱領

日本理学療法士協会　倫理綱領

日本作業療法士協会　倫理綱領

日本視能訓練士協会　倫理規程

日本臨床衛生検査技師会　倫理綱領

日本歯科技工士会　歯科技工士の倫理綱領

WMA ジュネーブ宣言

1948年採択；1968・1983・1994年修正，2005・2006年編集上修正，2017改訂

医師の誓い

医師の一人として，

私は，人類への奉仕に自分の人生を捧げることを厳粛に誓う。

私の患者の健康と安寧を私の第一の関心事とする。

私は，私の患者のオートノミーと尊厳を尊重する。

私は，人命を最大限に尊重し続ける。

私は，私の医師としての職責と患者との間に，年齢，疾病もしくは障害，信条，民族的起源，ジェンダー，国籍，所属政治団体，人種，性的指向，社会的地位あるいはその他いかなる要因でも，そのようなことに対する配慮が介在することを容認しない。

私は，私への信頼のゆえに知り得た患者の秘密を，たとえその死後においても尊重する。

私は，良心と尊厳をもって，そして good medical practice に従って，私の専門職を実践する。

私は，医師の名誉と高貴なる伝統を育む。

私は，私の教師，同僚，および学生に，当然受けるべきである尊敬と感謝の念を捧げる。

私は，患者の利益と医療の進歩のため私の医学的知識を共有する。

私は，最高水準の医療を提供するために，私自身の健康，安寧および能力に専心する。

私は，たとえ脅迫の下であっても，人権や国民の自由を犯すために，自分の医学的知識を利用することはしない。

私は，自由と名誉にかけてこれらのことを厳粛に誓う。

https://www.med.or.jp/doctor/international/wma/geneva.html#:~:text=

WMAヘルシンキ宣言 人間を対象とする医学研究の倫理的原則

1964年採択；1975・1983・1989・1996・2000年改訂，2002・2004年改訂注釈追加，2008・2013年改訂

序文

1. 世界医師会（WMA）は，特定できる人間由来の試料およびデータの研究を含む，人間を対象とする医学研究の倫理的原則の文書としてヘルシンキ宣言を改訂してきた。
   本宣言は全体として解釈されることを意図したものであり，各項目は他のすべての関連項目を考慮に入れて適用されるべきである。
2. WMAの使命の一環として，本宣言は主に医師に対して表明されたものである。WMAは人間を対象とする医学研究に関与する医師以外の人々に対してもこれらの諸原則の採用を推奨する。

一般原則

3. WMAジュネーブ宣言は，「私の患者の健康を私の第一の関心事とする」ことを医師に義務づけ，また医の国際倫理綱領は，「医師は，医療の提供に際して，患者の最善の利益のために行動すべきである」と宣言している。
4. 医学研究の対象とされる人々を含め，患者の健康，ウェルビーイング，権利を向上させ守ることは医師の責務である。医師の知識と良心はこの責務達成のために捧げられる。
5. 医学の進歩は人間を対象とする諸試験を要する研究に根本的に基づくものである。
6. 人間を対象とする医学研究の第一の目的は，疾病の原因，発症および影響を理解し，予防，診断ならびに治療介入（手法，手順，処置）を改善することである。最善と証明された介入であっても，安全性，有効性，効率性，利用可能性および質に関する研究を通じて継続的に評価されなければならない。
7. 医学研究はすべての被験者に対する配慮を推進かつ保証し，その健康と権利を擁護するための倫理基準に従わなければならない。
8. 医学研究の主な目的は新しい知識を得ることであるが，この目標は個々の被験

者の権利および利益に優先することがあってはならない。

9. 被験者の生命，健康，尊厳，全体性，自己決定権，プライバシーおよび個人情報の秘密保持は医学研究に関与する医師の責務である。被験者の保護責任は常に医師またはその他の医療専門職にあり，たとえ被験者が同意していたとしても，決してその被験者にあるわけではない。

10. 医師は，適用される国際的規範および基準はもとより人間を対象とする研究に関する自国の倫理的，法律および規制上の規範ならびに基準を考慮しなければならない。国内的または国際的倫理，法律，規制上の要請がこの宣言に示されている被験者の保護を減じあるいは排除してはならない。

11. 医学研究は，環境に害を及ぼす可能性を最小限に抑える方法で実施されるべきである。

12. 人間を対象とする医学研究は適切な倫理的および科学的な教育と訓練を受けた有資格者によってのみ行われなければならない。患者あるいは健康なボランティアを対象とする研究は能力と十分な資格を有する医師またはその他の医療専門職の監督を必要とする。

13. 医学研究から除外されたグループには研究参加への機会が適切に提供されるべきである。

14. 医学研究と医療ケアを組み合わせる医師は，潜在的な予防，診断または治療上の価値によって正当化される範囲で，かつ医師が研究への参加が被験者となる患者の健康に悪影響を与えないと信じる十分な理由がある場合にのみ，患者を研究に関与させるべきである。

15. 研究参加の結果として損害を受けた被験者に対する適切な補償と治療が保証されなければならない。

リスク，負担，利益

16. 医療および医学研究においてはほとんどの介入にリスクと負担が伴う。
人間を対象とする医学研究はその目的の重要性が被験者のリスクおよび負担を上まわる場合に限り行うことができる。

17. 人間を対象とするすべての医学研究は，研究の対象となる個人とグループに対する予想し得るリスクおよび負担と被験者およびその研究によって影響を受けるその他の個人またはグループに対する予見可能な利益とを比較して，慎重な評価を先行させなければならない。
リスクを最小化させるための措置が講じられなければならない。リスクは研究者によって継続的に監視，評価，文書化されるべきである。

18. リスクが適切に評価されかつそのリスクを十分に管理できるとの確信を持て

ない限り，医師は人間を対象とする研究に関与してはならない。

潜在的な利益よりもリスクが高いと判断される場合または明確な成果の確証が得られた場合，医師は研究を継続，変更あるいは直ちに中止すべきかを判断しなければならない。

社会的弱者グループおよび個人

19. あるグループおよび個人は特に社会的な弱者であり不適切な扱いを受けたり副次的な被害を受けやすい。

すべての社会的弱者グループおよび個人は個別の状況を考慮したうえで保護を受けるべきである。

20. 医学研究がそのグループの健康上の必要性または優先事項に応えるものであり，かつその研究が社会的弱者でないグループを対象として実施できない場合に限り，社会的弱者グループを対象とする医学研究は正当化される。さらに，そのグループは研究から得られた知識，実践または介入からの恩恵を受けるべきである。

科学的要件と研究計画書

21. 人間を対象とする医学研究は，科学的文献の十分な知識，その他関連する情報源および適切な研究室での実験ならびに必要に応じた動物実験に基づき，一般に認知された科学的諸原則に従わなければならない。研究に使用される動物の福祉は尊重されなければならない。

22. 人間を対象とする各研究の計画と実施内容は研究計画書に明示され正当化されていなければならない。

研究計画書には関連する倫理的配慮について明記されまた本宣言の原則がどのように取り入れられてきたかを示すべきである。計画書は，資金提供，スポンサー，研究組織との関わり，起こり得る利益相反，被験者に対する報奨ならびに研究参加の結果として損害を受けた被験者の治療および／または補償の条項に関する情報を含むべきである。

臨床試験においては，研究計画書には研究終了後条項に関する適切な取り決めについても記載しなければならない。

研究倫理委員会

23. 研究計画書は，検討，意見，指導および承認を得るため研究開始前に関連す

る研究倫理委員会に提出されなければならない。この委員会は，その機能において透明性がなければならず，研究者，スポンサーおよびその他の不適切な影響から独立していなければならず，正当な資格を持っていなければならない。委員会は，研究が実施される国あるいは国々の法律や規制，および適用される国際規範や基準を考慮しなければならないが，これらにより本宣言に規定される被験者の保護を減じあるいは排除することが許されてはならない。

研究倫理委員会は，進行中の研究をモニターする権利を持たなければならない。研究者は，委員会に対してモニタリング情報，特に重篤な有害事象に関する情報を提供しなければならない。委員会の審議と承認を得ずに計画書を修正してはならない。研究終了後，研究者は研究知見と結論の要約を含む最終報告書を委員会に提出しなければならない。

プライバシーと秘密保持

24. 被験者のプライバシーおよび個人情報の秘密保持を厳守するためあらゆる予防策を講じなければならない。

インフォームド・コンセント

25. 医学研究の被験者としてインフォームド・コンセントを与える能力がある個人の参加は自発的でなければならない。家族または地域社会のリーダーに助言を求めることが適切な場合もあるが，インフォームド・コンセントを与える能力がある個人を本人の自主的な承諾なしに研究に参加させてはならない。

26. インフォームド・コンセントを与える能力がある人間の被験者を対象とする医学研究においては，それぞれの被験者候補は，目的，方法，資金源，起こり得る利益相反，研究者の所属機関，研究の予測される利益と潜在的なリスク，研究に伴う不快感，研究終了後条項，その他研究に関するすべての側面について十分に説明されなければならない。被験者候補は，不利益を受けることなしにいつでも研究への参加を拒否したり，参加への同意を撤回したりする権利があることを知らされなければならない。情報提供するために使用される方法だけでなく，個々の被験者候補の具体的な情報ニーズについても特別な配慮をしなければならない。

被験者候補が情報を理解していることを確認した後，医師またはその他の適切な資格を有する者は，被験者候補の自由意思によるインフォームド・コンセントを，できれば書面で求めなければならない。同意が書面で表明できない場

合，書面以外の同意は正式に文書化され，立ち会いが行われなければならない。医学研究のすべての被験者には，研究の全体的な成果と結果について知らされるという選択肢が与えられるべきである。

27. 研究参加へのインフォームド・コンセントを求める場合，医師は，被験者候補が医師に依存した関係にあるかまたは同意を強要されているおそれがあるかについて特別な注意を払わなければならない。そのような状況下では，インフォームド・コンセントはこうした関係とは完全に独立したふさわしい有資格者によって求められなければならない。

28. インフォームド・コンセントを与える能力がないと思われる被験者候補については，医師は，法的代理人からインフォームド・コンセントを求めなければならない。これらの個人は，被験者候補に代表される集団の健康増進を意図し，代わりにインフォームド・コンセントを与える能力がある人と研究を実施することができず，最小限のリスクと最小限の負担しか伴わない研究でない限り，その人にとって有益となる可能性のない研究に参加させてはならない。

29. インフォームド・コンセントを与える能力がないと思われる被験者候補が研究への参加に関する決定に賛意を表することができる場合，医師は，法的代理人の同意に加えて，本人の賛意を求めなければならない。被験者候補の不賛意は尊重されるべきである。

30. 例えば，意識不明の患者のように，肉体的，精神的にインフォームド・コンセントを与える能力がない被験者を対象とした研究は，インフォームド・コンセントを与えることを妨げる肉体的・精神的状態がその研究対象グループに固有の症状となっている場合に限って行うことができる。このような状況では，医師は法的代理人からインフォームド・コンセントを求めなければならない。そのような代理人が得られず研究延期もできない場合，この研究はインフォームド・コンセントを与えられない状態にある被験者を対象とする特別な理由が研究計画書で述べられ研究倫理委員会で承認されていることを条件として，インフォームド・コンセントなしに開始することができる。研究に引き続き留まる同意はできるかぎり早く被験者または法的代理人から取得しなければならない。

31. 医師は治療のどの部分が研究に関連しているかを患者に十分に説明しなければならない。患者の研究への参加拒否または研究離脱の決定が患者・医師関係に決して悪影響を及ぼしてはならない。

32. バイオバンクや類似の保管場所に含まれるヒト由来試料やデータを用いた研究など，識別可能なヒト由来試料やデータを用いた医学研究の場合，医師は，その収集，保管，および／または再利用についてインフォームド・コン

セントを求めなければならない。そのような研究において，同意を得ること
が不可能または実行不可能な例外的状況もあり得る。そのような状況では，
研究倫理委員会の検討と承認を経た後にのみ，研究を行うことができる。

プラセボの使用

33. 新たな介入の利益，リスク，負担，有効性は，以下の場合を除き，最善と証
    明されている介入の利益，リスク，負担，有効性と比較検証されなければ
    ならない：
    証明された介入が存在せず，プラセボの使用，または介入なしが許容される場
    合。；あるいは，
    説得力があり科学的に健全な方法論的理由に基づき，最善と証明されたものよ
    り効果が劣る介入，プラセボの使用または介入なしが，その介入の有効性ある
    いは安全性を決定するために必要な場合，
    そして，最善と証明されたものより効果が劣る介入，プラセボの使用または介
    入なしの患者が，最善と証明された介入を受けなかった結果として重篤または
    回復不能な損害の付加的リスクを被ることがないと予想される場合。
    この選択肢の乱用を避けるために細心の注意が払われなければならない。

研究終了後条項

34. 臨床試験の前に，スポンサー，研究者および主催国政府は，試験の中で有益
    であると証明された介入をまだ必要とするすべての研究参加者のために，試
    験終了後のアクセスに関する条項を策定すべきである。また，この情報はイ
    ンフォームド・コンセントの手続きの間に研究参加者に開示されなければな
    らない。

研究登録と結果の刊行および普及

35. 人間を対象とするすべての研究は，最初の被験者を募集する前に一般的にア
    クセス可能なデータベースに登録されなければならない。

36. すべての研究者，著者，スポンサー，編集者および発行者は，研究結果の刊
    行と普及に倫理的責務を負っている。研究者は人間を対象とする研究の結果
    を一般的に公表する義務を有し報告書の完全性と正確性に説明責任を負う。
    すべての当事者は，倫理的報告に関する容認されたガイドラインを遵守すべ
    きである。否定的結果および結論に達しない結果も肯定的結果と同様に，刊

行または他の方法で公表されなければならない。資金源，組織との関わりおよび利益相反が，刊行物の中には明示されなければならない。この宣言の原則に反する研究報告は，刊行のために受理されるべきではない。

臨床における未実証の介入

37. 個々の患者の処置において証明された介入が存在しないかまたはその他の既知の介入が有効でなかった場合，患者または法的代理人からのインフォームド・コンセントがあり，専門家の助言を求めたうえ，医師の判断において，その介入で生命を救う，健康を回復するまたは苦痛を緩和する望みがあるのであれば，証明されていない介入を実施することができる。この介入は，引き続き安全性と有効性を評価するために計画された研究の対象とされるべきである。すべての事例において新しい情報は記録され，適切な場合には公表されなければならない。

https://www.med.or.jp/doctor/international/wma/helsinki.html#:~:text=

患者の権利に関するWMAリスボン宣言

1981年採択；1995年修正，2005年編集上修正，2015年再確認

序文

　医師，患者およびより広い意味での社会との関係は，近年著しく変化してきた。医師は，常に自らの良心に従い，また常に患者の最善の利益のために行動すべきであると同時に，それと同等の努力を患者の自律性と正義を保証するために払われねばならない。以下に掲げる宣言は，医師が是認し推進する患者の主要な権利のいくつかを述べたものである。医師および医療従事者，または医療組織は，この権利を認識し，擁護していくうえで共同の責任を担っている。法律，政府の措置，あるいは他のいかなる行政や慣例であろうとも，患者の権利を否定する場合には，医師はこの権利を保障ないし回復させる適切な手段を講じるべきである。

原則

1. 良質の医療を受ける権利

a. すべての人は，差別なしに適切な医療を受ける権利を有する。

b. すべての患者は，いかなる外部干渉も受けずに自由に臨床上および倫理上の判断を行うことを認識している医師から治療を受ける権利を有する。

c. 患者は，常にその最善の利益に即して治療を受けるものとする。患者が受ける治療は，一般的に受け入れられた医学的原則に沿って行われるものとする。

d. 質の保証は，常に医療のひとつの要素でなければならない。特に医師は，医療の質の擁護者たる責任を担うべきである。

e. 供給を限られた特定の治療に関して，それを必要とする患者間で選定を行わなければならない場合は，そのような患者はすべて治療を受けるための公平な選択手続きを受ける権利がある。その選択は，医学的基準に基づき，かつ差別なく行われなければならない。

f. 患者は，医療を継続して受ける権利を有する。医師は，医学的に必要とされる治療を行うにあたり，同じ患者の治療にあたっている他の医療提供者と協力する責務を有する。医師は，現在と異なる治療を行うために患者に対して適切な援助と

十分な機会を与えることができないならば，今までの治療が医学的に引き続き必要とされる限り，患者の治療を中断してはならない。

2. 選択の自由の権利

a. 患者は，民間，公的部門を問わず，担当の医師，病院，あるいは保健サービス機関を自由に選択し，また変更する権利を有する。
b. 患者はいかなる治療段階においても，他の医師の意見を求める権利を有する。

3. 自己決定の権利

a. 患者は，自分自身に関わる自由な決定を行うための自己決定の権利を有する。医師は，患者に対してその決定のもたらす結果を知らせるものとする。
b. 精神的に判断能力のある成人患者は，いかなる診断上の手続きないし治療に対しても，同意を与えるかまたは差し控える権利を有する。患者は自分自身の決定を行ううえで必要とされる情報を得る権利を有する。患者は，検査ないし治療の目的，その結果が意味すること，そして同意を差し控えることの意味について明確に理解するべきである。
c. 患者は医学研究あるいは医学教育に参加することを拒絶する権利を有する。

4. 意識のない患者

a. 患者が意識不明かその他の理由で意思を表明できない場合は，法律上の権限を有する代理人から，可能な限りインフォームド・コンセントを得なければならない。
b. 法律上の権限を有する代理人がおらず，患者に対する医学的侵襲が緊急に必要とされる場合は，患者の同意があるものと推定する。ただし，その患者の事前の確固たる意思表示あるいは信念に基づいて，その状況における医学的侵襲に対し同意を拒絶することが明白かつ疑いのない場合を除く。
c. しかしながら，医師は自殺企図により意識を失っている患者の生命を救うよう常に努力すべきである。

5. 法的無能力の患者

a. 患者が未成年者あるいは法的無能力者の場合，法域によっては，法律上の権限を有する代理人の同意が必要とされる。それでもなお，患者の能力が許す限り，患

者は意思決定に関与しなければならない。

b. 法的無能力の患者が合理的な判断をしうる場合，その意思決定は尊重されねばならず，かつ患者は法律上の権限を有する代理人に対する情報の開示を禁止する権利を有する。

c. 患者の代理人で法律上の権限を有する者，あるいは患者から権限を与えられた者が，医師の立場から見て，患者の最善の利益となる治療を禁止する場合，医師はその決定に対して，関係する法的あるいはその他慣例に基づき，異議を申し立てるべきである。救急を要する場合，医師は患者の最善の利益に即して行動することを要する。

6. 患者の意思に反する処置

患者の意思に反する診断上の処置あるいは治療は，特別に法律が認め，かつ医の倫理の諸原則に合致する場合には，例外的な事例としてのみ行うことができる。

7. 情報に対する権利

a. 患者は，いかなる医療上の記録であろうと，そこに記載されている自己の情報を受ける権利を有し，また症状についての医学的事実を含む健康状態に関して十分な説明を受ける権利を有する。しかしながら，患者の記録に含まれる第三者についての機密情報は，その者の同意なくしては患者に与えてはならない。

b. 例外的に，情報が患者自身の生命あるいは健康に著しい危険をもたらす恐れがあると信ずるべき十分な理由がある場合は，その情報を患者に対して与えなくともよい。

c. 情報は，その患者の文化に適した方法で，かつ患者が理解できる方法で与えられなければならない。

d. 患者は，他人の生命の保護に必要とされていない場合に限り，その明確な要求に基づき情報を知らされない権利を有する。

e. 患者は，必要があれば自分に代わって情報を受ける人を選択する権利を有する。

8. 守秘義務に対する権利

a. 患者の健康状態，症状，診断，予後および治療について個人を特定しうるあらゆる情報，ならびにその他個人のすべての情報は，患者の死後も秘密が守られなければならない。ただし，患者の子孫には，自らの健康上のリスクに関わる情報を得る権利もありうる。

b. 秘密情報は，患者が明確な同意を与えるか，あるいは法律に明確に規定されている場合に限り開示することができる。情報は，患者が明らかに同意を与えていない場合は，厳密に「知る必要性」に基づいてのみ，他の医療提供者に開示することができる。

c. 個人を特定しうるあらゆる患者のデータは保護されねばならない。データの保護のために，その保管形態は適切になされなければならない。個人を特定しうるデータが導き出せるようなその人の人体を形成する物質も同様に保護されねばならない。

9. 健康教育を受ける権利

すべての人は，個人の健康と保健サービスの利用について，情報を与えられたうえでの選択が可能となるような健康教育を受ける権利がある。この教育には，健康的なライフスタイルや，疾病の予防および早期発見についての手法に関する情報が含まれていなければならない。健康に対するすべての人の自己責任が強調されるべきである。医師は教育的努力に積極的に関わっていく義務がある。

10. 尊厳に対する権利

a. 患者は，その文化および価値観を尊重されるように，その尊厳とプライバシーを守る権利は，医療と医学教育の場において常に尊重されるものとする。

b. 患者は，最新の医学知識に基づき苦痛を緩和される権利を有する。

c. 患者は，人間的な終末期ケアを受ける権利を有し，またできる限り尊厳を保ち，かつ安楽に死を迎えるためのあらゆる可能な助力を与えられる権利を有する。

11. 宗教的支援に対する権利

患者は，信仰する宗教の聖職者による支援を含む，精神的，道徳的慰問を受けるか受けないかを決める権利を有する。

https://www.med.or.jp/doctor/international/wma/lisbon.html#:~:text=

日本医師会　医の倫理綱領

　医学および医療は，病める人の治療はもとより，人びとの健康の維持増進，さらには治療困難な人を支える医療，苦痛を和らげる緩和医療をも包含する。医師は責任の重大性を認識し，人類愛を基にすべての人に奉仕するものである。

1. 医師は生涯学習の精神を保ち，つねに医学の知識と技術の習得に努めるとともに，その進歩・発展に尽くす。
2. 医師は自らの職業の尊厳と責任を自覚し，教養を深め，人格を高めるように心掛ける。
3. 医師は医療を受ける人びとの人格を尊重し，やさしい心で接するとともに，医療内容についてよく説明し，信頼を得るように努める。
4. 医師は互いに尊敬し，医療関係者と協力して医療に尽くす。
5. 医師は医療の公共性を重んじ，医療を通じて社会の発展に尽くすとともに，法規範の遵守および法秩序の形成に努める。
6. 医師は医業にあたって営利を目的としない。

https://www.med.or.jp/doctor/rinri/i_rinri/000967.html#:~:text=

日本薬剤師会　薬剤師行動規範

薬剤師綱領

1973年制定

一，薬剤師は国から付託された資格に基づき，医薬品の製造，調剤，供給において，その固有の任務を遂行することにより，医療水準の向上に資することを本領とする。

一，薬剤師は広く薬事衛生をつかさどる専門職としてその職能を発揮し，国民の健康増進に寄与する社会的責務を担う。

一，薬剤師はその業務が人の生命健康にかかわることに深く思いを致し，絶えず薬学，医学の成果を吸収して，人類の福祉に貢献するよう努める。

薬剤師行動規範

薬剤師倫理規定　1968年制定・1997年改定

薬剤師行動規範　2017年制定

　薬剤師は，国民の信託により，憲法及び法令に基づき，医療の担い手として，人権の中で最も基本的な生命及び生存に関する権利を守る責務を担っている。この責務の根底には生命への畏敬に基づく倫理が存在し，さらに，医薬品の創製から，供給，適正な使用及びその使用状況の経過観察に至るまでの業務に関わる，確固たる薬（やく）の倫理が求められる。

　薬剤師が人々の信頼に応え，保健・医療の向上及び福祉の増進を通じて社会に対する責任を全うするために，薬剤師と国民，医療・介護関係者及び社会との関係を明示し，ここに薬剤師行動規範を制定する。

1. 任務
薬剤師は，個人の生命，尊厳及び権利を尊重し，医薬品の供給その他薬事衛生業務を適切につかさどることによって，公衆衛生の向上及び増進に寄与し，もって人々の健康な生活を確保するものとする。

2. 最善努力義務

薬剤師は，常に自らを律し，良心と他者及び社会への愛情をもって保健・医療の向上及び福祉の増進に努め，人々の利益のため職能の最善を尽くす。

3. 法令等の遵守

薬剤師は，薬剤師法その他関連法令等を正しく理解するとともに，これらを遵守して職務を遂行する。

4. 品位及び信用の維持と向上

薬剤師は，常に品位と信用を維持し，更に高めるように努め，その職務遂行にあたって，これを損なう行為及び信義にもとる行為をしない。

5. 守秘義務

薬剤師は，職務上知り得た患者等の情報を適正に管理し，正当な理由なく漏洩し，又は利用してはならない。

6. 患者の自己決定権の尊重

薬剤師は，患者の尊厳と自主性に敬意を払うことによって，その知る権利及び自己決定の権利を尊重して，これを支援する。

7. 差別の排除

薬剤師は，人種，ジェンダー，職業，地位，思想・信条及び宗教等によって個人を差別せず，職能倫理と科学的根拠に基づき公正に対応する。

8. 生涯研鑽

薬剤師は，生涯にわたり知識と技能の水準を維持及び向上するよう研鑽するとともに，先人の業績に敬意を払い，また後進の育成に努める。

9. 学術発展への寄与

薬剤師は，研究や職能の実践を通じて，専門的知識，技術及び社会知の創生と進歩に尽くし，薬学の発展に寄与する。

10. 職能の基準の継続的な実践と向上

薬剤師は，薬剤師が果たすべき業務の職能基準を科学的原則や社会制度に基づいて定め，実践，管理，教育及び研究等を通じてその向上を図る。

11. 多職種間の連携と協働
薬剤師は，広範にわたる業務を担う薬剤師間の相互協調に努めるとともに，他の医療・介護関係者等と連携，協働して社会に貢献する。

12. 医薬品の品質，有効性及び安全性等の確保
薬剤師は，医薬品の創製から，供給，適正な使用及びその使用状況の経過観察に至るまで常に医薬品の品質，有効性及び安全性の確保に努め，また医薬品が適正に使用されるよう，患者等に正確かつ十分な情報提供及び指導を行う。

13. 医療及び介護提供体制への貢献
薬剤師は，予防，医療及び介護の各局面において，薬剤師の職能を十分に発揮し，地域や社会が求める医療及び介護提供体制の適正な推進に貢献する。

14. 国民の主体的な健康管理への支援
薬剤師は，国民が自分自身の健康に責任を持ち，個人の意思又は判断のもとに健康を維持，管理するセルフケアを積極的に支援する。

15. 医療資源の公正な配分
薬剤師は，利用可能な医療資源に限りがあることや公正性の原則を常に考慮し，個人及び社会に最良の医療を提供する。

https://www.nichiyaku.or.jp/assets/uploads/about/190129kihan_02.pdf

日本看護協会　看護職の倫理綱領

看護者の倫理綱領　2003年制定
看護職の倫理綱領　2021年改訂

前文

　人々は，人間としての尊厳を保持し，健康で幸福であることを願っている。看護は，このような人間の普遍的なニーズに応え，人々の生涯にわたり健康な生活の実現に貢献することを使命としている。

　看護は，あらゆる年代の個人，家族，集団，地域社会を対象としている。さらに，健康の保持増進，疾病の予防，健康の回復，苦痛の緩和を行い，生涯を通して最期まで，その人らしく人生を全うできるようその人のもつ力に働きかけながら支援することを目的としている。

　看護職は，免許によって看護を実践する権限を与えられた者である。看護の実践にあたっては，人々の生きる権利，尊厳を保持される権利，敬意のこもった看護を受ける権利，平等な看護を受ける権利などの人権を尊重することが求められる。同時に，専門職としての誇りと自覚をもって看護を実践する。

　日本看護協会の『看護職の倫理綱領』は，あらゆる場で実践を行う看護職を対象とした行動指針であり，自己の実践を振り返る際の基盤を提供するものである。また，看護の実践について専門職として引き受ける責任の範囲を，社会に対して明示するものである。

本文

1. 看護職は，人間の生命，人間としての尊厳及び権利を尊重する。
2. 看護職は，対象となる人々に平等に看護を提供する。
3. 看護職は，対象となる人々との間に信頼関係を築き，その信頼関係に基づいて看護を提供する。
4. 看護職は，人々の権利を尊重し，人々が自らの意向や価値観にそった選択ができるよう支援する。
5. 看護職は，対象となる人々の秘密を保持し，取得した個人情報は適正に取り扱

う。

6. 看護職は，対象となる人々に不利益や危害が生じているときは，人々を保護し安全を確保する。

7. 看護職は，自己の責任と能力を的確に把握し，実施した看護について個人としての責任をもつ。

8. 看護職は，常に，個人の責任として継続学習による能力の開発・維持・向上に努める。

9. 看護職は，多職種で協働し，よりよい保健・医療・福祉を実現する。

10. 看護職は，より質の高い看護を行うために，自らの職務に関する行動基準を設定し，それに基づき行動する。

11. 看護職は，研究や実践を通して，専門的知識・技術の創造と開発に努め，看護学の発展に寄与する。

12. 看護職は，より質の高い看護を行うため，看護職自身のウェルビーイングの向上に努める。

13. 看護職は，常に品位を保持し，看護職に対する社会の人々の信頼を高めるよう努める。

14. 看護職は，人々の生命と健康をまもるため，さまざまな問題について，社会正義の考え方をもって社会と責任を共有する。

15. 看護職は，専門職組織に所属し，看護の質を高めるための活動に参画し，よりよい社会づくりに貢献する。

16. 看護職は，様々な災害支援の担い手と協働し，災害によって影響を受けたすべての人々の生命，健康，生活をまもることに最善を尽くす。

https://www.nurse.or.jp/nursing/assets/statistics_publication/publication/rinri/code_of_ethics.pdf

日本理学療法士協会　倫理綱領

倫理規定　1978年制定；1997・2012年一部改正

倫理綱領　2019年施行

　公益社団法人日本理学療法士協会は、理学療法士の社会的な信頼の確立と、職能団体としての本会が公益に資することを目的として、「倫理綱領」を定める。

　本会ならびに理学療法士が、高い倫理観を基盤として相互の役割を果たす中で、理学療法の発展と国際社会への貢献のために、より良い社会づくりに貢献することを願うものである。

1.　理学療法士は、全ての人の尊厳と権利を尊重する。

2.　理学療法士は、国籍、人種、民族、宗教、文化、思想、信条、家柄、社会的地位、年齢、性別などにかかわらず、全ての人に平等に接する。

3.　理学療法士は、対象者に接する際には誠意と謙虚さを備え、責任をもって最善を尽くす。

4.　理学療法士は、業務上知り得た個人情報についての秘密を遵守し、情報の発信や公開には細心の注意を払う。

5.　理学療法士は、専門職として生涯にわたり研鑽を重ね、関係職種とも連携して質の高い理学療法を提供する。

6.　理学療法士は、後進の育成、理学療法の発展ならびに普及・啓発に寄与する。

7.　理学療法士は、不当な要求・収受は行わない。

8.　理学療法士は、国際社会の保健・医療・福祉の向上のために、自己の知識・技術・経験を可能な限り提供する。

9.　理学療法士は、国の動向や国際情勢を鑑み、関係機関とも連携して理学療法の

適用に努める。

https://www.japanpt.or.jp/pt/announcement/pt/ethics/#:~:text

日本作業療法士協会　倫理綱領

1986年制定

1. 作業療法士は，人々の健康を守るため，知識と良心を捧げる。

2. 作業療法士は，知識と技術に関して，つねに最高の水準を保つ。

3. 作業療法士は，個人の人権を尊重し，思想，信条，社会的地位等によって個人を差別することをしない。

4. 作業療法士は，職務上知り得た個人の秘密を守る。

5. 作業療法士は，必要な報告と記録の義務を守る。

6. 作業療法士は，他の職種の人々を尊敬し，協力しあう。

7. 作業療法士は，先人の功績を尊び，よき伝統を守る。

8. 作業療法士は，後輩の育成と教育水準の高揚に努める。

9. 作業療法士は，学術的研鑽及び人格の陶冶をめざして相互に律しあう。

10. 作業療法士は，公共の福祉に寄与する。

11. 作業療法士は，不当な報酬を求めない。

12. 作業療法士は，法と人道にそむく行為をしない。

日本視能訓練士協会　倫理規程

2002年制定

前文

　21世紀の医療は，生命の尊厳のもと患者本位の治療へと移行している。すなわち情報の開示や医療評価がきびしく求められ，患者サイドが選択する時代である。そこで，医療にたずさわる者は，医の倫理観をもち，且つ質の高い専門性の向上につとめなければならない。

　医療人の倫理観とは，なん人からも利害関係をつくらない潔癖な態度と，科学的観点から専門医療分野・医療システム・医療経済等に精通し，すべては人々のためであることを心して，全人医療に徹することである。

　われわれ視能訓練士は，法的に認められた医療職である。その身分制度に関わる視能訓練士法は1971年に成立し，1993年に一部改正され，身分と職域の確立がなされている。住みわけ区分は眼科領域におけるリハビリテーションであり，人々の生活の質 (Quality of Life) や視的生活の質 (Quality of Visual Life) の向上のために，眼科一般検査，斜視や弱視など両眼視機能に障害のある人へのリハビリテーション指導が視能訓練士の業務である。さらに近年，視能訓練士を取り巻く社会環境および責任は，保健・医療・福祉の三領域を総合化する体制に変化しており，これら全般にわたる幅広い知識と教養・豊かな人間性・強い倫理観で多様な社会的ニーズに応えなければならない。

　よって，ここに視能訓練士としての倫理規程を設け，社会に寄与する事とする。

倫理規程

　視能訓練士は，眼科領域における医療の担い手として専門職の誇りをもち，社会的使命と職務の責任をつねに考え，豊かな人間性を磨くことを心がけ，ここに倫理規程を設ける。

1.　視能訓練士は，人々の保健・医療・福祉のために専門性の高い知識と技術をもってその社会的使命を遂行する。専門職として責任ある行為をすべきであり，その名称を辱める行為はしてはならない。

2.　視能訓練士は，人々の生活の質 (Quality of Life)，視的生活の質 (Quality of Visual

Life）の向上のために，眼科一般検査・両眼視機能に障害のある人への訓練や治療の内容について十分に説明し指導する必要がある。

3. 視能訓練士は，生涯学習する専門職であることを自覚し，自己研鑽に励み科学性を探求する努力を惜しまず，最新の知識と技術を修得し提供する。業務上知り得た情報は探求し記録として保管する。また，後輩の育成と教育水準の高揚に努める。

4. 視能訓練士は，他の関連職種と協力してチーム医療の一員として貢献する。

5. 視能訓練士は，人権を尊重し，すべて平等に接する。

6. 視能訓練士は，豊かな人間性の涵養をはかり，心理的・社会的・精神的に充実し高めることに努める。

7. 視能訓練士は，職務上知り得た情報についての秘密を守らなければならない。

8. 視能訓練士は，不当な報酬をもとめない。

倫理綱領

1. 視能訓練士は，チーム医療（コメディカル）の一員として，広く人びとの心身の健康に寄与します。

2. 視能訓練士は，人びとの生命における視覚機能の重要性を認識し，その担い手としてその専門分野を全うします。

3. 視能訓練士は，医療人として生涯を通じ豊かな人間性の涵養・科学的専門知識と技能の向上および高い倫理観を培います。

4. 視能訓練士は，種々の視覚障害を持つ人びとに共感的態度をもち，さらに関連分野とのコミュニケーションをはかります。

5. 視能訓練士は，倫理観のもと適切な視能情報の提供と管理に努め，保健・医療・福祉に貢献します。

日本臨床衛生検査技師会　倫理綱領

1991年制定，2023年改正

法人として

　一般社団法人日本臨床衛生検査技師会は，「臨床（衛生）検査技師の制度ないし身分の確立，学術及び技術の向上，並びに互助及び相互団結の充実を図り，もって臨床（衛生）検査技師の職能意識を高め，延いては国民の健康増進ないし公衆衛生の向上に寄与すること」を目的としています。当会は，この社会的目的を果たすため，臨床（衛生）検査技師に対する生涯にわたる幅広い教育研修と職場環境の整備に努力致します。

　この『倫理綱領』は，一般社団法人日本臨床衛生検査技師会としての基本的な行動指針です。

1. 国民の健康の保持増進を推進します
1. 生命の尊重と個人の尊厳を保持し，国民との信頼関係を築きます
1. 全ての会員に対し，臨床検査に関する研鑽の場を提供します
1. 医療従事者相互の連携と調和に努め，チーム医療を推進します

会員として

　一般社団法人日本臨床衛生検査技師会は，「医療人としての臨床（衛生）検査技師の職能意識を高めることにより，国民の健康増進及び公衆衛生の向上に寄与すること」を目的としています。この社会的目的を果たすため，生涯にわたる幅広い教育研修と職場環境の整備に努力しています。

　この『倫理綱領』は病院，衛生検査所，教育機関，研究機関，行政機関など，あらゆる場面における臨床（衛生）検査技師の行動指針であり，自己を振り返る際の基本となるものです。

1. 臨床（衛生）検査技師は，医療人として臨床検査を担い，国民の健康増進及び公衆衛生の向上に寄与する
1. 臨床（衛生）検査技師は，学問・技能の研鑽に励み，幅広く高い専門性を維持す

ることに努める

1. 臨床（衛生）検査技師は，精確な臨床検査情報の提供と適切な管理に努め，人権の尊重に徹する
1. 臨床（衛生）検査技師は，医療人として，医療従事者相互の連携と調和に努め，チーム医療の推進により保健，医療，福祉に貢献する
1. 臨床（衛生）検査技師は，豊かな人間性と徳性の涵養に努め，人間の尊厳と合わせて社会に貢献し，国民の信望を高める
1. 臨床（衛生）検査技師は，業務上知り得た情報を適正に取り扱い，守秘義務を厳守する

https://www.jamt.or.jp/public/activity/rinri.html#:~:text=

日本歯科技工士会　歯科技工士の倫理綱領

2000年制定

　歯科技工および歯科技工学は，人びとの心身の健康の維持もしくは増進を図るものであり，歯科技工士は，口腔保健医療関係者の一員として，その職責の重大性を認識するものである。

1. 歯科技工士は，歯科技工学の進歩発展に寄与することを責務とし，生涯を通じて知識と技術の修得に励む。
2. 歯科技工士は，歯科技工によって社会に貢献できることを誇りとし，もてる職能を余すことなく発揮する。
3. 歯科技工士は，良質な口腔保健医療の実現を図るために，医療関係者との緊密な連携のもと相互信頼を築く。
4. 歯科技工士は，医療専門職としての職責を自覚し，社会の一員として法規範の遵守と法秩序の形成に努める。

https://www.nichigi.or.jp/about_nichigi/jdta-rinrikoryo.html#:~:text=

索引

太字は主要な説明の頁を示す。

数字・欧文

3つのR ……… 181
4分割法 ……… 69
4分割法の作成例 ……… 130,152
21トリソミー（ダウン症候群）
……… 95,**102**
731部隊（関東軍防疫給水部本部）
……… 26
ACP：advance care planning
……… 121
AID ……… 107
AIH ……… 107
AYA：adolescent and young adult ……… 145
COVID-19 ……… 161
DM1 ……… 146
DNARオーダー（DNRオーダー）
……… 126
DSD：disorders of sex development ……… 81
ES細胞 ……… 166
FTM：female to male ……… 96
HIV ……… 161
ICD-11（「国際疾病分類」第11版）
……… 85
iPS細胞 ……… 166
IVF-ET ……… 107
JISART ……… 108
MCD：moral case deliberation
……… 56
MTF：male to female ……… 96
NIPT：noninvasive prenatal testing ……… 101
NIV ……… 146
SARS ……… 161
SDM：shared decision making
……… 121
SHARE ……… 125
SPIKES ……… 125
T4作戦 ……… 25
TIV ……… 146

和文

あ

アーユルヴェーダ医学 ……… 14
アーレント ……… 26
あいまい性 ……… 171
アカウンタビリティ ……… 169
悪性新生物 ……… 115
悪の陳腐さ ……… 26
アセクシュアル ……… 80
アドバンス・ケア・プランニング ……… **121**,143
アポトーシス ……… 114
アラビア医学 ……… 14
ある程度の自己決定 ……… 143
アロマンティック ……… 80
安全で効果的な中絶サービスとケア ……… 99
安楽死 ……… 126
安楽死作戦 ……… 25
安楽死に関する宣言 ……… 126

い

医学的適応，4分割法における ……… 69
医学についての倫理 ……… 34
意見を表明する権利 ……… 147
医師および医療機関を自由に選択・変更する権利 ……… 137
意識のない患者 ……… 140
医師裁判 ……… 27
医師による自殺幇助に関する声明 ……… 126

医事法 ……… 38
『医心方』 ……… 22
イスラム教倫理 ……… 44
異性愛 ……… 80
一類感染症 ……… 141
遺伝カウンセリング ……… 101
遺伝上の親 ……… 107
遺伝情報 ……… 170
意図しない妊娠 ……… 94
『医の倫理』 ……… 20
医は仁術 ……… 23
違法性阻却 ……… 39
医療・介護関係事業者における個人情報の適切な取扱いのためのガイダンス
……… **138**,178
医療資源 ……… 164
医療従事者間の対話 ……… 55
医療従事者と患者の関係，古代医療における ……… 16
医療従事者の職業倫理 ……… 15
医療従事者のナラティヴ ……… 61
医療における遺伝学的検査・診断に関するガイドライン・改定版 ……… 171
医療についての倫理 ……… 34
医療の社会性 ……… 20
医療の社会への貢献 ……… 20
医療法 ……… **38**,137
医療保護入院 ……… 141
医療倫理 ……… 34
——，遺伝情報についての
……… 171
——，医療資源についての
……… 164
——，研究についての
……… 173

——，公衆衛生についての
……… 158

——，古代医療における
……… 14

——，情報についての
……… 168

——，生殖についての … 96

——，性についての … 81

——の起源 … 14

——の原則 … 45

——の理論 … 33

——の歴史 … 13

医療倫理4原則 … 46

医療倫理学 … 34

インフォーマルな対話 … 55

インフォームド・アセント
……… 143

インフォームド・コンセント
……… 28,143

う

ウィリアム・デブリーズ … 174

ウィルヒョウ … 18

うっ血性心不全 … 150

生みの親 … 107

埋め込み型人工心臓 … 174

ウリプリスタル酢酸エステル
（UPA）……… 97

産んだ女性 … 108

え

影響を受ける当事者 … 160

エイジング … 116

叡尊 … 18

益 … 47

「エホバの証人」輸血拒否事
件最高裁判決 … 30

お

応急入院 … 141

欧州型の4原則 … 48

応召義務 … 137

穏やかな死を迎えるように支
援する ……… 119

男らしさ … 78

恩恵原則 … 47

女らしさ … 78

か

害 … 47

改ざん … 175

海水実験 … 25

介入 … 177

貝原益軒 … 22

カイロ会議（国際人口・開発会議）
……… 93

化学的去勢 … 85

隔離 … 161

家族のナラティヴ … 61

カップル … 80

過料徴収 … 162

加齢 … 116

ガレノス … 15

カレン・クィンラン裁判 … 120

カレン・クィンラン事例 … 28

がん医療における患者-医療
者間のコミュニケーション
ガイドライン ……… 125

環境問題 … 165

患者の意向，4分割法におけ
る ……… 69

患者の権利 … 28,136

——，日本での … 30

——に関するリスボン宣言
……… 30,136,196

——を能動的に行使する能
力 ……… 142

患者の権利法 … 136

患者のセクシュアリティへの
関与についての倫理的推論
……… 87

患者のナラティヴ … 61

患者の判断能力 … 142

患者や家族との対話 … 59

感染症患者の強制入院 … 141

感染症政策 … 161

——，公衆衛生における
……… 160

——の倫理的問題
……… 162

感染症法 … 141

完全な自己決定 … 143

関東軍防疫給水部本部（731部
隊）……… 26

蒲原宏 … 13

緩和ケア … 120

き

危害 … 47

危害性原則 … 159

気管切開下侵襲的人工呼吸療
法（TIV）……… 146

気管挿管，救急救命士による
……… 39

帰結主義 … 44

記述倫理学 … 43

基準（判断基準）… 57

北里柴三郎 … 19

規範 … **36**,47

規範倫理学 … 43

義務 … 44

義務論 … 44

救急救命士による気管挿管
……… 39

牛痘種痘法の発明 … 18

キュブラー＝ロス … 120

強制隔離 … 161

強制結婚 … 94

強制的性サディズム症 … 85

強制入院

——，感染症患者の … 141

——，精神障害者の … 141

共同意思決定 … **121**,143

共同体主義 … **44**,160

業務上過失致死罪 … 38,41

業務上過失致傷罪 … 38,41

共約 …… 63
極東国際軍事裁判 …… 27
キリスト教倫理 …… 44
緊急承認，治療薬やワクチンの …… 162
緊急承認制度 …… 164
緊急措置入院 …… 141
緊急避難 …… 39,41
緊急避妊薬 …… 97
筋強直性ジストロフィー診療ガイドライン 2020 …… 146
近代看護学 …… 20

く

具象化 …… 63
クラインフェルター症候群 …… 79
クルーグマン …… 174
　——による肝炎研究 …… 174
クルーザン判決 …… 28
クローン技術 …… 165

け

ケアの倫理 …… 45
経験的要素，古代医療の …… 14
経口避妊薬（ピル）…… 96
軽微な侵襲 …… 176
刑法 …… 38
結婚 …… 80
ゲノム医療法 …… 171
ゲノム編集 …… 166
研究活動における不正行為への対応等に関するガイドライン …… 175
研究機関等における動物実験等の実施に関する基本指針 …… 181
研究不正 …… 175
研究倫理委員会 …… 173
健康教育を受ける権利 …… 30
原則的アプローチ …… 45,82,87,97,103,146

——，臨床倫理のツールによる分析 …… 130,151
——による倫理的推論 …… 50
——のデモンストレーション …… 51
原則とは …… 45
憲法 …… 38
権利
　——，子どもの …… 94
　——，障害者の …… 95
　——，女性の …… 93
　——，性的マイノリティの …… 96

こ

孝 …… 23
高高度実験 …… 25
孔子 …… 23
公衆衛生 …… 158
　——における遺伝情報の扱い方 …… 172
　——についての医療倫理 …… 158
公正性 …… 50
公正性原則 …… 52,83,88,104,109,125,128,147
こうのとりのゆりかご …… 77
幸福追求権 …… 127,138
公平性 …… 50,160
公平性原則 …… 52,83,88,104,109,125,128,147
公法 …… 38
光明皇后 …… 18
功利主義 …… 21,44,167
功利主義的な基準，資源配分についての …… 167
効率性 …… 160
ゴールトン …… 22
呼吸停止 …… 118
「国際疾病分類」第11版（ICD-11）…… 85

国際人口・開発会議（カイロ会議）…… 93
国際らい学会 …… 30
告知 …… 123
国民皆保険制度 …… 137
国民優生法 …… 23
互恵性 …… 160
個人間および個人と社会の間の互恵性 …… 160
個人情報 …… 168
個人情報保護法 …… **138**,178
個人の自由の制限の最小化 …… 159
個人のプライバシーの保護 …… 169
個人の利益 …… 159
個体 …… 180
古代医療 …… 14
古代ギリシャ医学 …… 14
個体群 …… 180
コッホ …… 19
子どもの権利 …… 94
コルフ …… 174
コンドーム …… 96

さ

細菌学（微生物学）…… 19
最小制限手段 …… 159
再生医療技術 …… 165
財政資源，医療における …… 164
最善利益 …… 143
　——，患者の …… 137
最大多数の最大幸福 …… 21
細胞病理学 …… 18
殺人罪 …… 127
差別 …… 161
サロゲートマザー型 …… 107
三大死因 …… 115
三大伝統医学 …… 14

し

死，生物学的現象としての ……114

死，ライフイベントとしての ……116

死因の変化，日本人の ……115

ジェンダー ……78

ジェンダー・ギャップ指数 ……79

ジェンナー ……18

志賀潔 ……19

子宮内避妊用具 (IUD) ……96

止血 ……18

資源 ……164

試験管ベビー ……107

資源配分 ……164,**166**

──についての基準 ……167

自己危害，他者危害が生じる事例での，患者の意思に反する処置についての倫理的推論 ……150

自己決定と代理決定の注意点 ……144

自己決定の権利 ……30,52,**138**,142,147

自己の情報へのアクセス権 ……**138**,170

自己物語 ……**60**,117

自殺関与罪 ……127

自殺幇助 ……126

事実婚 ……80

思春期・若年成人 (AYA) ……145

死生学 ……117

死生観 ……117

事前指示 ……**120**,143

自然な死 ……**119**,126

持続的深い鎮静 ……126

死体移植 ……165

死体検案 ……118

死体検案書 ……118

『実験医学序説』 ……173

実験動物 ……165

指定居宅サービス等の事業の人員，設備及び運営に関する基準 ……153

児童 ……145

児童福祉法 ……140,145

死ぬ権利 ……120,126

死の三徴候 ……118

死の判定 ……118

死への存在 ……117

私法 ……38

死亡診断書 ……118

ジャービック ……174

ジャービック 7 ……174

シャーマン (呪術師) ……14

社会規範 ……36

社会性 ……158

社会ダーウィニズム ……22

社会的スティグマ (スティグマ) ……161

社会への貢献 ……158

種 ……180

周囲の状況，4 分割法における ……69

宗教的支援に対する権利 ……30

自由市場 ……167

自由主義 ……44

自由主義的な基準，資源配分についての ……167

集団の健康の最大化 ……160

集団の利益 ……159

呪術師 (シャーマン) ……14

呪術的要素，古代医療の ……14

受精卵・胚・胎児に道徳的地位を認める基準 ……100

出生前遺伝学的検査 ……101

出生前検査と障害胎児の中絶 ……103

出生前検査による人工妊娠中絶についての倫理的推論 ……102

出生前診断 ……101

受動的権利 ……142

ジュネーブ宣言 ……16

『種の起原』 ……22

守秘義務，ヒポクラテスの誓いの ……16

守秘義務に対する権利 ……30

障害者の権利 ……95

消極的安楽死 ……126

焦点化 ……63

消毒 ……18

小児患者の権利についての倫理的推論 ……146

小児患者の自己決定と代理決定 ……145

小児性愛症 ……85

小児性愛症患者に対する化学的去勢の是非についての倫理的推論 ……85

少年 ……145

商標権 ……169

情報資源，医療における ……165

情報に対する権利 ……30,138,170

情報の自由 ……169

情報倫理 ……168

──，医療における ……169

情報を得る権利 ……52,147

──の制約 ……139

情報を知らされない権利 ……138

省令 ……38

職業倫理 ……15

──，医療従事者の ……15

女性の権利 ……93

ジョンセンらの 4 分割法 ……69

知らされない権利 ……139

──の制限について ……139

自律性原則 ……48

自律尊重原則 ……28,**46**,50,82,88,97,99,104,108,124,128,147

試料 ……177

知る権利 ……139

ジレンマ法 ……74

死を遠ざける ………… 119
死を早めることになる処置に
　ついての倫理的推論 128
仁 ………… 23
新型インフルエンザ ………… 161
新型インフルエンザ等感染症
　………… 141
新型コロナウイルス感染症
　………… 161
新型母体血清マーカー検査
　………… 101
仁恵原則 ………… 47
親権者 ………… 144
人工心臓 ………… 174
人工妊娠中絶 ………… 98
　――の是非についての倫理
　的推論 ………… 99
心疾患 ………… 115
侵襲 ………… 38,176
侵襲的検査 ………… 101
人身攻撃 ………… 57
新生児 ………… 145
人生誌の断裂 ………… 61
人生の最終段階における医療
　の決定プロセスに関するガ
　イドライン **121**,127,128,140
心臓移植，日本初の ………… 30
身体拘束，認知症患者の
　………… 150
身体拘束予防ガイドライン
　………… 153
人体実験 ………… 25
診断告知 ………… 123
心停止 ………… 118
人的資源，医療における
　………… 164
浸透率 ………… 172
診療記録 ………… 170
診療情報の提供等に関する指
　針 ………… 138

す

推定意思 ………… 143
スティグマ（社会的スティグマ）
　………… 161
捨て子の回転台 ………… 77
スノー ………… 20
スルファニルアミド実験 … 25

せ

生活の質（QOL），4分割法に
　おける ………… 69
正義原則 **47**,50
　――，ヒポクラテスの誓い
　の ………… 16
性規範 ………… 78
整合性 ………… 57
誠実原則 ………… 50
性自認 ………… 79
脆弱性原則 **49**,97
生殖 ………… 93
　――についての医療倫理
　………… 96
　――の健康 ………… 93
　――の権利 ………… 93
生殖的クローニング ………… 166
生殖補助医療法 ………… 107
精神障害者の強制入院 … 141
精神障害者の入院 ………… 141
性染色体異常 ………… 79
生鮮胚移植 ………… 108
生存権 ………… 138
生存と発達の権利 ………… 147
生体移植 ………… 165
生態系 ………… 180
生体の医療資源化 ………… 165
性的逸脱 ………… 84
性的快感 ………… 80
性的嗜好 ………… 80
性的指向 ………… 80
性的な介助を求められた理学
　療法士 ………… 87
性的マイノリティ ………… 83

――の権利 ………… 96
性的欲求 ………… 80
性同一性 ………… 79
性同一性障害 ………… 79
性同一性障害（性別不合） 83
性同一性障害特例法 ………… 84
正当行為 **39**,41
正当防衛 **39**,41
性と生殖に関する健康と権利
　に関するガットマッハー-
　ランセット委員会 ………… 80
性と生殖の健康 **80**,93
性と生殖の権利 **80**,93,99
性についての医療倫理 … 81
青年 ………… 145
成年後見人 ………… 145
成年年齢 ………… 145
性の健康に関連する状態群
　………… 84
正の情報価値 ………… 170
性の多面性 ………… 78
生物医学 ………… 18
生物学的性 ………… 78
生物多様性 ………… 165,**180**
性分化疾患 ………… 79,81
性別違和 ………… 79
性別確定処置 ………… 81
　――の是非についての倫理
　的推論 ………… 81
性別適合手術 ………… 84
性別不合 ………… 79
性別不合（性同一性障害）83
生命維持治療 ………… 118,119
　――の差し控え（または不開
　始） ………… 126
　――の差し控えについての
　倫理的推論 ………… 129
　――の中止 ………… 126
　――を拒否する権利 … 120
生命活動の停止 ………… 114
生命予後告知 ………… 123

──についての倫理的推論
······························124

生命倫理 ······················28
性役割 ·························78
政令 ···························38
世界医師会 ··············16,**136**
セカンド・オピニオン ········137
　──を得る権利 ············137
セキュリティ ··················169
セクシュアリティ ···············78
　──の医療化 ················84
　──の病理化 ················84
セクシュアル・ハラスメント
······························80
積極的安楽死 ·················126
セックス ······················78
窃視症 ························85
窃触症 ························85
説明義務 ·····················138
説明責任 ······················39
説明を受ける権利 ············138
施薬院 ························18
善行原則 ····47,50,52,82,85,88,
　104,108,124,128,147
　──，ヒポクラテスの誓い
　の ··························16
全人的な医療 ·················120
戦争犯罪，ドイツによる ·····27
戦争犯罪，日本の ············27
選択の自由の権利 ····30,52,**137**
先天型の筋強直性ジストロフ
　ィー1型（DM1） ·········146
セント・クリストファー・ホ
　スピス ·····················120
ゼンメルワイス ················18
専門職 ························15

そ

僧院医学 ······················17
相応性 ························159
相応性原則 ····················50
臓器移植 ·····················165

臓器移植法（臓器の移植に関する
　法律） ·····················118
組織の発見 ····················18
組織の保有する情報の保護
······························169
育ての親 ·····················107
措置入院 ·····················141
ソフトロー ····················37
尊厳死 ··················119,126
尊厳性原則 ····················48
尊厳に対する権利 ········30,127
存在脅威管理理論 ············117
ソンダース ····················120

た

ダーウィン ····················22
ターナー症候群 ···············79
体外受精–胚移植（IVF-ET）
······························107
体細胞核移植（体細胞クローン
　技術） ·····················165
代諾者 ························142
対等性の障壁 ··················59
対等の立場 ····················59
代理決定 ···············82,**142**
代理決定者 ···················142
代理出産 ·····················107
代理承諾（代諾） ·············142
代理人 ························142
代理人指示 ···················120
対話 ··························55
　──，医療従事者間の ···55
対話的アプローチ
················55,64,105,148,154
　──，臨床倫理のツールに
　よる分析 ··············89,132
　──のデモンストレーショ
　ン ··························64
ダウン症候群（21トリソミー）
··························95,**102**
多元主義 ······················57

他者危害，弱い立場にある人
　たちへの ····················86
他者危害の回避 ···············139
タスキギー事件 ················29
堕胎罪 ························98
脱病理化 ······················84
妥当性 ························57
断種政策 ······················22
断種法 ························22
断種法，ドイツの ············24
男女共同参画社会基本法 ·····79
丹波康頼 ······················22

ち

知的財産権 ···················169
チフス等のワクチン実験 ·····25
着床前診断（着床前遺伝学的検査）
······························101
着床前スクリーニング ·······101
中国医学 ······················14
注射式避妊薬 ··················96
抽象化 ························63
忠誠原則 ······················50
著作権 ························169
治療的クローニング ··········166
治療薬やワクチンの緊急承認
······························162
鎮静 ··························126

て

ディオバン ····················175
低温実験 ······················25
データの改ざん事件 ··········174
デジタル・セキュリティ ·····169
手続き的正義 ·················160

と

同意殺人罪 ···················127
東海大学安楽死事件判決 ·····30
討議倫理 ······················45
凍結融解胚 ···················108
瞳孔散大（瞳孔反応停止） ····118

統合性原則 ………… **48**,83,85,86
当事者性 ……………………… 59
同性愛 …………………………… 80
透析の拒否 ……………………… 129
道徳 ……………………………… 34
道徳的推論 ……………………… 43
道徳的地位 ……………………… 99
　　──を認める根拠（判断基準）
　　………………………………… 99
道徳哲学 ………………………… 34
動物愛護管理法 ………………… 181
動物の権利 …………… 165,**179**
動物の道徳的地位 ……………… 179
動物の福祉 …………… 165,**179**
透明性 ………………… 160,**169**
盗用 ……………………………… 175
徳 ………………………………… 36
独創性 …………………………… 173
毒物実験 ………………………… 25
徳倫理 …………………………… **44**,**45**
特許権 …………………………… 169
ドナー …………………………… 30
トランスジェンダー …………… 79
ドリー …………………………… 166

な

ナイチンゲール ………………… 20
ナイメーヘン法 ………………… 71
内容的指示 ……………………… 120
ナチス …………………………… 24
ナラティヴ ……………………… 60
　　──，医療従事者の ……… 61
　　──，家族の ……………… 61
　　──，患者の ……………… 61
　　──の書き換え …………… 63
　　──の傾聴 ………………… 62
　　──の不調和 ……………… 62
ナラティヴ検討シート ………… 75
　　──の作成例 … 89,133,149
ナラティヴ・セラピー ………… 63
ナラティヴ倫理 ………………… 45

ナンシー・クルーザン裁判
　………………………………… 120

に

肉体的生命 ……………………… 117
二重投稿 ………………………… 175
日本生殖補助医療標準化機関
　（JISART）…………………… 108
日本の医療倫理，近代医療の
　導入期における ……………… 22
日本初の心臓移植 ……………… 30
乳児 ……………………………… 145
ニュルンベルク医師裁判 …… 28
ニュルンベルク綱領 ………… 27
ニュルンベルク裁判 ………… 27
二類感染症 ……………………… 141
任意入院 ………………………… 141
人間は考える葦である ……… 49
忍性 ……………………………… 18
認知症患者の身体拘束 ……… 150

ね

ネクローシス …………………… 114
捏造 ……………………………… 175

の

脳血管疾患 ……………………… 115
脳死 ……………………………… 118
脳死判定 ………………………… 30
脳死判定基準，ハーバード大
　学の …………………………… 28
能動的権利 ……………………… 142
野口英世 ………………………… 19
ノブレス・オブリージュ …… 15
ノンバイナリー ………………… 79

は

パーシバル ……………………… 20
パートナー ……………………… 80
バーナード ……………………… 165
ハーバード大学の脳死判定基
　準 ……………………………… 28

胚移植 …………………………… 107
配偶者間人工授精（AIH）… 107
ハイデガー ……………………… 117
排卵誘発薬 ……………………… 107
パスカル ………………………… 49
パスツール ……………………… 19
パターナリズム ………………… 16
ハバロフスク裁判 …………… 27
パラフィリア症群 ……………… 85
ハロペリドール ………………… 152
ハンセン病 ……………………… 161
ハンセン病国家賠償請求訴訟
　判決 …………………………… 30
ハンセン病問題 ………………… 30
判断基準（基準）………………… 57
判断能力 ………………………… 82
　　──，患者の ……………… 142
　　──がない状態 …………… 142

ひ

ビーチャーによる人体実験の
　告発 …………………………… 29
ビーチャムとチルドレスの提
　唱した4つの原則 …………… 46
皮下インプラント ……………… 96
ビシャー ………………………… 18
非侵襲性出生前遺伝学的検査
　………………………………… 101
非侵襲的検査 …………………… 101
非侵襲的人工呼吸療法（NIV）
　………………………………… 146
微生物学（細菌学）……………… 19
悲田院 …………………………… 18
ヒト ES 細胞の樹立に関する
　指針 …………………………… 166
ヒト iPS 細胞 …………………… 166
ヒトラー ………………………… 24
人を対象とする生命科学・医
　学系研究に関する倫理指針
　………………………………… 176
避妊 ……………………………… 96
非人宿 …………………………… 18

避妊の是非についての倫理的
　推論 97
非配偶者間人工授精（AID）
 107
ヒポクラテス 15
　──の木 13
　──の誓い 15
費用対効果 160
平等主義的な基準，資源配分
　についての 167
ピル（経口避妊薬） 96

ふ

ファシリテーター 56
フェミニズム 79
フェミニズム倫理 44
フォーマルな対話 55
不可逆的な昏睡状態 165
不確実性を持つ倫理的問題
 42
父子関係の規定 108
負担 47,176
仏教倫理 44
物的資源，医療における
 164
不適切なオーサーシップ
 175
不妊実験 25
不妊治療 106
　──についての倫理的推論
 108
負の遺産 24
負の情報価値 171
プライバシー 168
プロフェッショナリズム
 15,36
　──の誕生 14
分化多能性 166

へ

米国型の4原則 46
ベネディクトゥス 18

ベビー M 事例 28
ヘルシンキ宣言 28,173,189
ベルナール 173
偏見 161
ベンサム 21

ほ

法 37
法定代理人 144
法的無能力の患者 140
法律 38
法律婚 80
法令遵守 38
ホストマザー型 107
ホスピス 120
母体血を用いた新しい出生前
　遺伝学的検査に関する指針
 101
母体保護法 98
骨・筋肉・神経の再生および
　骨移植実験 25
ホロコースト 24

ま

麻酔 18
マスクの強制 162
マスタード・ガス実験 25
マラリア実験 25
マルタ（丸太） 26

み

未成年 145
未成年後見人 144
ミル 21
民法 38,140

む

無危害原則 46,50,52,82,85,88,
　97,99,104,108,124,128,147
　──，動物版の 181
　──，ヒポクラテスの誓い
　の 16

無知のアプローチ 62,91

め

メタ倫理学 43

も

モートン 18
物語論 60
森の墓地 113
脆さ 49
モンテ・カッシーノ修道院
 18

や

薬害エイズ事件 30

ゆ

有限性 49
優生学 22,158
優生思想 22
優生保護法 98
ユナニ医学 14

よ

養育 94
幼児 145
『養生訓』 22
要配慮個人情報 170,177
与益原則 47

ら

ライフイベント 116
らい予防法 30

り

利益相反 159,179
リスク 47,176
リスター 18
流行性黄疸実験 25
良質の医療を受ける権利
 30,137
両性愛 80

臨床研究法……………176
臨床における個人の遺伝情報
　の扱い方……………172
臨床倫理委員会…………56
臨床倫理検討シート，臨床倫
　理ネットワーク日本の…71
臨床倫理コンサルテーション
　…………………………56
倫理……………………34
　――，研究者としての…175
　――，動物を対象とした研
　究の…………………179
　――，人間を対象とした研
　究の…………………176
倫理ガイドライン（倫理指針）
　…………………………37
倫理学…………………34
倫理カンファレンス……56
倫理原則………………45
　――，公衆衛生における
　………………………159
　――とは………………45
　――を用いた倫理的推論の
　例……………………147
　――を用いて行う倫理的推
　論……………………50
倫理綱領………………37

倫理指針（倫理ガイドライン）
　…………………………37
倫理的感受性……………35
倫理的推論…………43,45
　――，患者のセクシュアリ
　ティへの関与についての
　………………………87
　――，原則的アプローチに
　よる…………………50
　――，自己危害，他者危害
　が生じうる事例での，患者
　の意思に反する処置につい
　ての…………………150
　――，出生前検査による人
　工妊娠中絶についての
　………………………102
　――，小児患者の権利につ
　いての………………146
　――，小児性愛症患者に対
　する化学的去勢の是非につ
　いての………………85
　――，死を早めることにな
　る処置についての……128
　――，人工妊娠中絶の是非
　についての……………99
　――，性別確定処置の是非
　についての……………81

　――，生命維持治療の差し
　控えについての………129
　――，生命予後告知につい
　ての…………………124
　――，避妊の是非について
　の……………………97
　――，不妊治療についての
　………………………108
倫理的問題，感染症政策の
　………………………162
倫理とは何か……………34
倫理理論………………43

れ

霊魂……………………117
レシピエント……………30
レボノルゲストレル……97
レントゲン………………19

ろ

老化……………………116
老衰……………………115
ロウ対ウェイド判決……28
露出症…………………85

わ

ワクチンの強制…………162
和田移植…………………30